临床呼吸内科疾病诊疗新进展

主 编 杨晓东 曾 强 范路梅 等

U0194895

河南大学出版社
HENAN UNIVERSITY PRESS
·郑州·

图书在版编目（CIP）数据

临床呼吸内科疾病诊疗新进展 / 杨晓东等主编 . –– 郑州 ： 河南大学出版社，2020.1
ISBN 978-7-5649-4118-5

Ⅰ . ①临… Ⅱ . ①杨… Ⅲ . ①呼吸系统疾病 – 诊疗Ⅳ . ① R56

中国版本图书馆 CIP 数据核字（2020）第 023616 号

责任编辑：林方丽
责任校对：聂会佳
封面设计：卓弘文化

出版发行：河南大学出版社
地址：郑州市郑东新区商务外环中华大厦 2401 号
邮编：450046
电话：0371-86059750（高等教育与职业教育出版分社）
　　　0371-86059701（营销部）
网址：hupress.henu.edu.cn
印　　刷：广东虎彩云印刷有限公司
版　　次：2020 年 1 月第 1 版
印　　次：2020 年 1 月第 1 次印刷
开　　本：880mm×1230mm　1/16
印　　张：12.5
字　　数：405 千字
定　　价：76.00 元

（本书如有质量问题，请与河南大学出版社营销部联系调换）

编　委　会

前言

　　呼吸内科是临床医学的重要组成部分,呼吸内科医师在临床工作中面临着巨大的压力。近年来随着人民生活水平的不断提高,呼吸系统疾病的发病率也逐渐增长,呼吸系统疾病的新技术、新科学、新知识也不断涌现。为了适应现代医学科学发展突飞猛进的新形势,不断更新知识和提高诊疗水平已迫在眉睫,因此我们组织编写了此书。

　　本书是编者根据自己的专业特长,在总结了呼吸系统疾病临床诊疗的丰富经验,吸取了国内外先进技术的基础上编写而成,可供临床呼吸内科医务人员参考、使用。本书首先详细介绍了呼吸系统的解剖和生理,然后阐述了呼吸系统常见疾病的病因、病理、临床表现及诊疗方法。该书博众才之长,反映了现代呼吸系统疾病诊治的新观点,希望能满足各级医院诊疗之需,对临床专业医师及其他相关专业医务人员在进一步提高呼吸系统疾病的诊治上有所帮助。

　　本书是由全国各地具有丰富临床经验的有关专家共同编写而成,编者们在繁忙的临床、教学、科研工作之余,以严谨的治学态度,为本书的编写倾注了大量的精力与心血,在此一并致以衷心的感谢。

　　在编写过程中,我们虽力求做到写作方式和文笔风格一致,但由于参编人数较多,再加上水平有限,书中难免有一些疏漏和错误,恳请读者见谅,并予以批评指正,以供今后修订时参考。

编　者

2020 年 1 月

目录

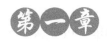

呼吸系统解剖学

第一节　上呼吸道

　　上呼吸道由鼻、口腔以及咽腔构成（图1-1）。从通气角度而言，作为呼吸系统的开口，上呼吸道是吸入气流进入下呼吸道的必由径路；同时，上呼吸道作为整个呼吸道清除防御机制的重要组成部分，还有滤过和清除吸入气流中的微小异物、对吸入气流提供有效的温化和湿化处理的重要功能；上呼吸道空间约占气道解剖无效腔的30%到50%，因此对肺泡通气也有着重要的影响。当然，上呼吸道的完整对发音和嗅觉功能也是至为关键的。喉在解剖学上虽属下呼吸道，但是从功能上考虑，则应属上呼吸道的一部分。

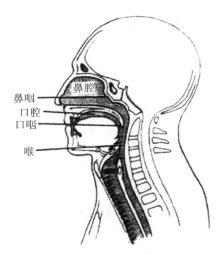

图1-1　上呼吸道由鼻、口腔及其后的咽腔构成

一、鼻

　　鼻由外鼻和鼻腔构成。外鼻的上三分之一由刚性的鼻梁骨所支撑，其下三分之一则为鼻软骨。鼻腔位于硬腭之上，鼻中隔将其一分为二。

　　鼻腔是一有骨骼支撑的刚性器官，在吸气相气道内压形成负压时可以保护鼻通道不因受大气压迫而增加阻力。鼻腔的形状进口小而出口大，吸入气流进入鼻腔后即可扩布而与鼻黏膜表面有最大的接触，有利于有效地吸收其温度和湿度。鼻腔内壁均由黏膜覆盖，其前部三分之一为鳞状上皮组织，其余则均为假复层纤毛柱状上皮。鼻黏膜上毛细血管、杯状细胞及腺体等分布十分丰富，因此鼻具有温化、湿化以及滤过、清洁吸入气流的基本功能。

　　鼻中隔前部为软骨，可因偏移而造成一侧鼻道的狭窄。在放置经鼻人工气道时，如果一侧插入困难常系鼻中隔偏移所致，改从对侧插入则多能成功。

在两侧鼻腔的侧壁上各排列有三条前后方向的弯曲骨性突起，是为鼻甲。鼻甲下方的鼻腔通道自上而下分别称为上、中、下鼻道。鼻甲的存在增加了鼻腔黏膜的表面积。成人鼻腔的容积仅约 30 cm^3，其表面覆盖的黏膜面积却达 160 cm^2 左右，鼻黏膜与经鼻气流之间因此可有充分的湿热交换，是为鼻腔温化、湿化功能的解剖结构基础。一般，鼻黏膜上每天为湿化吸入气流所提供的水分可达 1 000 mL 左右，吸入气流经过鼻腔而到达鼻咽水平时其相对湿度可以提高到 75% ~ 80%。

在鼻腔之前，鼻前庭密布的鼻毛、鼻道的弯曲径路、鼻黏膜表面丰富的黏液则可以截留、沉积、黏着吸入气流中的异物颗粒，是呼吸系统清除防御机制的第一道屏障。临床上建立各种形式的人工气道时吸入气流可因改道绕过鼻腔，或者由于吸入鼻内的气流量过大而得不到鼻的有效温化湿化，在这些情况下即均须以人工手段对吸入气流进行有效的温化、湿化或气雾化处理，这也是呼吸治疗中的重要内容之一。

二、咽

咽为上呼吸道鼻腔和口腔后方的空间，又可分为鼻咽、口咽和咽喉三部分。

（一）鼻咽部

鼻咽部的位置最高，在软腭的上方，因为与鼻腔后方相连故名之。鼻咽腔的上界为颅底蝶骨及枕骨的基底部，后方为咽后壁。鼻咽部覆盖着带纤毛的假复层柱状上皮。鼻咽部有咽鼓管开口，咽鼓管沟通鼻咽腔及中耳，对中耳内的液体引流至为重要，并因此而维持中耳内的适当气压和鼓膜的正常运动。

任何影响鼻咽腔内咽鼓管开口引流通畅的因素都有可能引起中耳炎和听力下降。在需要保持咽部通道的通畅而留置鼻咽导管或气管插管时，可能会因导管压迫咽鼓管开口而造成不良反应。

（二）口咽部

口咽部为软腭与舌根之间的气道空间，系鼻咽部向下的延续。口咽腔同时与前方的口腔相沿，故实为鼻、口两个方向而来的气流径路，因此在上呼吸道梗阻时根据患者的具体情况，可有经鼻或经口建立人工气道的两种选择。

口咽后壁上丰富的淋巴组织，包括扁桃体则为呼吸系统清除防御机制中的重要环节。

（三）喉咽部

喉咽部为咽的最深部，在舌根以下到食管开口之间，其前方即为喉。喉咽部周围均为肌肉软组织结构，缺乏骨性支撑，所以在昏迷、麻醉等意识丧失的情况下或者睡眠呼吸暂停综合征及帕金森综合征等患者，都可以因为局部肌肉特别是舌肌的松弛而失去必要的张力支撑，加上患者又多处仰卧，因而极易造成舌根后坠，不同程度地堵塞此段咽部气道，成为常见的气道急诊。

此外，进行气管插管时需要看清一些重要解剖标志，如会厌、会厌角、会厌杓状软骨反折及杓状软骨等。因此喉咽部在上呼吸道气道管理和气管插管中有着重要的意义。头的位置对喉咽部气道是否通畅有很大的影响。人在低头时，咽部气道因为大角度前曲、咽后壁向前压迫而可能会有不同程度的堵塞，造成与平卧位时舌根后坠同样的后果。但是，无论体位如何，只要将颈部垫起、头部后仰，便可使咽后壁后移，并使整个上呼吸道口、咽及喉拉直在一条轴线上；如果将下颌上抬而带动舌根前移，则更可加大咽部气道前后壁间的空间（图 1-2）。在心肺复苏、咽部气道梗阻或者需要气管插管、支气管镜介入时都应采取这个位置使患者的咽部气道得到满意的开放和暴露。

口咽及舌咽部分布着第九对颅神经即喉返神经感觉支的末梢。咽部受刺激时，冲动经反射弧由第十对颅神经即迷走神经的运动支传出而形成呕吐及吞咽动作，将异物排出或吞入食管内，以防气管吸入，是为咽反射。咽反射为正常人呼吸道所有的保护性反射之一。病理情况下如药物过量、麻醉、中枢神经系统病变或昏迷时，咽反射可能消失而造成气道吸入。由于咽反射较喉反射、气管反射及气管隆嵴反射等其他三个保护性反射受损早而恢复晚，因此被用来作为评估整个呼吸道保护性反射机制是否完好的指标。

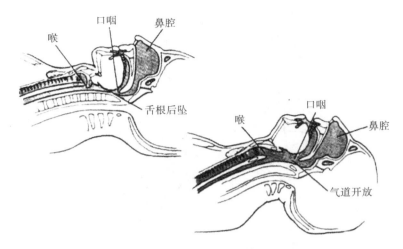

图 1-2　头的位置对咽部气道的通畅与否有很大影响，头部后仰可以增加咽喉壁与舌根的距离而开放咽部气道

三、喉

喉的体表解剖位置在颈前第四到第六颈椎水平，为上、下呼吸道连接的部位，其上为喉咽部，往下则与气管相连。喉具有四个方面的基本功能：连通上、下呼吸道，保护下气道以免异物进入，参与咳嗽动作及语言发声。

喉是由软骨群构成的中空器官，各软骨由喉肌群及膜状组织相连。甲状软骨为喉中最大的一块软骨，由两翼在前正中相连，形成"喉结"。甲状软骨的下方借环甲膜与环状软骨相连，在体表上，紧接甲状软骨下缘约指尖宽的间隙即为环甲膜的投影位置。环甲间隙有重要的临床意义，环甲膜穿刺和紧急情况下的环甲膜切开术均由此处进入气管。

喉的开口为声门，约在甲状软骨下部的水平，为两侧声带间的间隙。声带为杓状软骨与甲状软骨间的一对韧带膜，其前部结合在一起附着于甲状软骨上，后部则附着在甲状软骨后方两侧之活动的杓状软骨上，因此两侧声带的边缘所形成的声门为一扇面向后的八字形开口（图 1-3）。声带的活动由杓状软骨所牵动，除了发声之外也随呼吸舒缩，吸气时声门开大，特别在深吸气时声门明显打开，屏气时则可关闭成一细缝。在成人，声门为上呼吸道最狭窄的部位，各种原因的声带水肿较容易造成声门的明显梗阻甚至引起窒息，是为最紧急的气道急诊。但在幼儿，上呼吸道最狭窄的部位则在声门稍下的环状软骨水平，相应的声门下水肿造成的梗阻和威胁也要更大。

会厌为一片叶状弹性软骨，也为喉的重要组成部分（图 1-4）。会厌的基底部附着于甲状软骨前缘，其游离的体部可以后翻盖住喉的上口而将声门封闭，这在吞咽时可防止食物吸入气管。

喉反射为呼吸道保护性反射之一。喉部受到异物刺激时，冲动由迷走神经感觉支传入，通过迷走神经运动支、喉返神经传出，使声带合拢、会厌关闭而制止异物进入气管内。各种病理情况下特别在昏迷时，喉反射可能消失而造成气道吸入甚至窒息。喉黏膜由上皮覆盖，在声带以上为复层鳞状上皮，声带以下部位的喉黏膜则为假复层柱状纤毛上皮。

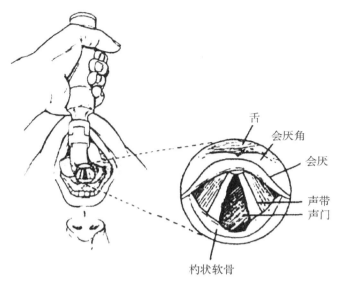

图 1-3　喉的解剖

声带为甲状软骨与杓状软骨之间两片膜性韧带的增厚边缘，两侧声带在前并在一起附于甲状软骨，而在后方则分开附着于杓状软骨，其间的八字形裂隙即为声门。声门为喉的开口，也即进出气管的关卡

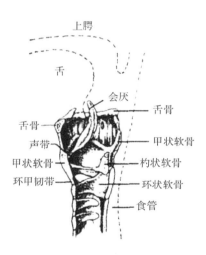

图 1-4　会厌为叶片状软骨，其基底附着于甲状软骨前缘，吞咽和
屏气时游离的体部可在咽喉肌肉群的支配下覆盖喉的上口

第二节　下呼吸道

下呼吸道从气管开始，分支为主支气管、叶支气管、段支气管，越分越细，直到肺泡共分24级。其中，从气管到终末细支气管为气体的传导部分；从呼吸性细支气管到肺泡为气体的交换部分（表1-1）。

表1-1　支气管分支的名称、级数及其结构特点

气管	等级	数目	直径 （mm）	软骨	平滑肌	营养	供应范围	位置关系	上皮
气管	0	1	18	U型不规则或螺旋形软骨片	连接软骨的接口处	支气管循环	两肺、单肺、肺叶、肺段、次级小叶	与血管（主要与动脉）伴行，居于结缔组织的包鞘内	纤毛柱状上皮
支气管	1	2	13						
叶支气管	2~3	4~8	7~5		螺旋形的平滑肌束				立方上皮
段支气管	4	16（18）	4						
小支气管	5~11	32~2 000	3~1						
细支气管及终末细支气管	12~16	4 000~65 000	1~0.5	缺如	发达的螺旋形平滑肌束		初级小叶	直接位于肺实质内	立方上皮向扁平上皮过渡
呼吸性细支气管	17~19	13 000~500 000	0.5以下		平滑肌束介于肺泡之间	肺循环	肺泡	组成肺实质	肺泡上皮
肺泡管	20~22	1 000 000~4 000 000	0.3		薄的平滑肌束布于肺泡隔内				
肺泡囊	23	8 000 000	0.3以下						
肺泡	24	3亿以上							

一、气管

气管在结构上由透明的 C 形软骨环作为支架，内覆黏膜，外被结缔组织及平滑肌纤维。气管为喉与气管叉之间的扁圆形管道。气管软骨环呈 C 形铁蹄形（约占气管周径的 2/3），直径约 1.8 cm，横径比矢径大 1/4。其数目为 12 ~ 19 个不等，以 14 ~ 16 环居多数，占 87%，男性比女性平均多一个软骨环。每一气管软骨环都可能形成倒置的 Y 型叉。气管起于环状软骨下和纵隔内的分叉之间，全长约 11 cm，可分为颈部和胸部两段。颈段气管较短，上端与喉相接，下界为胸廓上口平面，其后为食管，前面有皮肤、颈部筋膜、胸骨舌骨肌和胸骨甲状肌覆盖，在活体上于颈静脉切迹处可以触；胸段气管系从胸廓上口平面至气管叉之间的一段，较颈段长，居上纵隔内，两胸膜囊之间。气管的上端紧接喉部，下端则由两根主支气管与心包膜背面的结缔组织纤维固定在纵隔内。气管两端有一定的活动范围，其长度可略有改变，一般在 10 ~ 12 cm 之间。由于肺的影响，气管分叉略向右侧偏移。人体所处位置及运动可影响气管的位置及长度。

二、主支气管

气管在分叉处分为左右支气管（又称主支气管）。左右支气管之间的角度（即气管分叉处夹角），一般为 65° ~ 80°，平均 70°。该角度大小有重要意义，角度过大提示气管分叉下淋巴结肿大，角度过小提示可能因一侧支气管受压移位所致。支气管壁的构造与气管类似，软骨环相对较小，膜壁相对较大，软骨环的数目左、右不等，右侧的一般为 3 ~ 4 个，左侧一般为 7 ~ 8 个。

三、支气管树

（一）右支气管

右支气管较左支气管粗、短和陡直，平均长度男性为 2 cm，女性为 1.9 cm，与气管中轴延长线之夹角为 25° ~ 30°，相当于第 5 胸椎水平经右肺门入右肺。异物坠入右支气管机会较多，吸入性病变如肺脓肿也以右侧为多，尤以右下叶更著。此外，行支气管镜检查或支气管插管也以右侧较容易。

（二）左支气管

左支气管较右支气管细长和更趋于水平位，平均长度为男 4.8 cm，女 4.5 cm，与气管中轴延长线之夹角为 40° ～ 50° ；相当于第 5 胸椎水平经左肺门入左肺。左支气管的长度约为右支气管的 2.5 倍。支气管管壁的软骨，从叶、段、亚段等支气管起，即逐渐变为不规则的螺旋形或裂解成为不完整的块片。待到达 7 级分支的小支气管，管径从 3.5 mm 缩小到 1 ～ 2 mm 时，软骨片迅速减少直至消失。

从细支气管到终末支气管，是气体传导的后 5 级膜性管道，连续于表层的立方形上皮细胞到此结束。黏膜下层组织逐渐退化变薄，肌纤维从管壁左右侧交织成为双螺旋的结构却有所增加。当肌纤维收缩时，终末细支气管黏膜可呈现出纵形皱襞。细支气管及其分支已无软骨支持，管腔的通畅性就不像软骨性气道，容易受到胸腔内压力波动的影响。

细支气管平均分出 20 根管径约 0.5 mm 的终末细支气管，每根终末细支气管再发出 50 根左右管径相似的呼吸性细支气管即为气体交换气道。

（三）支气管在肺内的分支

左右支气管肺门处按肺叶分为肺叶支气管（二级支气管），左肺分上、下叶支气管，右肺分上、中、下叶支气管。叶支气管再分为肺段支气管（三级支气管），每侧肺一般分为 10 个段支气管，每个段支气管分布于所属区域的肺组织（肺段）。肺段支气管再依次分支为细支气管、终末细支气管。从终末细支气管再向下分支即为呼吸性细支气管，肺泡突出于其壁上。

将肺内支气管剥离出来，或在活体用支气管造影剂造影观察时，可见到全部支气管反复分支，犹如树木的分支，故常称为"支气管树"。

（四）支气管分支的特点及意义

支气管树以一分为二或一分为三的分支到达肺的外周。分支支气管的管径虽小于主干，但其总截面积则大于其主干。气管的管径与 4 级亚段支气管的总截面积均为 2.5 cm。但从第 5 级起，小支气管的总截面积开始增加。随着小支气管的 7 级分支成 2 050 支时，总截面积即上升到 19.6 cm^2，约为气管的 8 倍。此后又反复分成 6 万余支终末细支气管时，总截面积达 180 cm^2，为气管截面积的 72 倍。

临床上将管径小于 2 mm 者称为"小气道"，其中包括部分小支气管和细支气管。小气道具有气流阻力小和极易阻塞等特点，在平静吸气时，空气进入狭窄的鼻咽，产生涡流；到气管和大支气管的分叉处，涡流更为明显，气流阻力显著上升。在肺周围部分，支气管分为数目众多的小气道，管径的总截面积陡然增加，吸入空气到此分散，形成层流，气流阻力迅即下降，故小气道的阻力只占总气道阻力的极小部分，使吸入的空气能均匀地分布到所有肺泡内。另外，小气道为膜性气道，管壁无软骨支持。故当小气道发炎，有痰液阻塞时，或在最大呼气道外压力大于气道内压力时，小气道极易闭合。如阻塞性肺疾病，其病变多先从小气道开始。

四、气管与支气管的组织结构

（一）气管和支气管的管壁

其组织结构相似，均由黏膜、黏膜下层和外膜构成，尤以软骨性气管及其分支最具有代表性。

（1）黏膜、黏膜上皮为假复层纤毛柱状上皮，上皮表层几乎全由纤毛细胞构成，其间散在一些能分泌黏液的杯状细胞和基底细胞，K 细胞及 Clara 细胞，纤毛细胞和杯状细胞的比例约为 5∶1；支气管分支越细，杯状细胞的数目就越少，到细支气管时黏膜仅为一层纤毛细胞和极少的杯状细胞。

（2）黏膜下层为一疏松的结缔组织层，位于黏膜的固有膜与黏膜下组织之间，二者无明显分界，有弹力纤维和黏液腺、混合腺等分布其间（其中黏液腺占大多数，包括黏液细胞和浆细胞）并与纤维软骨层中的软骨和环形弹力纤维相联结。

（3）外膜由透明软骨和纤维组织构成。气管软骨呈马蹄形，缺口位于背侧，由平滑肌束和结缔组织连续，构成膜壁。平滑肌收缩时气管管径变小。随着支气管向外周伸延，支气管中的软骨片越来越小。到达细支气管时，壁内即不再存在软骨，而由一层排列呈螺旋状的平滑肌包绕，当该平滑肌收缩时，支气管变窄变短，在细支气管上皮中有一种无纤毛而浓染颗粒的细胞称 Clara 细胞，具有分泌功能，与生成肺泡表面活性物质有关。

（二）支气管腺体

（1）混合腺体由黏液和浆液两类分泌细胞、分泌管和收集管等构成，由导管引入气道腔的开口。主要位于黏膜下层，以中型支气管最多，密度达 1 个 /mm²，成人约 6 000 个。

（2）腺体每日的分泌量约 4 mL，为杯状细胞分泌量的 40 倍，因而较大气道的分泌物主要由腺体供应。腺体大小及数目变化很大，其内还含有可以分泌组胺、肝素、5- 羟色胺的肥大细胞、淋巴细胞和肺 K 细胞。腺体分泌受诸多因素影响，比如慢性气管炎及支气管炎时，腺泡增多，腺体增大，分泌量增加。另外，腺体分泌受迷走神经的支配，乙酰胆碱的刺激可使之增加，而阿托品抑制其分泌。α 及 β 肾上腺素能制剂的刺激，也可改变腺体的分泌量及成分。组胺、前列腺素、血管活性肠肽等递质，以及钙离子等也能改变腺体分泌的质量。腺体分泌物成分颇为复杂，有多糖、清蛋白、球蛋白、钾离子、钠离子、溶菌酶、转移因子以及某些特殊抗体。呼吸道的某些非特异性免疫功能可能与此有关。杯状细胞和浆液细胞是传导性气道上皮层的分泌细胞。在吸入异物和刺激性气体后，两种细胞的分泌量均明显增加。

（三）支气管的纤毛

（1）上下呼吸道除了声带、咽后壁等之外，均分布有纤毛。纤毛是从黏膜纤毛细胞长出，每个细胞约有 200 根纤毛，每平方厘米（cm²）有 15 亿 ~ 20 亿根。纤毛长为 7 ~ 10 mm，直径为 0.3 μm。表面由纤毛外膜覆盖，内部由纵行排列的微管组成。微管的数目、排列方式是所有的纤毛都一致的。

（2）在正常生理状态下，所有的纤毛均以同一个频率（22 次 / 秒），向同一个方向（头端）纤动，它是组成气道的黏液纤毛清除装置的主要成分之一，在维护气管支气管肺树的健康上，具有极为重要的意义。正常成人每天呼吸约 900 L 的空气中绝大部分有害物质是靠纤毛清除掉的，气管和支气管的纤毛呈致密的绒毯状，而末梢气道则呈孤立一簇一簇的。纤毛对外界环境变化甚为敏感，在温度过高或过低以及有害气体（如工业污染、吸烟）的作用下，其正常的纤动功能就要受到影响，当 pH 低于 6.5 时，纤毛的纤动就停止；睡眠和重力不影响纤毛的摆动；在病理情况下，如慢性气管炎或支气管炎，腺体过度分泌，纤毛不能有效摆动，黏液不能及时清除，则易阻塞小气道而发生感染；细菌和病毒又可损伤纤毛，加重感染等。另外当气管插管或切开时，直接影响了上呼吸道的湿化功能，可破坏黏液毯，使纤毛运动受影响；某些药物对纤毛运动有影响，如前列腺素能增加支气管黏液浆液的分泌量，阿托品对纤毛清除装置亦具有抑制作用。

五、气管和支气管的血液供应及淋巴回流和神经支配

（一）气管部分

（1）颈段由甲状腺下动脉的气管支分布，该支与甲状腺上动脉的气管支和支气管动脉吻合。

（2）胸段上部主要来自食管动脉的细小分支，小部分来自甲状腺下动脉。

（3）胸段下部的血液来自支气管动脉，后者的分支沿气管向上与来自食管动脉的分支互相吻合，气管周围有静脉丛通过气管静脉引流入甲状腺下静脉。

（4）气管的淋巴丰富，可分为两组。一组位于黏膜，另一组位于黏膜下层。其淋巴管入邻近的淋巴结，如支气管前淋巴结、气管旁淋巴结以及气管支气管淋巴结等，气管黏膜下层的淋巴管，在气管分叉处与动脉周围和支气管周围淋巴管吻合，气管的炎症可沿淋巴管传播到肺。

（5）气管的神经来自迷走神经的分支和喉返神经的气管支以及交感神经，它们主要分布到气管平滑肌及黏膜。

（二）支气管部分

（1）其主要由甲状腺下动脉的气管支、主动脉分出的支气管动脉、肋间动脉和胸廓内动脉的纵隔前动脉供血。

（2）支气管动脉还与肺动脉间有侧支循环，故中、小支气管远端直接由肺动脉供血。

（3）支气管的静脉回流有经气管静脉入甲状腺下静脉，经支气管前静脉入无名静脉，经支气管后

静脉入奇静脉，最后均回肺静脉、上腔静脉和后纵隔静脉。

（4）支气管的淋巴也甚丰富，主要注入气管支气管淋巴结。

（5）神经来自迷走神经的支气管前支和后支、喉返神经的气管支以及交感神经的分支。

第三节　肺的组织结构

肺泡为气道最末一级亦即第二十四级的分支，是肺内进行气体交换的主要部位。

在功能上，终末细支气管即第十七级支气管以下的分支，其管壁上就已经有气体交换，所以又称呼吸性细支气管。呼吸性细支气管约有三级分支，其上皮逐渐由纤毛柱状细胞转变为扁平鳞状细胞，而杯状细胞则几乎消失。从第二十级分支起，呼吸性细支气管又有三级分支即肺泡管，肺泡管的管壁已经完成肺泡化，肺泡管上的平滑肌可以调节其管腔。肺泡管与肺泡相通，其末端则分支成囊状盲管即肺泡囊。第一级肺泡管与其相应的肺泡组织构成初级肺小叶，通常认为初级肺小叶是肺的基本功能单位。

肺实质和肺泡是肺组织的基本结构，肺循环的小支和肺毛细血管分布在肺实质之中。肺实质和肺泡壁上的结缔组织富含胶原纤维、弹性纤维及蛋白多糖，结缔组织所形成的网状构架是肺内的重要结构。一方面，作为肺的支架，其胶原纤维与肺泡上皮、肺毛细血管基膜的胶原纤维相融合而把肺内的组织结构组合在一起；另一方面，又通过移行相连于气道管壁上的结缔组织网络，使得肺组织与支气管连接成一个互相支持和影响的整体。

与气管支气管相比，肺泡的胚胎发育较晚。肺泡的发育主要在出生之后，新生儿的肺泡仅1 700万～2 000万个，到18个月时则已增长到1.3亿，接近于成人的40%。肺泡的增长基本与体表面积的增长呈线性关系。由于身长的差异，成人的肺泡一般约在2.1亿到6.1亿之间。

成人肺泡大致为多角形，充气时其直径约为200 ～ 250μm。肺泡壁的表面由肺泡上皮覆盖，上皮表面则有一薄层衬液；肺泡壁内有着丰富的毛细血管网以及结缔组织，但在某些部位肺泡之间则直接以肺泡隔相邻；肺泡之间存在着孔隙，称为肺泡孔，相邻肺泡内的气、液可经此交通（图1-5）。在呼吸性细支气管与相邻的肺泡间则存在着另一形式的称为Lambert's管的细小交通管道，为肺泡与细小支气管间提供更多的侧支交通，可防止局部肺泡管堵塞时其远端的肺泡发生肺泡不张。

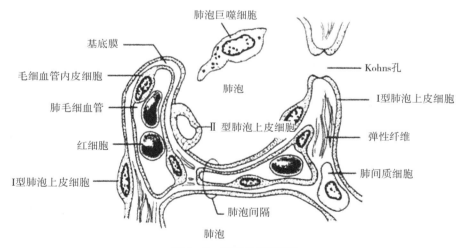

图1-5　肺泡的组织结构

一、肺泡上皮

构成肺泡上皮的细胞有Ⅰ型和Ⅱ型肺泡上皮两种，两种细胞都贴附于上皮的基膜上（图1-6）。

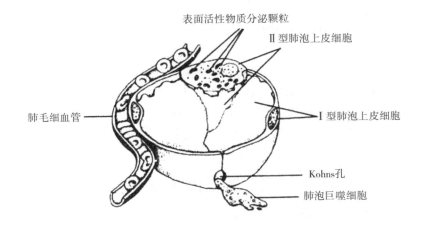

图1-6　肺泡的上皮细胞有两种

Ⅰ型上皮细胞大而扁平，大约覆盖肺泡表面的95%，对维持肺泡屏障以及肺泡内外的气体交换和物质转运等结构和功能的正常起着重要的作用；Ⅱ型细胞数目众多但体积较小，其分泌的表面活性物质对维持肺泡的稳定有着重要的作用，Ⅰ型肺泡上皮细胞的修复和更新也有赖于Ⅱ型细胞的分裂与增殖

Ⅰ型肺泡上皮细胞为肺泡表面上主要的细胞，其面积约占肺泡表面积的95%左右。Ⅰ型上皮细胞形状扁平，胞质薄，其中含有吞饮泡，细胞之间则连接紧密（图1-6）。

Ⅰ型肺泡细胞对维持肺泡的正常结构和功能有着重要的作用。首先，因其细胞薄而细胞间连接致密，肺泡腔与毛细血管间的交换气体非常易于弥散透过上皮，而肺泡腔与肺间质内的液体和生化物质却不容易互相渗透，因而形成良好的交换屏障。其次，其胞质内的泡饮对于肺泡腔与肺间质、毛细血管间的液体和蛋白类物质则有转运作用，通过吞饮既可清除肺泡腔内的渗出物，又可将血液内的杀菌物质转运到肺泡腔内，因而是肺泡炎症和疾病恢复中的重要机制。

Ⅰ型上皮细胞对于某些致病因素甚为敏感，细胞容易变性甚至损伤脱落。例如，在有害气体吸入、重度炎症、成人呼吸窘迫综合征（ARDS）等病理情况下，Ⅱ型上皮细胞首先受损或脱落，使得交换屏障破坏，间质内的液体、炎性蛋白及细胞成分得以渗入肺泡腔内，而肺泡腔内的病原体和有害物质则可能同时进入间质及毛细血管内。

Ⅰ型上皮为分化完全之细胞，不能再自身分裂增殖，其修复和更新有赖于Ⅱ型肺泡上皮细胞分裂、增殖为Ⅰ型上皮细胞。因此，在肺部疾病的恢复中，Ⅱ型上皮的分裂、增殖能力又成为关键的因素之一。有实验证明，在Ⅱ型上皮细胞膜上存在有糖皮质酮受体，在糖皮质酮的作用下可以形成糖皮质受体复合物而促进Ⅰ型上皮细胞的修复。

在电子显微镜下，Ⅱ型肺泡上皮细胞大致呈圆形。Ⅱ型肺泡上皮细胞体积较小，虽然其细胞数目约为Ⅰ型细胞的二倍，但其总的覆盖面积仅为肺泡面积的5%。

Ⅱ型细胞分散在Ⅰ型细胞之间而突入肺泡腔内，在其游离面上有细小绒毛。Ⅱ型细胞内富含线粒体、内质网和高尔基氏体等细胞器，有旺盛的分泌代谢活力。具有特征性的是，Ⅱ型细胞胞质内存在着许多含有磷脂、黏多糖及蛋白质的致密卵圆形分泌颗粒，因在其内可见同心圆膜板，故又称板层小体。板层小体处于分泌状态时移行贴附于细胞表面，小体破裂后其内容物即释出在Ⅱ型细胞表面，成为表面活性物质。表面活性物质有降低表面张力、加大液气界面的作用。Ⅱ型肺泡细胞分泌的表面活性物质溶解在肺泡表面的衬液层中，当肺泡缩小时其内衬液层增厚，表面活性物质的密度增加，表面张力减小，因而使肺泡易于充盈、避免发展成肺泡萎陷不张；而在肺泡明显扩张时，内衬液层变薄，表面活性物质密度降低，表面张力增加，则使肺泡不易进一步充盈而避免过度扩张，从而维持肺泡的稳定。

病理情况下，因为缺乏表面活性物质或者因其活性的下降，肺泡容易在加大的表面张力的作用下而发生萎陷不张，流经这些肺泡的血流得不到气体交换，即造成通气－血流比例失调而形成严重的缺氧，成人呼吸窘迫综合征即为其临床典型。

糖皮质酮能够促进Ⅱ型细胞的分裂增殖，也能促进表面活性物质的合成与分泌，因而在治疗上有重要的地位。

在肺泡表面还常可见到肺泡巨噬细胞。肺泡巨噬细胞并非肺泡上皮所固有的细胞，而是由血液内单核细胞趋化转化而来。当肺泡内有异物颗粒进入时，即可刺激血液内的单核细胞游走出肺毛细血管，经肺间质迁徙进入肺泡内，成为游走的肺泡巨噬细胞。肺泡巨噬细胞吞噬进入肺泡的外来异物颗粒后，借本身的阿米巴运动以及肺泡表面内衬液与呼吸性细支气管黏液之间表面张力的差异所引起的漂流进入支气管树，然后被黏液纤毛运动所清除。

二、肺毛细血管

肺为人体内毛细血管最丰富的部位。肺毛细血管壁的总面积相当于肺泡面积的90%，每个肺泡约由1 800到2 000段毛细血管网络所包绕。毛细血管与肺泡间有如此大的接触面积是其气体交换功能的需要。肺毛细血管壁也是仅由内皮细胞与基膜构成的。肺毛细血管的内皮细胞的细胞体很薄，胞质内细胞器不多，也含有饮泡，这样的结构与Ⅰ型肺泡上皮细胞极为相似。肺毛细血管较体内绝大多数其他部位的毛细血管更易发生渗漏，水分和胶体物质较易从毛细血管内外移而进入肺间质中。

正常肺毛细血管内皮细胞间的连接相当紧密，仅有某些直径仅数个纳米的细小孔隙存在。一般认为，经肺毛细血管壁的气体交换是透过内皮细胞的细胞体进行的，其机制为气体分子在细胞膜上及细胞质内的弥散，并不依赖任何孔道的存在。细胞间的孔隙受原纤维舒缩的控制，水和较小的水溶性蛋白分子通常透过这些小孔进出肺毛细血管壁。而较大的分子如血浆蛋白的通透则是通过内皮细胞的饮泡来转运的。由于原纤维非常易受毛细血管内静水压的影响，其压力升高时就会有大量水分，以致较小分子的蛋白透过内皮而进入肺间质。

内皮细胞同Ⅰ型上皮细胞一样，对损伤因子相当敏感，除心源性的原因造成肺毛细血管静水压增高外，缺氧、感染、物理和化学因素的刺激等多种原因也均可损伤内皮，表现为肺毛细血管壁通透性的增高，大量水分及蛋白质向肺间质，继而向肺泡内转移，形成间质以致肺泡水肿。

三、肺间质

肺间质是指介于肺泡壁之间的组织结构（图1-7）。肺间质内的基础结构是由胶原纤维所构成的网络支架，网络支架的间质内充满着富含透明质酸的胶状液体。肺泡的几何形状乃至整个肺的海绵状结构都是由此不同走向的纤维网络系统与胶状液体一起形成的间质构架所维持的。除了这些支架结构外，终末细支气管以下的气道分支、相应的肺小动脉、小静脉及毛细血管、淋巴管、细小神经分支以及某些组织细胞都可行走、分布在肺间质中。

肺毛细血管在肺间质中蜿蜒蛇行，在某些部位，毛细血管壁与肺泡上皮基膜融合在一起，其间无其他组织结构，也无液体积聚的空间，肺泡上皮、基膜及毛细血管内皮一起构成了呼吸膜，肺泡与毛细血管内的气体分子很容易弥散通过而发生气体交换。这些部位组织菲薄，较少有液体积聚的余地，所以又称薄部或紧部（图1-7）。

而在间质的其余部位，毛细血管与肺泡被肺间质所分离，肺泡上皮与毛细血管上皮之间有较大距离，气体分子不易弥散通过；相反，较为疏松的间质使得肺内液体一旦在有循环障碍时便容易积聚在这里而形成间质水肿。所以，这些部位称为厚部或松部（图1-7）。由于胶体分子对水有较大的亲和力，即使在肺间质内有较多液体积聚时，间质内的压力增高也并不明显；通常，肺间质内的含水量要较正常增加30%以上时，才可能测量到压力的升高。

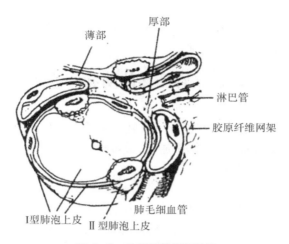

图 1-7　肺间质的组织结构

　　肺间质可分为薄部和厚部，在肺间质的某些部位，肺毛细血管壁直接与肺泡上皮及其基膜融合而形成呼吸膜，这些发生肺内气体交换的组织结构菲薄部位，称为薄部；而在另一些部位，在肺间质的胶原纤维支架内充满着胶状液体和微小血管、神经分支，所以称为厚部，肺内液体交换发生于此，肺内的液体也容易积聚在这些组织疏松的部位。肺间质内的液体循环处于高度的动态平衡之中，肺间质内存在着丰富的淋巴管道，淋巴引流在维持肺内液体循环的平衡中有着重要作用。肺内的淋巴引流起始于肺间质厚部。位于肺间质中的淋巴管道最初起始结构只是一薄层由内皮细胞包卷成的终囊，内皮细胞间的连接并不紧密，液体和蛋白质分子因此可以透过囊壁而进入管道内形成淋巴液。管道在间质内的移行中，逐渐在管壁上形成了完整的基膜，同时在管道上则出现了漏斗状的单向膜瓣，从而完成了淋巴终囊到淋巴管的结构转变。随后，在淋巴管继续向肺门移行的过程中，其管壁上进一步出现了平滑肌纤维的环绕；而到了肺泡管、呼吸性细支气管水平则更可见到淋巴管的蠕动，因而最终完全发育成为收集性呼吸性淋巴管。这种结构上的演变，为不同部位内的淋巴引流提供了不同的机制。在淋巴终囊水平，较大淋巴管的蠕动是造成终囊内压力低于间质内压的原因，这个压力差使得间质内液体和蛋白质得以进入终囊内而形成淋巴液。在肺间质内小淋巴管水平，肺通气造成肺间质内胶状液体的压力脉动，这个压力变化推动淋巴液向较大的淋巴管流动，淋巴管道中的单向活瓣则强化了这个机制的作用。而在较大的淋巴管内，管壁上出现了平滑肌，平滑肌的舒缩造成的管壁蠕动成为淋巴流动的更有效的动力。淋巴管壁平滑肌受自主神经系统的调节。

第四节　肺脏血液循环

　　肺脏有两组血管，肺循环的动、静脉为气体交换的功能血管，体循环的支气管动、静脉是气道和胸膜的营养血管。肺循环的特点为压力低 [2.9/1.1 kPa（22/8 mmHg）]，血流量大（等于心排出量）。

一、肺循环的动脉和静脉

（一）肺动脉

　　肺动脉起于右心室动脉圆锥并分为左、右两支，在相应肺门受到纤维鞘的包裹，再与支气管平行分支。到达终末细支气管水平，肺动脉成直角穿透纤维鞘，进入肺小叶即成肺小动脉。在呼吸性细支气管和肺泡囊壁层分出极多分支，构成毛细血管网。

（二）毛细血管网

　　毛细血管内皮组织厚 0.3 μm，其内外径分别为 8.0 μm、8.6 μm，每个肺泡包绕长度 9～13 μm 毛细血管段。毛细血管壁有外膜细胞，内皮亦有肌纤丝分布，故能控制和调节毛细血管内血流量。

（三）肺静脉

肺静脉起自毛细血管网的远端，在肺小叶间隔中引流，不伴随肺动脉，最后汇集于肺门左右两侧的肺静脉，并分别组成上、下静脉干，注入左心房。

二、支气管循环的动脉和静脉

（一）支气管动脉

右支气管动脉始于右第 3 肋间动脉、右锁骨下或乳内动脉，两根左支气管动脉常直接从胸主动脉分出。支气管动脉进入肺内，与其周围结缔组织相连接，其分支与支气管外膜吻合成支气管周围的动脉丛，到达终末细支气管后，构成毛细血管丛。

（二）支气管静脉丛

呼吸性细支气管水平静脉丛与肺小动脉网丛相连接，进入肺静脉，支气管壁和邻近组织的静脉丛连合成为支气管肺静脉，亦流向肺静脉进入左心房，来自气管、叶、段支气管壁的静脉丛，成为支气管静脉，回流至右心房。

（三）肺血管间的交通支

在肺动、静脉与支气管动、静脉两种循环系统间，有潜在交通支，使肺循环和支气管循环间的血流量保持平衡。主要有支气管动脉与肺动脉交通支，支气管静脉与肺静脉交通支和肺动、静脉交通支。在支气管动脉阻塞时，可以通过交通支代偿，防止肺组织缺血。在肺动脉高压时，亦可通过交通支降低右心压力。

第五节　肺的淋巴系统和神经

一、肺的淋巴系统

肺的淋巴管丰富，分浅、深二组，浅淋巴管位于脏胸膜深面，深淋巴管位于肺内各级支气管周围。两组淋巴管在肺门处明显吻合，最后注入支气管肺淋巴结。肺的淋巴结有位于肺内支气管周围的肺淋巴结和位于肺门的支气管肺淋巴结。

二、肺的神经

肺由迷走神经和胸交感神经干的分支在肺根前、后组成肺丛，随肺根入肺。

内脏运动神经纤维调节气管、支气管、血管平滑肌的舒缩和腺体的分泌。副交感神经兴奋，使支气管平滑肌收缩、血管舒张和腺体分泌，交感神经兴奋则相反。

肺的内脏感觉神经纤维分布于肺泡、各级支气管黏膜和脏胸膜，接受和传递内脏感觉冲动。内脏的感觉神经和运动神经共同维持肺脏的呼吸。

第六节　横膈及纵隔

一、横膈

横膈封闭着胸廓下口，为胸腹腔之间能活动的扁平肌腱膈，也是主要的吸气肌。膈肌纤维长度不等，位于胸骨者约 5 cm，而从第 9 ~ 11 肋骨开始的膈肌后外侧肌纤维，到达中央腱时，可长达 14 cm，在呼吸运动中，以这部分运动幅度最为重要。

膈肌和肋间外肌为呼吸主肌，吸气效率取决于肺的容积和吸气肌的扩展和收缩。膈肌中有主动脉裂孔供主动脉、奇静脉和胸导管通过，下腔静脉裂孔供下腔静脉、右膈神经支和淋巴管通过，食管裂孔供食管、迷走神经干、左胃血管分支通过。

膈肌受膈神经和肋间神经分支支配。主要血供来自腹主动脉的膈下动脉，亦可接受胸内动脉心包膈支和胸主动脉分支的血供。

二、纵隔

纵隔位于胸腔中部、两肺之间的间隙位置中，其前界为胸骨，后界为胸椎，上方为胸廓上口，底为膈肌，两旁为左右纵隔胸膜包围组成，纵隔中除有心脏、大血管、气管和食管外，还有丰富的神经、淋巴组织、结缔组织等。

纵隔中的结缔组织向上与颈结缔组织，向下经膈肌裂孔与胸膜外结缔组织相连。正常纵隔是可动的，婴幼儿的活动度相当大，成年后相对固定。

由于两侧胸膜腔内压力不同，纵隔可出现偏移，如大量气胸时，一侧胸腔压力增高，纵隔可移向健侧；一侧肺不张，胸腔内压降低，纵隔可向患侧偏移。纵隔位置小，但内在脏器多，纵隔病变常伴有压迫性症状。

第七节 胸膜及胸膜腔

胸膜起源于中胚层的浆膜，覆盖在肺表面、胸廓内面、膈上面及纵隔的表面。其中，覆盖在肺表面和叶间裂的胸膜称脏层胸膜；覆盖在胸廓内面、膈上面及纵隔的胸膜称壁层胸膜。二者于肺门处会合，向下延伸为肺韧带。

胸膜的脏、壁两层在肺根部互相反折延续，围成两个封闭的胸膜腔，腔内为负压。

一、脏层胸膜

脏层胸膜覆盖于肺表面，在脏层胸膜的间皮细胞下，依次有一层薄的纤维结缔组织（胶原和弹力纤维），一层纤维层，最深层是一层含丰富血管的结缔组织并与其深处的小叶间隔相连续。当胸膜深入左右肺上叶与下叶之间时，上下叶之间即形成叶间胸膜，X线片上呈现斜形细线条影，此斜线影即为斜裂，自第3胸椎棘突水平斜行第6肋软骨抵达第6肋软骨处的肺下缘，约距胸骨5 cm处。当胸膜伸入右肺中叶与上叶之间时也形成叶间胸膜，形成沿第4肋软骨水平的一水平线。此线与斜裂在腋后线相遇，此线标志中叶的上限，吸气时可略下降。

脏层胸膜主要由支气管动脉支配，其深处尚有少数肺动脉的分支支配。支配胸膜的动脉终端形成一毛细血管网，此毛细血管比肺毛细血管约粗10倍，称为巨大毛细血管。脏层胸膜由自主神经支配。其淋巴引流入肺淋巴结。

二、壁层胸膜

壁层胸膜因其所贴附部位不同，可分为肋胸膜、纵隔胸膜、膈胸膜和胸膜顶4部分。

肋胸膜衬贴于肋骨及肋间肌内面，由于肋胸膜与肋骨和肋间肌之间有胸内筋膜存在，故较易剥离；纵隔胸膜衬贴在纵隔的两侧面，其中部包绕肺根后移行于脏层胸膜；膈胸膜覆盖在膈的上面，与膈紧密相贴，不易剥离；胸膜顶包被在肺尖的上方，突入颈根，高出锁骨内侧1/3段上方2~3 cm，是由肋胸膜与纵隔胸膜上延至胸廓上口平面以上形成的穹隆状结构。

壁层胸膜在镜下观察，其浆膜中无基膜，系由间皮细胞直接覆盖在结缔组织层之上。表层细胞的核呈椭圆形含深染的核仁。

不同部位的胸膜其结缔组织层的成分和厚度不同。在心包表面处，结缔组织层几乎是胶原纤维，而覆盖膈肌者则以弹力纤维为主。

壁层胸膜主要由肋间动脉和胸廓内动脉的分支分布，膈胸膜和纵隔胸膜由心包膈动脉和支气管动脉供给血液。静脉伴同名动脉而行，分别注入奇静脉、半奇静脉和副半奇静脉及头臂静脉等。壁层胸膜的淋巴分别注入胸骨淋巴结、肋间淋巴结、膈淋巴结、纵隔前后淋巴结及支气管肺淋巴结。壁层胸膜的神经来自脊神经，肋胸和膈胸膜的周围部由肋间神经支配；胸膜顶、纵隔胸膜及膈胸膜的中央部由膈神经支配。所以，在前者范围内，其疼痛沿肋间神经向胸壁和腹壁放射，而在后者范围内，其疼痛沿膈神经向颈部和肩部放射。

三、胸膜腔与胸膜隐窝

胸膜腔是由脏、壁两层胸膜围成的间隙，左右各一，位于肺的周围。一般左胸膜腔低于右胸膜腔。

胸膜腔只是一个潜在的腔隙，正常情况下腔内只含少量胸膜液，减少脏壁层胸膜间摩擦的作用。腔内平均压力低于大气压，而且在腔的不同部位压力也不同。

壁层胸膜相互移行转折之处的胸膜腔。即使在深吸气时，肺缘也不能充填此空间，这部分胸膜腔称为胸膜隐窝。其中，肋胸膜与膈胸膜相互转折处的胸膜隐窝称肋膈隐窝，它位于胸膜腔的最低部位，在深吸气时肺下缘也不能充填其内，胸膜腔积液时首先聚集于此，为临床抽液的最好部位。

在肋胸膜与纵隔胸膜前缘之间，肺前缘不能伸入，称肋纵隔隐窝，由于左肺前缘有心切迹存在，故左侧肋纵隔隐窝较大。

在左胸膜腔，膈胸膜与纵隔胸膜之间，由于心尖向左侧突出，而构成膈纵隔隐窝，一般都很小。

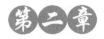

呼吸系统生理学

第一节　肺通气功能

肺通气是肺与外界环境之间的气体交换过程。呼吸道是肺泡与外界环境的通道，肺泡是肺泡气与血液进行气体交换的场所，而胸廓节律性呼吸运动，产生胸腔压力周期的变化，使肺泡气道压与大气压产生压力差，形成通气的呼吸动力。

一、肺容量

肺容量为肺的通气和换气提供场所，其中包括不可再分的潮气量（V_T）、补吸气量（IRV），补呼气量（ERV）和残气量（RV）等4个容积（V）；还包含2个以上容积的深吸气量（IC）、肺活量（VC）、功能残气量（FRC）和肺总量（TLC）等4个肺容量（C）（图2-1）。

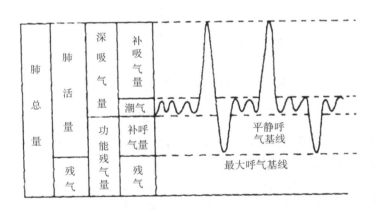

图2-1　肺容量及其组成

常用的有在平静呼吸时，每次吸入或呼出的潮气量，平静呼气末留在肺内的气量为功能残气量，肺活量是最大吸气后所呼出的最大气量，而留在肺内的气量称残气量，深吸气后肺内所含气量为肺总量。肺容量的改变如下。

（一）肺活量

在慢性支气管炎、阻塞性肺气肿或支气管哮喘等气道阻塞性疾患，呼气阻力增加，还因用力呼气时，使补呼气胸内压增加，致小气道陷闭，另外，因肺气肿或肺过度充气，患者功能残气量增加，补吸气量随之减少，从而影响肺活量，但肺活量的减少不像因胸廓畸形、胸膜疾病、肺弥漫性间质纤维化所致的限制性通气功能障碍的肺活量减少得那么显著。

（二）残气及功能残气

残气与功能残气能使气体交换连续地进行，避免了呼吸间歇对换气功能的影响，功能残气对稳定肺泡氧气和二氧化碳分压具有缓冲作用。若 FRC 减少，使肺泡氧分压（P_AO_2）和二氧化碳分压（P_ACO_2）随呼吸周期出现很大波动，由于呼气末肺泡内没有充分存气继续与肺血流进行气体交换，形成静脉血分流；FRC 增加吸入新鲜潮气量将被肺泡存气所稀释，使 P_AO_2 降低，P_ACO_2 偏高；FRC 的大小亦取决于胸廓和肺组织弹性的平衡，故具有呼吸动力学上的意义。在肺部阻塞性疾患，由于气道不同程度地阻塞，吸入气多于呼出气，肺泡气潴留，肺泡过度充气扩张，或肺气肿存在，肺的弹性回缩力减退，使胸廓向外扩张力大于肺向内回缩力，从而使功能残气、残气和肺总量以及残气占肺总量百分比（RV/TLC）增加显著。支气管哮喘患者经吸入支气管解痉剂后，残气及残气 / 肺总量有所减少，肺过度充气会得到改善；而肺气肿患者则变化不大，说明肺气肿为不可逆的功能改变。一般认为 RV/TLC 在 40% ~ 50% 为轻度肺气肿，51% ~ 60% 为中度肺气肿，超过 60% 为重度肺气肿。当 FRC 占肺总量大于 67% 时，则超过了胸廓的功能位，患者吸气不但要克服肺的弹性回缩力，还要克服胸廓的弹性回缩力，患者平静时呼吸就会感到费力，易使呼吸肌疲劳。

限制性通气疾患如肺间质纤维化，胸廓疾患，由于胸廓扩张受限，影响肺膨胀，还可因机体过度肥胖致横膈上移，均可使残气、功能残气和肺总量减少（图 2-2）。但由于气道通畅，残气与肺总量均相应减少，故 RV/TLC 可正常或偏高，患者常呈浅快的呼吸形式。

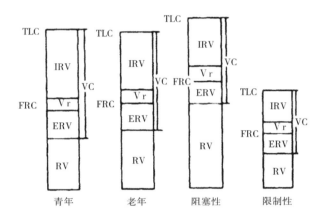

图 2-2　阻塞性、限制性肺病的肺容量变化与健康者对照

二、通气功能

肺通气为单位时间内吸入或呼出的气量。临床常规测定以下一些项目。

（一）每分钟静息通气量和肺泡通气量

其为平静状态下，每分钟吸入或呼出的气量，等于潮气量（V_T）与呼吸频率（f）的乘积。众所皆知，只有进入肺泡的气，才有机会与肺泡周围毛细血管进行气体交换，故每分钟进出具有毛细血管血流肺泡的气量又称肺泡通气量（V_A）。若无毛细血管血流的肺泡亦不能进行气体交换，称肺泡无效腔（V_D），V_A 等于潮气量减去生理无效腔（解剖无效腔加肺泡无效腔）再与呼吸频率的乘积。肺泡通气量（V_A）与 P_ACO_2 和 P_AO_2 密切相关（图 2-3），通气不足（$V_A < 3$ L）可引起 P_ACO_2 升高和 P_AO_2 降低；肺泡通气过度，则反之，P_AO_2 上升，P_ACO_2 下降，且 CO_2 不受换气功能的影响，所以常以 P_ACO_2 作为衡量通气功能的客观指标。

借常用的肺量计或流量仪可测得 V_T 和每分通气量（V_E）。采用何氏气体分析仪或红外线光谱仪测定收集呼出混合气的 CO_2 浓度（F_ECO_2），再计算出呼出气 CO_2 分压（P_ECO_2）=$F_ECO_2 \times$（大气压 –47）。

用重复呼吸法测肺泡 CO_2 浓度（F_ACO_2），进而计算出肺泡 CO_2 分压。

$P_ACO_2 = F_ACO_2$（大气压 –47*）– 6**

注：*37℃饱和水蒸气压力；** 混合静脉血与动脉血 CO_2 分压差为 0.8 kPa（6 mmHg）或采用动脉血气分析测得 PaO_2，因 $PaCO_2$ 接近 P_ACO_2。

根据 Bohr 方程式计算生理无效腔与潮气量的比值（V_D/V_T），其公式如下：

$$V_D/V_T = \frac{P_ACO_2 - P_ECO_2}{P_ACO_2}$$

健康人的 V_D/V_T 在 0.33 ~ 0.45 之间，若大于 0.6，提示患者需用机械通气支持。

$V_A = V_E \times (1 - V_D/V_T)$，从中可看出，当 V_D/V_T 值增加时，在 V_E 不变的情况下，浅而快的呼吸要比深而慢的呼吸的 V_A 减少得多。

肺泡氧和二氧化碳浓度（F_AO_2、F_ACO_2）受 V_A 和机体代谢以及吸入氧和二氧化碳浓度（FIO_2、$FICO_2$）的影响，可用下列公式表示：

$$F_AO_2 = FIO_2 - \frac{VO_2}{V_A} \quad （VO_2 \text{ 为氧耗量}）$$

$$F_ACO_2 = FICO_2 + \frac{VO_2}{V_A} \quad （VCO_2 \text{ 为 } CO_2 \text{ 产生量}）$$

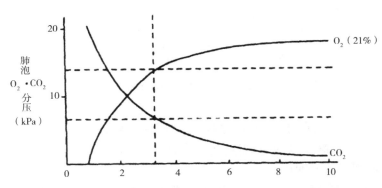

图 2-3 肺泡通气量对肺泡 O_2 和 CO_2 分压的影响（呼吸空气）

（二）最大通气量（MVV）

MVV 是以最大用力作每分钟吸入或呼出的气量。其多少取决于胸廓的完整性、呼吸肌力量、肺弹性和气道阻力，其中以气道阻力影响最大，它能反映机体的呼吸功能的储备能力，所以常作为患者能否胜任胸部手术的指征。最大通气量随年龄、性别和体表面积而异，故先计算出其预计值，再计算其实测值占预计值的百分数，若低于 80%，可认为通气功能稍减退。在阻塞性通气障碍的患者，为避免小容量时气道内径小，阻力增加，故利用补吸气的肺容量进行最大通气，其呼气基线比平静呼气基线明显上移；气道严重阻塞者，可出现最大通气量的潮气量逐次减少，呼气基线向上倾斜，肺泡气严重潴留（图2-4）；限制性通气障碍患者，吸气所消耗的功增加，其气道通畅，为取得最大通气量，多使用补呼气的肺容量，导致呼气基线低于平静呼气基线，呼吸频率加快。

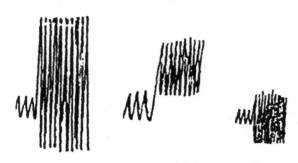

图 2-4 阻塞性、局限性最大通气量与健康者描图对照

（三）用力肺活量（FVC）

FVC 是指深呼吸至肺总量时，以最大力量最快速度所呼出的气量。常用第 1 秒用力呼吸量（FEV_1）

占用力肺活量（FVC）的百分比（FEV₁）来考核通气功能损害的性质（阻塞或限制）和程度。阻塞性通气障碍患者的 FVC、FEV₁ 和 FEV₁% 均有不同程度减少；限制性通气障碍患者虽 FVC 和 FEV₁ 减少，由于气道通畅，其 FEV₁% 明显大于相应健康者的参照值。正常与通气功能的用力肺活量曲线见图 2-5。又因 FEV₁ 与 MVV 呈非常显著的正相关，可将 FEV₁ 换算成 MVV，即 MVV（L/min）=30.2 × FEV₁ + 10.85。考虑到心血管病患者不宜做负荷大的 MVV 测定，则可通过 FVC、FEV₁ 和 FEV₁% 来评估通气功能。

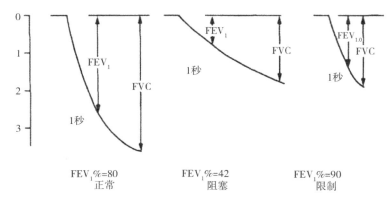

图 2-5　用力肺活量描图

支气管舒张试验为吸入支气管舒张剂后，测定气道阻塞的可逆性。FEV₁ 的改善率为用药后测得的 FEV₁ 减去吸药前 FEV₁ 的数值除以吸药前 FEV₁ 的百分比。若 FEV₁ 增加 15% 以上可判为试验阳性。

（四）最大呼气中段流量（MMFR）

其为测定在用力肺活量的 25% ~ 75% 状态下的呼气流量。其意义和 MVV、FVC 相同，但其对阻塞的灵敏度较高。

（五）最大呼气流量容积曲线（MEFV）

作用力肺活量时，以呼气流量为纵轴，相应的呼出容积为横轴，描记容积曲线（图 2-6）。在高肺容量（肺容量大于 75% 肺活量）时最大呼气流量随呼气肌用力增加而增加，如最大呼气流量（PEF）和 75% 肺活量的最大呼气流量（$V_{max}75$）。而在低肺容量（肺容量小于 50% 肺活量）时最大呼气流量，因肺组织对小气道管腔牵引力减弱，加上胸膜腔内压对小气道管壁的挤压使管腔变细、陷闭，气道阻力增加，呼气流量受限制，并非用力依赖，故重现性好。所以低容积的最大呼气流量能反映小气道（< 2 mm）的病变，临床上常用 50% 和 25% 的肺活量的最大呼气流量（$V_{max}50$、$V_{max}25$）作为早期小气道功能异常的考核指标。从图 2-6 中可反映出正常、阻塞和限制性通气功能障碍的典型最大呼气流量容积曲线描图。气道阻塞的患者用缩唇呼气或增加呼气阻力，以利等压点（气道内压力与胸膜腔压力相等的位置）移向大气道，使陷闭的小气道扩张，增加肺泡气呼出，改善通气。

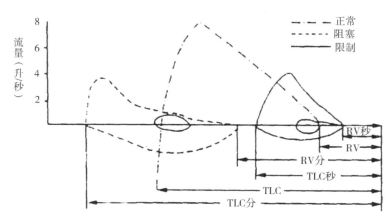

图 2-6　正常、阻塞和限制性通气肺病患者流量容积曲线描图

（六）呼吸中枢驱动和呼吸动力

1. 口腔闭合压（$P_{0.1}$）

在阻断气道下，测定吸气开始 0.1 秒时的口腔压力，为反映呼吸中枢驱动的简便易行的非创伤性指标。由于气道阻断，吸气流量为零，且无容量变化，因此不受气道阻力和胸肺顺应性的影响，它与横膈肌活动相关。参照值为 150.05 ± 5.02 Pa（1.53 ± 0.51 cmH_2O）。呼吸中枢驱动和神经肌肉疾患可引起 $P_{0.1}$ 低下，导致通气不足。在慢性阻塞性肺病（COPD）缺氧和二氧化碳潴留患者，刺激呼吸中枢，使 $P_{0.1}$ 升高，但对缺 O_2 和 CO_2 潴留的敏感性和反应性比健康人差。一些学者将 $P_{0.1}$ 作为 COPD 患者停用呼吸机的指标之一，$P_{0.1} < 0.588$ kPa（6 cmH_2O），可成功地停用机械通气，若大于该值，停机往往失败。

2. 最大吸气压（MIP）和最大呼气压（MEP）

呼吸肌疲劳会导致呼吸机衰竭，又称呼吸泵衰竭。随访患者 MIP 和 MEP，可客观反映呼吸肌力量，最大吸气压为最大呼气后（残气位）用力吸气时，所测得的最大压力；最大呼气压为吸气至肺总量时，用力呼气所产生的最大压力。男性参照值 MIP=143 − 0.55 × 年龄（cmH_2O）；女性 MIP= 104−0.51 × 年龄（cmH_2O）。当 MIP < −2.94 kPa（−30 cmH_2O），预示脱离呼吸机可成功，而大于 −1.96 kPa（−20 cmH_2O），预示脱机失败。通过呼吸肌锻炼和营养治疗，MIP 可明显增加，故 MIP 可作为评价呼吸肌疲劳的客观指标。

第二节　肺的换气功能

换气系人体通过呼吸做功，肺泡将外界的氧弥散于肺毛细血管中，并把二氧化碳从血中弥散于肺泡，然后排出体外的过程。诸多因素如肺容量改变、通气量减少、肺内气体分布不均、肺血流障碍、血液成分改变等，都可直接或间接地影响换气功能。肺的换气功能主要包括弥散功能和通气血流比。

一、肺的弥散功能

肺内气体弥散过程，可分为以下 3 个步骤：①肺泡内气体弥散；②气体通过肺泡壁毛细血管膜的弥散；③气体与毛细血管内红细胞血红蛋白的结合。

根据物理学概念，肺弥散量实际上是肺弥散阻力的倒数，即弥散阻力越大，弥散量越小。弥散阻力指产生一个单位弥散量所需的压力差。如果 2 个或 2 个以上阻力串联时，其总阻力应为各阻力之和。肺弥散总阻力包括肺泡内阻力、肺泡毛细血管膜阻力与肺泡壁毛细血管中红细胞内阻力三种。由于肺泡内阻力很小，可忽略不计，肺弥散总阻力可以下列公式表示：

$$\frac{1}{D_L} = \frac{1}{D_M} + \frac{1}{\theta V_C}$$

式中：D_L= 肺弥散量，D_M= 肺泡毛细血管膜弥散量，θ = 二氧化碳（或氧）与血红蛋白反应速率，V_C= 肺毛细血管血容积。

临床上常用的测定方法有如下三种。

（一）重复吸收试验

患者经过一分钟的运动，经密闭呼吸 20 秒钟空气，然后作一次最大呼气，测定呼出气中氧和二氧化碳容积百分比。肺泡氧浓度男性为 $8.62\% \pm 0.13\%$，女性为 $8.96\% \pm 0.14\%$；肺泡二氧化碳浓度男性为 $8.33\% \pm 0.98\%$，女性为 $7.83\% \pm 0.10\%$。当肺泡氧浓度小于 9.5% 时，说明换气功能正常；超过 10.5%，说明换气功能减弱，包括通气不足、无效腔量增加、气体分布不均、弥散功能障碍、肺内分流等。

（二）静息通气一分钟氧吸收量

可用肺量计描记出每分钟氧吸收量，正常值为 250 ~ 300 mL/min。如同时测定每分钟静息通气量，则可计算出氧吸收率，即静息通气时每升通气量中所吸收的氧气量，约为 46.8 ± 7.1 mL/min。氧吸收量和氧吸收率降低，均表示换气功能降低。

（三）肺弥散量（D_L）

其为最常用的一种测定肺弥散功能的参数，是指肺泡与肺泡毛细血管之间气体分压差为 0.1 kPa（1 mmHg）时，1 分钟内透过界面的气体量（mL），一般用一氧化碳来测量肺弥散量（DLco）。静息状态下正常值为 26.5 ~ 32.9 mL/（mmHg·min）。

$$弥散量 = \frac{每分钟一氧化碳吸收量}{肺泡一氧化碳分压}$$

气体弥散量的大小与弥散面积、距离、时间、气体相对分子质量及其在弥散介质中的溶解度有关。

Graham 定律认为在气体状态下弥散率和气体密度的平方根呈反比。但在液体中，影响弥散的重要因素是气体在溶液中的溶解度（指温度为 37℃时，1 个大气压下，1 mL 水中溶解的气体毫升数），弥散量和溶解度呈正比。由此可以计算出二氧化碳弥散能力约为氧气的 21 倍。因此肺弥散功能发生障碍时，主要表现为缺氧。

二、肺的通气与血流比

（一）通气血流比（VA/Q）与肺泡动脉血氧差（A-aDO$_2$）

正常人每分钟静息肺泡通气量约为 4 L，肺血流量约为 5 L，则通气血流比值正常为 0.8。如果肺泡通气量大于血流量（比值升高），则等于无效腔量增加，可以用 Bohr 公式计算出来。若血流量超过通气量（比值下降），则产生肺内分流，可通过肺泡动脉血氧分压差（A-aDO$_2$）来测定。A-aDO$_2$ 可以通过公式计算出来，正常值在吸入空气时为 0.5 ~ 1.3 kPa（4 ~ 10 mmHg）[平均为 1.1 kPa（8 mmHg），高限为 3.3 kPa（25 mmHg）]，吸入纯氧时（FIO$_2$=1.0）为 3.3 ~ 10.0 kPa（25 ~ 75 mmHg）。A-aDO$_2$ 增大则反映弥散或分流异常。此外，还可以测定吸气动脉血氧分压差（I-aDO$_2$）与 A-aDO$_2$ 意义相同，但容易测定。呼吸指数（RI）可以由 A-aDO$_2$/PaO$_2$ 计算出来，这些项目可以反映肺的氧合情况。

1. 影响 VA/Q 的因素

（1）重力：正常人胸腔内压力从肺上部至下部递增，这是由肺重力关系所致。由于胸腔内负压与肺容积改变的关系呈"S"形，即肺容积的改变在胸腔负压小时较负压大时明显，肺下区胸腔负压较肺上区小，因而在潮气量呼吸时肺下区通气量较上区为大。肺上、下区通气量分别为 0.24 L/min 与 0.82 L/min。从肺血流方面讲，立位时肺血流量由上部至下部递增，分别为 0.07 L/min 与 1.29 L/min，较上面所讲到的肺上、下部通气量改变的差别更为明显，因此 VA/Q 由肺上部至下部递减，分别为 3.3 与 0.63。

（2）吸入氧浓度：吸入氧浓度增高时，分流样效应随之变小；反之，吸入氧浓度降低时，分流样效应就越趋明显。

（3）病理因素：气道阻力与血管阻力的病理因素，如慢性支气管炎、肺气肿、肺水肿与肺间质纤维化等，均可影响 VA/Q 的比值。

2. VA/Q 对换气功能的影响

VA/Q 与肺泡单位氧分压（P$_A$O$_2$）和二氧化碳分压（P$_A$CO$_2$）关系密切，因而影响换气功能，当 VA/Q 增大致肺泡无效腔增大时，P$_A$O$_2$ 增高而 P$_A$CO$_2$ 下降；反之，当 VA/Q 减小形成强分流样效应时，P$_A$O$_2$ 下降，而 P$_A$CO$_2$ 增高。由于肺不同部位 VA/Q 不相同，故 P$_A$O$_2$ 与 P$_A$CO$_2$ 也不同，肺上部 VA/Q 最高，故 P$_A$O$_2$ 最高而 P$_A$CO$_2$ 最低，肺下部则恰恰相反。

病理情况下，缺氧和二氧化碳潴留都能引起通气和肺血流量的增加。由于二氧化碳解离曲线呈直线形，因此那些通气超过相应血流的肺泡部分（即高 VA/Q 区）可排除较多的二氧化碳，而氧的摄取则因氧解离曲线已处于平坦部分，虽然 P$_A$O$_2$ 有所增加而氧饱和度增加有限，因此高 VA/Q 区的肺泡可以代偿低 VA/Q 区的二氧化碳潴留，而无助于纠正缺氧情况。因此，VA/Q 不均主要引起 P$_A$O$_2$ 下降，而对 P$_A$CO$_2$ 影响可能不大。

（二）生理无效腔（V_D）的测定

进入肺泡的气体，如由于某些肺泡无血流灌注或灌注不足而不能进行正常的气体交换，就变成了无效腔样通气，通常用生理无效腔来代表无效的通气，假若每分通气量不变，生理无效腔越大则肺泡通气量越小，肺泡通气量减小造成的后果为 P_AO_2 减低与 P_ACO_2 增高。生理无效腔占潮气量的比率可用 Bohr 公式计算，公式如下。

$$\frac{V_D}{V_T} = \frac{PaCO_2 - PeCO_2}{P_ACO_2}$$

式中：V_D= 生理无效腔量，V_T= 潮气量，$PaCO_2$= 动脉血二氧化碳分压，$PeCO_2$= 呼出气二氧化碳分压。临床上常以生理无效腔量与其占潮气量之比（V_D/V_T）作为判断指标。其正常值约为 0.25 ~ 0.3。生理无效腔是反映肺内通气与血流灌注比例是否正常的一项指标，有助于对一些肺部疾病严重程度的判断。生理无效腔增大见于各种原因引起的肺血管床减少、肺血流量减少或肺血管栓塞，如呼吸衰竭、二氧化碳潴留、肺栓塞等，V_D/V_T 可高达 0.6 ~ 0.7。

（三）肺动静脉分流量（QS）与分流率（即分流量 / 心排血量，QS/QT）

使用特殊技术可计算分流率和分流量，计算公式如下。

$QS=Cc'O_2-CaO_2$

$QT=Cc'O_2-CvO_2$

其中 $Cc'O_2$ 代表肺泡毛细血管末端血内的氧含量，CaO_2 为动脉血氧含量，CvO_2 为混合静脉血氧含量。分流率正常值小于 7%。分流率与心排量的乘积即为分流量。

第三节 肺的免疫功能

肺是呼吸器官，但也具有重要的免疫功能，包括固有免疫、适应性免疫和免疫调节等。

一、肺的固有免疫

固有免疫系统是宿主抗感染的第一道防线。固有免疫在个体出生时即已具备，其生物学功能为：①对侵入机体的病原体迅速产生应答，发挥非特异性抗感染作用；②参与清除体内损伤、衰老或畸变的细胞；③在特异性免疫应答过程中发挥重要作用。肺内执行固有免疫的主要细胞包括吞噬细胞、自然杀伤细胞（NK 细胞）、$\gamma\delta$ T 细胞、微皱褶细胞（M 细胞）、树突状细胞（DC）、肥大细胞等。

（一）肺吞噬细胞

吞噬细胞主要包括单核细胞、巨噬细胞和中性粒细胞。单核细胞由骨髓单核系干细胞发育分化而成，在血液中停留 12 ~ 24 h 后进入结缔组织或器官，发育成熟为巨噬细胞。中性粒细胞来源于骨髓。肺的吞噬细胞主要包括肺巨噬细胞和中性粒细胞，是肺脏中执行固有免疫的重要效应细胞。

1. 肺巨噬细胞

肺巨噬细胞分布于肺泡、气道、肺间质、肺毛细血管壁和胸膜腔，是常驻于肺组织的巨噬细胞，可主动吞噬、杀死、消化和清除吸入的病原微生物、变应源、粉尘，以及体内衰老、损伤或凋亡的细胞。

肺巨噬细胞通过吞噬、胞饮和受体介导的胞吞作用等三种方式摄取抗原，将其加工、处理为具有强免疫原性的肽段，后者与 MHC Ⅱ类分子结合成抗原肽 -MHC Ⅱ类分子复合物，表达于肺巨噬细胞表面，提呈给 CD4 $^+$ T 细胞，在适应性 T 细胞免疫中发挥重要作用。

肺巨噬细胞可分泌、释放多种生物活性介质，包括细胞因子（IL-1、IL-6、IL-10、IL-12、IL-15、IL-18、TNF-α 等）、花生四烯酸代谢产物（如 PGD_2、PGF_2、LTB_4、TXA_2 等）、活性氧（超氧阴离子、羟自由基、H_2O_2）、NO 和多种酶类。上述介质可增强肺巨噬细胞活性，并在局部炎症反应和抗感染免疫中发挥作用。

2. 中性粒细胞

正常状态下，肺泡腔仅有少量中性粒细胞，而肺血管（尤其是毛细血管床）含丰富的中性粒细胞。肺血管边缘池所含中性粒细胞数约占全身外周血中性粒细胞总量的 40%。中性粒细胞细胞质中有初级颗粒（即溶酶体颗粒），内含髓过氧化物酶、酸性磷酸酶和溶菌酶；细胞质中还有次级（特殊）颗粒，内含碱性磷酸酶、溶菌酶、防御素和杀菌渗透增强蛋白等。中性粒细胞具有很强的趋化作用和吞噬功能。当病原体在局部引发感染时，中性粒细胞可迅速吞噬、杀伤并清除侵入的病原体。

（二）自然杀伤细胞

自然杀伤细胞（NK 细胞）来源于骨髓淋巴样干细胞，其发育成熟依赖于骨髓和胸腺微环境，主要分布于外周血和脾脏，其次为淋巴结和腹腔，部分 NK 细胞分布于肺间质。感染早期，病原微生物刺激吞噬细胞和树突状细胞产生 IFN-α、IFN-β、IL-12 等细胞因子，激活 NK 细胞，使其活性明显增强（为激活前的 20～100 倍）。NK 细胞可合成和分泌 IFN-γ、TNF-α，从而增强、扩大 NK 细胞的抗感染作用。在早期感染阶段（适应性免疫应答尚未建立前），甚至当病毒尚未复制时，NK 细胞即可通过其自然杀伤作用和分泌细胞因子而抗病毒和抗细胞内寄生菌感染。NK 细胞能非特异性杀伤多种靶细胞（如肿瘤细胞、移植物组织细胞、病毒感染细胞等），其机制为：①分泌穿孔素和颗粒酶；②Fas/FasL 途径的致凋亡效应；③抗体依赖性细胞介导的细胞毒作用（ADCC）。另外，NK 细胞通过分泌多种细胞因子（如 IFN-γ 和 IL-2 等）而发挥免疫调节功能。

（三）γδT 细胞

T 细胞来源于骨髓淋巴样前祖细胞，在胸腺中发育成熟。T 细胞表面均表达可特异性识别抗原肽-MHC 分子复合物的受体（TCR）。TCR 为异源二聚体，其两条肽链的组成分别为 αβ 或 γδ。据此，可将 T 细胞分为 αβT 细胞和 γδT 细胞两类。呼吸道 γδT 细胞分布于鼻相关淋巴组织（NALT）和支气管相关淋巴组织（BALT）中，其生物学作用为：①抗感染，可杀伤病毒和感染细胞内细菌的靶细胞，后者一般表达热休克蛋白并异常表达 CDI 分子；②抗肿瘤，可杀伤对 NK 细胞敏感或不敏感的肿瘤细胞。其杀伤机制与 αβT 细胞相同。活化的，γδT 细胞可分泌 IL-2、IL-3、IL-4、IL-5、IL-6、IFN-γ、TNF-α 等细胞因子，从而参与免疫调节。

（四）微皱褶细胞

微皱褶细胞（M 细胞）位于淋巴滤泡顶部上皮，是肠道和肺黏膜上皮细胞间一种特化的上皮细胞，也是一种特化的抗原转运细胞，广泛存在于支气管、扁桃体和肠全段淋巴细胞圆顶区之上。鼻相关淋巴组织（NALT）包括咽扁桃体、腭扁桃体、舌扁桃体和鼻后部其他淋巴组织，它们共同组成韦氏环，其主要作用是抵御经空气传播的病原微生物所致的感染。呼吸道 M 细胞聚集于 NALT 上皮中。通过呼吸道的颗粒抗原在鼻黏膜表面快速移动时与上皮黏附，被 M 细胞所摄取，不经降解而直接转运至黏膜淋巴滤泡，被位于该处的抗原提呈细胞摄取，启动黏膜免疫应答。

（五）树突状细胞

树突状细胞（DC）来源于体系干细胞的髓样树突状细胞（myeloid DC）和（或）淋巴系干细胞的淋巴样树突状细胞（lymphoid DC），广泛分布于脑以外的全身组织和脏器。人肺 DC 分布于气管、支气管上皮和上皮下组织，肺泡间隙以及肺血管周围的结缔组织，尤其在气管周围。支气管肺泡灌洗液、肺泡腔和肺泡壁仅含少量 DC。DC 膜高表达 MHC Ⅱ类分子，还表达 CD40、CD44、CD54、CD80、CD86、β₁ 及 β₂ 整合素。人 DC 的相对特征性表型为 CDla、CD11c 及 CD83，低表达或不表达 CD14 和 CD64。CD83 是成熟 DC 的标志。

树突状细胞是体内重要的专职抗原提呈细胞，其主要功能是对抗原进行摄取、加工、处理，并以抗原肽-MHC Ⅱ类分子复合物的形式提呈给 CD4⁺T 细胞，提供 T 细胞活化的第一信号。另外，DC 高表达 B7-I（CD80）和 B7-2（CD86）等协同刺激分子，通过与 T 细胞表面 CD28 等分子结合，提供 T 细胞活化的第二信号（协同刺激信号）。DC 能诱导初始 T 细胞活化，是机体特异性免疫应答的始动者，它通过分泌细胞因子而参与固有免疫应答，例如某些 DC 可分泌 I 型干扰素为主的细胞因子，发挥抗感染和免疫调节等作用。

（六）肥大细胞

一般认为，肥大细胞来源于骨髓多潜能造血干细胞。呼吸系统的肥大细胞主要游离于支气管腔内、气道基膜下、邻近的黏膜下腺以及肌束和肺泡间隔等部位。肥大细胞可表达多种细胞因子受体，如

IL-4R 和 IL-13R。

肥大细胞是参与 I 型超敏反应的主要效应细胞，其机制为：多价变应源与致敏个体的肥大细胞表面两个或两个以上相邻的 IgE 抗体结合，导致膜表面 IgE Fc 受体（FcεRl）交联，通过启动磷脂酰肌醇途径和 MAPK 途径而使肥大细胞激活，并释放多种活性介质，从而引发 I 型超敏反应的特征性临床表现。肥大细胞释放的活性介质包括组胺、蛋白酶、类胰蛋白酶、胃促胰酶和羧肽酶、花生四烯酸代谢产物（PGD、血栓素、PAF 和白三烯等）、细胞因子（IL-I、IL-3、IL-4、IL-5、IL-6、IL-8、IL-10、IL-12、IL-13、TNF-α、IFN-γ、TGF-β 等）。肥大细胞借助所分泌的细胞因子，可发挥多种生物学作用。例如，介导炎症细胞（如嗜酸性粒细胞等）的趋化、浸润、活化、分化，促进 B 细胞产生 IgE 类抗体。

二、肺的适应性免疫

由 T 淋巴细胞和 B 淋巴细胞介导的免疫作用称为适应性免疫。T 细胞可介导适应性细胞免疫应答，但在胸腺依赖性抗原（TDAg）诱导的体液免疫应答中也发挥重要的辅助作用；B 细胞可介导适应性体液免疫应答。

（一）肺 T 细胞介导的适应性细胞免疫

1. 正常肺 T 细胞分布

（1）肺上皮内 T 细胞：支气管每 100 个上皮细胞中约有 20 个上皮内淋巴细胞（IEL），位于黏膜上皮的基膜上和黏膜上皮细胞之间，属于长寿命 T 细胞。人支气管 IEL 属于 αβT 细胞，CD4$^+$/CD8$^+$ T 细胞比值为 0.4，是黏膜免疫系统中最先与进入气道的病原体和变应源接触的细胞，在肺的免疫应答和炎症反应中起重要作用。

（2）支气管肺泡腔上皮表面 T 细胞：上皮表面的淋巴细胞（LES）中 70% 为 T 细胞，且其中 90%以上是活化的记忆 T 细胞，表达 CD45RO；啮齿类动物肺多数 T 细胞表达 TCRγ^8；而人肺上皮表面 T 细胞多表达 TCRαβ，仅少数为 TCRγδ。LES 受抗原刺激后增殖，产生细胞因子和抗体，并具有溶细胞作用。

（3）肺间质 T 细胞：正常肺间质淋巴细胞（IL）内有丰富的记忆 T 细胞，CD4$^+$/CD8$^+$T 细胞比值比外周血 T 细胞和 LES 低。间质记忆 T 细胞受抗原刺激后可产生细胞因子，但正常肺间质淋巴细胞的功能仍不清楚。

2. T 细胞应答的识别阶段

αβT 细胞是参与免疫应答的主要细胞。初始 T 细胞表面 TCR 与抗原提呈细胞（APC）表面的抗原肽 -MHC 分子复合物特异性结合，此为抗原识别，乃 T 细胞活化的第一步。

肺的抗原提呈细胞包括 DC 和巨噬细胞。其中气道和靠近肺泡的肺间质的 DC 是肺中最重要的抗原提呈细胞，存在于气道上皮基膜、肺泡间隙和肺血管周围结缔组织中，形成一个捕获抗原的巨大网络。在大气道，DC 密度为每平方毫米气道表面积 600 ～ 800 个，在小气道则为 75 个左右。人肺 DC 的表型特点为：高表达淋巴细胞功能相关抗原 -3（LFA-3）和 MHC II 类分子；低表达 CD40、CD80、CD86；低表达或不表达 CD83。

体外试验证明，肺 DC 表型和对抗原的内吞能力类似于未成熟 DC。但人肺 DC 具有很强的刺激同种异体 T 细胞增殖能力，类似于成熟 DC。成熟 DC 可有效地将抗原提呈给初始 T 细胞，使之激活。抗原提呈过程大致可分为两条途径。

（1）MHC II 类分子途径（外源性抗原的提呈）：外源性抗原指非 APC 自身产生的抗原，如细菌及其毒素。外源性抗原被 APC 摄取后形成吞噬溶酶体，其中的蛋白酶将抗原降解为含 13 ～ 25 个氨基酸的多肽片段。MHC II 类分子与恒定链（li）非共价结合，转运至吞噬溶酶体中，li 被降解，MHC II 类分子与抗原肽结合，形成抗原肽 -MHC II 类分子复合物，被转运并表达于 APC 细胞膜表面，供 CD4$^+$T 细胞 TCR 识别。

（2）MHci 类分子途径（内源性抗原的提呈）：内源性抗原是指免疫效应细胞的靶细胞所合成的抗原，如肿瘤抗原和病毒感染细胞合成的抗原等。在肿瘤细胞或病毒感染细胞的细胞质中，蛋白酶体将内源性抗原降解为含 8～13 个氨基酸的多肽,后者被抗原处理相关转运蛋白转运至内质网腔,与腔内新合成的 MHCI 类分子结合,然后转运并表达在细胞膜表面并被提呈,供 CD8$^+$T 细胞 TCR 识别。

3. T 细胞应答的激活阶段

T 细胞的完全活化有赖于双信号和细胞因子的作用。T 细胞 TCR 与抗原肽 -MHC 分子复合物特异性结合,产生抗原识别信号,即第一信号。APC 与 T 细胞表面协同刺激分子相互作用,产生第二信号。在诸多协同刺激分子中,T 细胞表面 CD28 分子与 APC 表面 B7 分子结合最为重要,可促进 IL-2 基因转录和稳定 IL-2mRNA,从而促进 IL-2 表达,此乃 T 细胞活化的必要条件。若无第二信号,则 T 细胞不能活化,并导致无反应性。除上述双信号外,T 细胞的充分活化还有赖于许多细胞因子参与。活化的 APC 和 T 细胞可分泌 IL-I、IL-2、IL-6、IL-12 等,它们在 T 细胞激活中发挥重要作用。

TCR 为跨膜蛋白,其细胞外段可识别特异性抗原肽,但其细胞内段较短,须借助 CD3、CD4/CD8 和 CD28 等的帮助,才能将细胞外刺激信号传递至细胞内。TCR 活化信号细胞内转导主要通过磷脂酶 C-γ(PLC-γ)活化和 MAPK 级联反应,激活核转录因子 NF-KB、NF-AT,使之转位至核内,诱导相应基因转录,导致细胞增殖、分化并发挥效应。

4. T 细胞应答的效应阶段

T 细胞应答主要发挥两类效应。

(1)CD4$^+$Th$_1$ 介导的迟发型超敏反应性炎症:活化的 Th$_1$ 细胞可激活巨噬细胞,其机制如下。Th$_1$ 细胞分泌 IFN-γ,与巨噬细胞表面 IFN-γ 受体结合;Th$_1$ 细胞表面 CD40L 与巨噬细胞表面 CD40 结合。活化的巨噬细胞可释放 IL-1、TNF-α 和 NO 等炎症介质。TNF-α 等又可促进炎症部位血管内皮细胞表达黏附分子,促进巨噬细胞和淋巴细胞黏附于血管内皮,继而穿越血管壁,并通过趋化运动被募集至感染灶,介导了以单核 / 巨噬细胞浸润为特征的局部炎症。

活化的巨噬细胞高表达 MHC Ⅱ 类分子、B7、CD40 和 TNF-α,能更有效地向 T 细胞提呈抗原,从而增强和放大免疫效应;活化的巨噬细胞分泌 IL-12,可促进 Th$_0$ 细胞向 Th$_1$ 细胞分化,进一步扩大 Th$_1$ 细胞应答的效应。激活的巨噬细胞具有更强的吞噬、杀菌和杀伤靶细胞的能力。Th$_1$ 细胞通过活化巨噬细胞而清除细胞内病原体,在宿主抗细胞内病原体感染中发挥重要作用。

(2)CD8$^+$ CTL 介导的特异性细胞毒作用:已发现,肺病毒感染一周内肺实质出现大量 CD8$^+$ CTL。CTL 可高效、特异性杀伤寄生细胞内病原体(病毒、某些细胞内寄生菌等)的宿主细胞和肿瘤细胞等,而不损伤正常组织。CD8$^+$ CTL 一般识别 MHC I 类分子所提呈的抗原,某些 CD4$^+$T 细胞中也有 CTL,可识别 MHC Ⅱ 类分子所提呈的抗原。CTL 细胞毒作用的主要机制为:①分泌穿孔素,在靶细胞膜上穿孔,导致靶细胞崩解;②分泌颗粒酶,循穿孔素在靶细胞膜所形成的孔道进入靶细胞,通过激活凋亡相关酶系统而介导靶细胞凋亡;③激活的 CTL 可高表达 FasL,通过与靶细胞表面 Fas 结合,激活细胞内 Caspase 信号转导途径,介导靶细胞凋亡。

T 细胞效应的生物学意义为:CD4$^+$Th$_1$ 通过活化巨噬细胞而诱发炎症性迟发型超敏反应,在宿主抗细胞内病原感染中起重要作用;CD8$^+$ CTL 细胞通过分泌细胞毒素或诱导细胞凋亡,杀死表达特异性抗原的靶细胞。特异性细胞免疫应答在清除细胞内病原体感染、抗肿瘤中发挥重要作用。同时,细胞免疫效应也是导致器官移植排斥反应和某些自身免疫性组织损伤的主要机制。

(二)肺 B 细胞介导的适应性体液免疫

1. B 细胞对抗原的识别

B 细胞表达 B 细胞受体(BCR)复合物,它由特异性识别和结合抗原的膜表面免疫球蛋白(mIg)和传递抗原识别信号的 Igα(CD79a)/Igβ(CD79b)异源二聚体组成。BCR 可直接识别完整、天然的蛋白质抗原,也能识别多糖、脂多糖和小分子化合物。多数蛋白质抗原属于胸腺依赖性(TD)抗原。B 细胞对 TD 抗原的识别有两个相互关联的过程:①抗原与 BCR(mIg)可变区特异性结合;②B 细胞内化抗原,进行加工处理,抗原降解产生抗原肽并与 MHC Ⅱ 类分子结合,继而提呈给 CD4$^+$T 细胞 TCR 识别。少数抗原属于胸腺非依赖性抗原(TI-Ag),如细菌脂多糖、荚膜多糖和聚合鞭毛素等,可无须

Th 细胞的辅助作用而直接启动 B 细胞应答。TI 抗原分为 TI-1 和 TI-2 两类。TI-1 抗原亦称为 B 细胞丝裂原，高浓度 TI-1 与 B 细胞表面相应受体结合，可诱导 B 细胞增殖和分化；TI-2 抗原为细菌细胞壁与荚膜多糖，可激活 B 细胞，参与固有免疫。

2. B 细胞活化

B 细胞活化亦需双信号和细胞因子参与。

（1）第一信号：BCR 与抗原结合产生第一信号，由 Iga 和 Igβ 转导入细胞内。在成熟 B 细胞表面，CD19 与 CD21、CD81 与 CD225 以非共价键组成 B 细胞活化辅助受体复合物，可加强第一信号的转导。

（2）第二信号：在 TD 抗原介导的 B 细胞应答中，B 细胞与 Th 细胞表面多种黏附分子发生相互作用，向 B 细胞提供活化的第二信号。其中，T 细胞表达的 CD40L 和 B 细胞表面的 CD40 是最为重要的黏附分子对。

（3）细胞因子的参与：活化的 Th_1 细胞可分泌 IL-2 和 IFN-γ，Th2 细胞可分泌 IL-4、IL-5 和 IL-6，这些细胞因子可辅助 B 细胞活化、增殖、分化和产生抗体。

3. B 细胞应答的效应

B 细胞所产生的抗体能与抗原特异性结合，从而清除肺中病原体和其他抗原异物，在维持肺内环境稳定中起重要作用。肺免疫球蛋白主要有两个来源：①由气管、支气管黏膜及肺间质的浆细胞产生，包括分泌型 IgA（sIgA）、IgE、IgG4 等；②由血管被动扩散至肺组织，主要为 IgG1、IgG2 等。

正常呼吸道中，sIgA、IgG 和 IgM 约占支气管肺泡灌洗液总蛋白的 20%，气管、支气管分泌物以 sIgA 为主，肺泡液则以 IgG 为主。从口腔至肺泡，sIgA 含量逐渐减少，而 IgG 含量逐渐增加。

各类免疫球蛋白具有不同的生物学功能：IgG 的主要作用是清除穿越呼吸道黏膜屏障的外来抗原；IgE 是参与 I 型超敏反应的主要抗体，并与机体抗寄生虫免疫有关；sIgA 是参与黏膜局部免疫的主要抗体。sIgA 的作用机制为：①与相应病原体结合，阻止病原体黏附到呼吸道上皮；②在呼吸道黏膜表面中和毒素；③与人肺泡巨噬细胞表面 Pc 受体结合，增强肺泡巨噬细胞的吞噬作用。

三、肺的免疫调节功能

免疫调节是机体对免疫应答做出的生理性反馈。机体通过有效的反馈调节，可及时纠正病理性过激反应，使免疫应答被控制在有效而适度的范围内。肺组织中 T 细胞、B 细胞、巨噬细胞等均具有重要的免疫调节作用。

$CD4^+CD25^-$ 调节性 T 细胞（regulatory T cell，Tr 或 Treg）可负调节 $CD4^+$ 和 $CD8^+$ T 细胞活化与增殖。其可能机制为：Tr 直接与靶细胞接触，下调靶细胞 IL-2Ra 链表达，从而抑制靶细胞增殖；抑制 APC 抗原提呈功能，使靶细胞得不到足以活化的刺激信号。

活化的淋巴细胞可产生多种细胞因子，对其他免疫细胞发挥调节作用。例如：①对早期 B 细胞增殖，IL-7 可促进之，而 IL-4、IL-13、TNF 及 TGF-β 可抑制之；②对成熟 B 细胞增殖和分化，TNF、LT、IL-2、IL-4、IL-10 及 IL-13 可促进之，而 IL-8、TGF-β、IL-14 可抑制之；③对 B 细胞趋化运动，IL-2、IL-4、IFN-y、TNF 可促进之，而 IL-10 可抑制之；④对巨噬细胞、滤泡 DC 的激活，IFN-γ、TNF、IL-6 可促进之，而 IL-4、IL-10、TGF-β 可抑制之；⑤IL-1α、IL-1β、TNF 可协同刺激 T 细胞增殖。

活化的巨噬细胞也可分泌多种细胞因子参与免疫调节：①IL-6、IL-1β 可促进 T 细胞、B 细胞、造血干细胞增殖和分化；②IL-12 及 IL-18 可促进 T 细胞、NK 细胞增殖分化，产生 IFN-γ，增强细胞免疫功能；③TNF-α 可促进 CTL 表达 MHC I 类分子、IL-2R 和 IFN-R，促进 CTL 活化、增殖和分化；④IL-10 可抑制单核/巨噬细胞、NK 细胞活化，抑制巨噬细胞表达 MHC II 类分子和 B7，从而抑制抗原提呈，下调免疫应答。

综上所述，通过长期进化，机体免疫系统和免疫功能趋于完善，从而在分子、细胞、整体和群体水平对免疫应答进行精细的调节。肺作为机体免疫系统的组成器官之一，在维持免疫自稳中发挥重要作用。

第四节　呼吸的调节

呼吸运动是一种节律性活动，在呼吸肌的协同活动中完成。这些肌肉是骨骼肌，并无自动节律性，然而呼吸运动却可以自动地、有节律地进行，这是中枢神经系统调节的结果。与心脏活动的自律性不同的是，呼吸运动也可以是一种随意运动，即在很大程度上，由大脑皮质产生的人的意识可以控制呼吸运动的进行。

正常呼吸运动是在中枢神经系统各级中枢的相互配合调节下进行的。它们在多种传入冲动的作用下，反射性地调节着呼吸运动的频率和深度，从而改变肺通气量，以适应机体代谢的需要。

一、呼吸中枢

呼吸中枢是指中枢神经系统中发动和调节呼吸运动的神经细胞群。这些细胞群分布于大脑皮质、间脑、脑桥、延髓和脊髓等部位。各部位中枢在呼吸节律的产生和调节中的作用不同。正常呼吸运动是在它们的相互协调下进行的。

（一）脊髓

支配呼吸肌的运动神经元胞体位于脊髓前角。其中，支配肋间肌的肋间神经起自胸脊髓，支配膈肌的膈神经起自颈脊髓。但如在脊髓和延髓之间横断，呼吸运动立即停止，说明呼吸的自动节律不是脊髓产生的。脊髓是联系上位脑和呼吸肌的中继站和整合某些呼吸反射的初级中枢。

（二）低位脑干

低位脑干是指延髓和脑桥。实验表明，在动物脑桥与中脑之间横断，呼吸运动并无明显变化，表明低位脑干是呼吸节律产生的部位，而高位脑干尽管也参与呼吸运动的调节，但对呼吸节律的产生并非是必需的。

1. 延髓呼吸中枢

其在延髓，是有呼吸节律的基本中枢。其中呼吸神经元主要集中在背侧和腹侧两组神经核团内，分别称背侧呼吸组（dorsal respiratory group，DRG）和腹侧呼吸组（ventral respiratory group，VRG）。

（1）背侧呼吸组（dorsal respiratory group，DRG）：其中多为吸气神经元。大多数吸气神经元交叉到对侧下行至脊髓，主要支配膈运动神经元。DRG还接受来自外周和中枢其他部位的传入冲动，并与脑桥有双向联系。

（2）腹侧呼吸组（ventral respiratory group，VRG）：是由多个神经元核团组成的复合体。其中大部分交叉到对侧下行，支配肋间肌和腹肌的运动神经元，也有侧支支配膈肌的运动神经元。VRG也与脑桥有双向联系。

2. 脑桥呼吸调整中枢

其在脑桥上部，有抑制吸气的中枢结构，称脑桥呼吸调整中枢。这些神经元主要集中于脑桥的臂旁内侧核（nudeus parabrachial medialis，NPBM）以及邻近的Kolliker-Fuse（K-F）核，合称PBKF核群。

PBKF核群与延髓的呼吸神经核团之间有双向联系，主要作用为限制吸气，并促进吸气向呼气转换。

（三）大脑皮质对呼吸运动的调节

大脑皮质对呼吸运动的调节可通过两条途径实现。一是通过脑桥和延髓呼吸中枢的作用，调节呼吸的节律和深度，即自主节律呼吸调节系统。二是通过皮质脊髓束下行，直接支配脊髓呼吸神经元的活动，即随意呼吸调节系统。人类的语言、唱歌等，实际上都依赖于大脑皮质支配下复杂的呼吸运动的配合。

（四）基本呼吸节律形成的假说

呼吸节律是怎样产生的，目前尚未完全阐明，已提出多种假说，以下介绍的是局部神经元回路反馈控制假说。

平静呼吸时，吸气是主动的，呼气是被动的，故可以认为安静时，中枢的呼吸节律主要是吸气活动的节律。有人认为在延髓还有一个吸气切断的结构，其中的神经元一旦兴奋即可切断吸气而转为呼气。

根据这一假说，认为延髓中存在着吸气活动发生器（CIAG）和吸气切断机制（IOS）。其基本内容见图2-7。

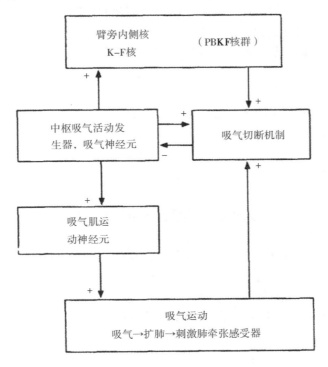

图2-7 呼吸节律形成机制简化模式图

+：表示兴奋；—：表示抑制

（1）吸气活动发生器（CIAG）可通过局部神经元回路联系，引起吸气神经元渐增性兴奋，产生吸气；吸气切断机制（IOS）的活动则使吸气切断而转为呼气。

（2）吸气切断机制（IOS）的活动是由吸气神经元反馈性引起的。在吸气活动发生器（CIAG）的作用下，吸气神经元兴奋时，可分别传向：①脊髓吸气肌运动神经元引起吸气动作、肺扩张；②脑桥PBKF核群；③直接到IOS。当CIAG开始活动，引发吸气并逐渐加强的同时，通过上述3个方面的作用使IOS的活动也加强，从而抑制CIAG的活动，使吸气中止，转为呼气。

上述假说尚存在许多不完善之处，如CIAG和IOS的确切位置还不能肯定，呼气如何转为吸气，周力呼吸时呼气又是如何成为主动的，目前了解较少，有待进一步研究。

二、呼吸运动的反射性调节

呼吸节律虽然产生于中枢神经系统，但呼吸运动可因机体受到各种刺激而反射性加强或减弱，其中比较重要的反射包括以下几方面。

（一）肺牵张反射

肺的扩张或缩小引起的吸气抑制或兴奋的反射称为肺牵张反射或黑-伯反射。该反射包括肺扩张反射和肺缩小反射。

1. 肺扩张反射

感受器位于气管到支气管的平滑肌内的牵张感受器。当吸气时，肺扩张牵拉呼吸道，使感受器兴奋。传入冲动沿迷走神经传入纤维传至延髓，使吸气切断机制兴奋，从而促进吸气中止，转为呼气。在动物实验中，如切断迷走神经，动物将立即出现深而慢的呼吸。

在人类，肺扩张反射对正常呼吸的调节并不重要。初生儿存在这一反射，约4～5天后即消失。在病理情况下，肺扩张反射表现出一定的作用，如肺水肿、肺充血和肺不张等疾病时，出现浅快呼吸，可能与之有一定关系。

2. 肺缩小反射

当肺缩小时可引起吸气的反射。这一反射在较强的缩肺时才起作用，在平静呼吸时意义不大，但在阻止呼气过深和肺不张等方面可能有一定作用。

从上述反射过程看出，肺牵张反射是一种负反馈调节机制。其生理意义是使吸气不至于过深过长，促使吸气及时转为呼气。

（二）呼吸肌本体感受性反射

呼吸肌尤其是肋间外肌内有肌梭感受器，是呼吸肌的本体感受器。当肌梭受到牵拉时，感受器兴奋传至脊髓，反射性使肌梭所在肌肉收缩加强。这一反射在机体自动调节呼吸强度以克服呼吸阻力时，有重要作用。

（三）防御性呼吸反射

1. 咳嗽反射

咳嗽是常见而重要的防御性呼吸反射，其感受器分布于喉及以下的呼吸道的黏膜上皮。感受器的传入神经在迷走神经中上行。

咳嗽时，先出现短促、深的吸气，然后声门紧闭，并发生强烈的呼气动作，使胸膜腔内压和肺内压均迅速上升。此后声门突然开放，由于压力差极大，肺泡内气体以极高的速度喷出，将存在于气道中的异物或分泌物随之排出体外。但强烈的持续咳嗽可使胸膜腔内压显著上升，减少静脉血的回流，对机体可能造成不利影响。长期的慢性咳嗽还可因肺内压持续升高而使肺组织弹性下降，并引起肺循环阻力加大，是形成肺气肿和肺心病的重要原因。

2. 喷嚏反射

感受器位于鼻部黏膜，传入神经为三叉神经。这一反射过程与咳嗽反射相似，不同的是，腭垂下降，舌压向软腭，而不是声门关闭。其特点是气流主要从鼻腔喷出，以消除鼻腔中的异物。

（四）血压对呼吸的影响

当人体血压升高时，会刺激主动脉弓和颈动脉窦压力感受器，反射性引起呼吸抑制，甚至暂停。反之，当血压降低时，会引起呼吸加快。

（五）疼痛对呼吸的影响

疼痛刺激可引起呼吸加深加快。手术后，若因麻醉太浅引起患者疼痛，导致呼吸加深加快，最终可因二氧化碳排出过多而发生呼吸抑制。

三、化学因素对呼吸的调节

血液中化学成分的改变，特别是血液氧分压、二氧化碳分压和 H^+ 水平的变化，可通过刺激化学感受器，改变呼吸中枢的功能状态而调节呼吸运动。呼吸运动的变化又改变了血液中氧分压、二氧化碳分压和 H^+ 的水平。这种负反馈调节环路使得呼吸运动能够与机体代谢水平相适应，在保证机体内环境的相对稳定方面，具有特别重要的意义。

（一）化学感受器

接受血液和脑脊液中化学物质的感受器称化学感受器。以其所在部位不同，可分为两类。

1. 外周化学感受器

此即颈动脉体和主动脉体，两者分别经窦神经和降压神经传入冲动，然后再分别混入舌咽神经和迷走神经中到达延髓呼吸中枢。外周化学感受器可感受动脉血中氧分压、二氧化碳分压和 H^+ 浓度的变化。当血液氧分压下降、二氧化碳分压升高和 H^+ 浓度升高时，传入冲动增多，可使呼吸运动加强。相比较而言，颈动脉体的作用更重要。

2. 中枢化学感受器

其位于延髓腹侧浅表部位，左右对称，与延髓呼吸中枢是分开的，但有神经纤维联系。中枢化学感受器的敏感刺激是脑脊液中 H^+ 浓度的变化。

当脑脊液中 H^+ 浓度升高时，中枢化学感受器兴奋，并传至呼吸中枢而加强呼吸运动。血液中的二

氧化碳较易通过血 – 脑屏障，在脑脊液中，二氧化碳与水在碳酸酐酶的作用下化合生成碳酸，后者再离解为 H$^+$和 HCO$_3^-$，而 H$^+$对感受器有刺激作用（图 2–8）。血液中的 H$^+$因不易透过血 – 脑屏障而对中枢化学感受器的作用不大。

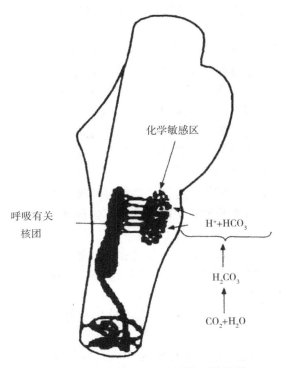

图 2–8　PCO$_2$ 升高时，刺激呼吸的机制

（二）CO$_2$、H$^+$和低 O$_2$ 对呼吸的影响

1. 二氧化碳对呼吸的影响

二氧化碳是调节呼吸运动的最重要的化学因素。当动脉血中二氧化碳分压升高时，可使呼吸运动加强，肺通气量加大。二氧化碳分压下降时，则出现相反效应，即出现呼吸运动的减弱甚至暂停，直到二氧化碳分压回升后才恢复正常呼吸运动。可见，二氧化碳不仅调节呼吸运动，也是维持呼吸中枢正常兴奋性所必需的。机体在代谢过程中不断产生二氧化碳，通过呼吸感受器作用于呼吸中枢，调节肺通气量的大小，从而使动脉血和肺泡气中二氧化碳分压保持正常水平。

二氧化碳刺激呼吸的作用是通过两条途径实现的。

（1）刺激中枢化学感受器再经神经联系兴奋呼吸中枢。

（2）刺激外周化学感受器，冲动经窦神经和迷走神经传入延髓呼吸中枢，反射性地引起呼吸加强。这两条途径以前者为主。如二氧化碳分压长期维持在较高水平，则在几天后，感受器出现适应现象，其刺激呼吸加强的效应逐渐下降。

外界空气中，正常时二氧化碳浓度约 0.04%，如吸入气中二氧化碳含量增多，可立即引起呼吸运动加强，肺通气量随即加大，最大可增加数倍。但当吸入气中二氧化碳浓度过高时，肺泡气和动脉血中二氧化碳分压过度升高，将导致二氧化碳对中枢神经系统的麻醉作用，呼吸抑制，机体出现呼吸困难、头痛、意识丧失等症状，甚至发生惊厥。

2. H$^+$浓度对呼吸的影响

当机体发生酸中毒时，血中 H$^+$浓度升高，将引起呼吸运动的明显加强。H$^+$主要通过外周化学感受器刺激呼吸。由于 H$^+$难以通过血 – 脑屏障，故其对中枢化学感受器无明显作用。

3. 低氧对呼吸的影响

当动脉血氧分压下降时，可出现呼吸运动的加强。其特点有以下几点。

（1）低氧是通过刺激外周化学感受器起作用的，如切断外周化学感受器的传入神经，低氧兴奋呼吸的效应即消失。

（2）低氧对呼吸中枢有直接的抑制作用，但外周化学感受器的传入冲动对呼吸中枢的兴奋作用可在一定范围内对抗低氧对呼吸中枢的直接抑制作用，而表现为呼吸运动的加强。只有在严重缺氧的情况下，才表现为呼吸的抑制。

（3）从通气现象来看，低氧对正常呼吸运动的调节似乎作用不大，因为只有在动脉血氧分压下降至 10.7 kPa（80 mmHg）时，才会出现可觉察到的肺通气量的增加，对于在海平面地带生活的人，这一般是不会发生的。但在一些特殊情况下，低氧刺激呼吸的作用有着特别重要的意义。如严重肺心病、肺气肿等患者，肺部气体交换受到限制，导致动脉血中二氧化碳分压升高而氧分压下降，并可刺激呼吸增强。但以后随着中枢化学感受器对二氧化碳的适应，二氧化碳的刺激效应逐渐减弱，此时，低氧成为维持和加强呼吸的主要刺激因素，因为外周化学感受器对低氧适应很慢。

调节呼吸的各种体液因素是相互联系、相互影响的。在同一时间内，常常不单是一个因素在变化。例如，当低氧和 H^+ 浓度增加时，都可以提高二氧化碳对呼吸的刺激效应。因此，在探讨呼吸运动的调节时，必须全面地、动态地进行观察和分析，综合考虑，才能得到正确的结论。

（三）呼吸对海拔的适应

急性暴露于低气压下，氧分压降低，引起通气量立即增加。该过程由外周化学感受器介导。持续暴露于低气压，人类的通气量持续升高数天，并同时引起 $PaCO_2$ 的逐渐降低，该过程称为习服。造成习服与失习服的原因可能有如下三条。

（1）存在未被实验证明确切位置的中枢化学感受器，感受器组织间液或者感受器内部发生缓慢的 pH 值改变时，pH 值改变触发了习服与去习服。

（2）一段时间后，低氧可引起某些化学介质的产生，如谷氨酸盐，这些化学物质对呼吸的刺激作用出现和消失是缓慢的。

（3）这种逐渐的呼吸变化并不只针对低氧，大多数导致过度通气的机制都可以引起长时间持续的刺激，尽管有始动机制，例如长时间刺激颈动脉窦神经中枢端存在。

第五节　呼吸系统的分泌代谢功能

一、Ⅱ型肺泡上皮细胞脂质代谢及功能

Ⅱ型肺泡上皮细胞主要合成和分泌表面活性物质——二棕榈酰磷酸胆碱（DPPC），分布于肺泡表面和呼吸道内壁。

DPPC 的生理功能有：

（1）维持肺泡稳定性，防止肺泡萎陷。

（2）保持肺的顺应性。

（3）维持肺泡与毛细血管间的正常流体静力压。

（4）与肺泡巨噬细胞结合，加强肺的防御功能。

二、肺和血管活性物质的代谢与功能

（一）肾素-血管紧张素系统

肝脏合成的血管紧张素原在肾素作用下转变为 AT Ⅰ，经 ACE 催化生成 AT Ⅱ。AT Ⅱ除了有收缩血管的作用外，还可增强心肌收缩力；循环血中的 AT Ⅱ能促使肾上腺神经末梢释放去甲肾上腺素。肺的血管内皮细胞在体内含 ACE 最丰富，是循环血中 AT Ⅰ转变为 AT Ⅱ的主要场所。AT Ⅱ在 AT 酶的催化下代谢为 AT Ⅲ，AT Ⅲ能强烈地刺激醛固酮的合成和分泌，影响水盐代谢。

（二）前列腺素（PG）

PG 是一组含有一个 5 碳环和 2 条侧链的 20 碳不饱和脂肪酸，是花生四烯酸（AA）的环氧酶代谢产物。除 PGI_2 和 PGA，其他 PG 通过肺脏被 15 - 羟 -PG 脱氢酶所代谢和灭活。

PGI_2 为一种强大的抑制血小板聚集剂和血管松弛剂，主要由血管内皮细胞合成。肺脏也是 PGI_2 生成的重要场所。

血栓素 A_2（TXA_2）有强烈的缩血管和聚集血小板的作用。TXA_2 主要在肺脏和血小板中合成。PGH_2 经酶的作用生成 PGD_2、PGE_2 和 PGF。PGF_2 使血管收缩，微血管通透性增加；PGE_2 使血管扩张，血压降低，血管通道性减少；PGD_2 可引起支气管痉挛。

PG 对呼吸系统有重要作用。其作用是通过与细胞膜上的受体结合，引起细胞内 cAMP 或 cGMP 水平的改变，PGE，PGI_2 使 cAMP 升高，而 TXA_2、PGF_2 使细胞内 cAMP 水平降低，cGMP 升高。PGI_2、PGE、PCA1 使支气管平滑肌舒张；PGD_2、PGF2 和 TXA_2 则使支气管平滑肌痉挛，黏液分泌增多。PGD_2、PGF_2 和 TXA_2 在支气管哮喘的发病、炎症以及气道高反应性等方面起重要作用。

目前研究认为，阿司匹林哮喘主要是阿司匹林抑制了 PGE 的合成，使局部 PGF_2 含量升高，脂氧化酶产物增加，引起支气管平滑肌痉挛。

肺内皮细胞分泌的 PGI_2 是肺循环中保持血流通畅、防止血栓形成和维持低压的重要因素，TXA_2 的作用相反。TXA_2 与 PGI_2 的不平衡是引起血管痉挛及血栓形成的重要原因，可加重肺血管收缩，在缺氧性肺动脉高压形成中起一定的作用。

（三）白三烯（LT）

LT 由花生四烯酸裂解形成，是 AA 脂氧化酶代谢产物，LT 的主要作用是引起支气管黏膜肿胀，腺体分泌增加，加重炎症并可使平滑肌收缩。LTB_4 对白细胞有较强的激活和趋化作用。LTC_4 和 LTD 使小动脉收缩、小静脉扩张、毛细血管的通透性增加、气道平滑肌收缩。

LT 与过敏性哮喘和阿司匹林哮喘的发病有密切的关系。LTB_4 在哮喘发作期速发相的炎症形成中起重要作用。阿司匹林哮喘发病中除了阿司匹林抑制了环氧化酶代谢途径，使 PGE/PGF_2 比例改变外，更重要的是增加了脂氧酶合成途径，产生 LT 类产物诱发支气管痉挛。

（四）一氧化氮和内皮素

1. 一氧化氮（NO）

NO 有强大的舒张血管、抑制平滑肌增殖和抗血栓形成的作用，目前研究认为，NO 是一种生物电信传递体，是调节心血管、神经和免疫的主要细胞内信使分子。肺内产生的 NO 参与通气 / 血流比值的调节。NO 对于维持肺循环的低张、低压状态起重要作用。急性缺氧由于合成的 NO 减少，可引起肺动脉高压。慢性肺动脉高压者 NO 合成释放减少，会使舒张作用减弱并可引起血管平滑肌的增生。肺动脉高压患者吸入 NO 可降低肺血管阻力。

目前研究认为，哮喘患者非肾上腺非胆碱能神经末梢释放 NO 缺陷，另外肺泡巨噬细胞、中性粒细胞、内皮细胞等在多种细胞因子的作用下表达诱导型一氧化氮合成酶，使 NO 大量生成，导致气道黏膜充血、水肿，诱发炎症。

2. 内皮素（ET）

肺是 ET 合成、分泌代谢的场所，也是 ET 的靶器官。ET 有最强大的血管和气管收缩作用，还能促进平滑肌细胞、成纤维细胞和黏膜下腺体合成糖蛋白。ET 在支气管哮喘、ARDS 和肺动脉高压等发病中起重要作用。

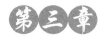

呼吸系统感染性疾病

第一节　普通感冒

普通感冒（common cold）是最常见的上呼吸道病毒感染，主要病原体是病毒，临床表现为急性鼻炎和上呼吸道卡他。

一、病因

根据抗原分型感冒病毒有上百种，主要病原体为鼻病毒，其他为流感病毒、副流感病毒（1，3 型）、呼吸道合胞病毒、腺病毒、冠状病毒和肠道病毒中的柯萨奇病毒 A_7 和 A_{21} 型、埃可病毒（V 型），此外，尚有 5～10 种是由肺炎霉浆菌引起。

二、流行病学

普通感冒病毒主要是通过飞沫传播，也可由手接触病毒而传染。1/3 的鼻病毒和 2/3 的冠状病毒的感染者无临床症状。鼻病毒感染后病毒复制 48 小时达到高峰浓度，传播期则持续 3 周。个体易感性与营养健康状况和上呼吸道异常（如扁桃体肿大）及吸烟等因素有关，发病以冬季多见，与气候变化、空气湿度和污染及年龄、环境有关。但寒冷本身并不会引起感冒，而寒冷季节多见的部分原因与病毒类型有关，也可能因寒冷导致室内家庭成员或人群聚集增加及拥挤有关。感染症状受宿主生理状况影响，过劳、抑郁、鼻咽过敏性疾病、月经期等均可加重症状。

三、发病机制

（一）基本发病机制

普通感冒的病原体主要是鼻病毒，以鼻病毒为例，鼻腔或眼部是其进入机体的门户，鼻咽部是最先感染的部位。腺体淋巴上皮区域的 M 细胞含有鼻病毒细胞间黏附分子 –1（ICAM–1）受体，病毒首先在此黏附，并借鼻腔的黏液纤毛活动到达后鼻咽部。此时病毒迅速复制，并向前扩散到鼻道。鼻腔上皮细胞活检及鼻腔分泌物的研究表明炎症介质（缓激肽、前列腺素）、白介素 –1 和白介素 –8 等分泌增加，可能与感冒的部分临床症状有关。组胺的作用尚不清楚，尽管组胺鼻内滴入可引起感冒症状，但抗组胺药治疗感冒的效果并不肯定。副交感神经阻滞药对解除感冒症状有效，表明神经反射机制在感冒发病机制中可能也存在着一定的作用。免疫反应（IgA、干扰素产生）通常是短暂的，加上病毒抗原的多样性及漂移，所以一生中可反复多次感冒。

（二）非典型发病机制

感冒病毒侵入鼻旁窦、中耳、支气管、消化道可引起相应部位的炎症反应，而出现非典型的感冒症状。

四、病理和病理生理

细胞的病理变化与病毒的毒力及鼻腔的感染范围有关。呼吸道黏膜水肿、充血，出现大量的漏出液和渗出液，但细胞群并未发生任何重要变化，修复较为迅速，并不造成组织损伤。不同病毒可引起不同程度的细胞增殖及变性，鼻病毒及肠道病毒较黏液性病毒更为严重。当感染严重时，连接呼吸道的鼻旁窦、中耳管道可能被阻塞，发生继发感染。

机体的抵抗力、生理状态如疲乏、全身状况、血管舒张神经的反应性、有否鼻炎等都影响机体的免疫力。鼻分泌液是第一道保护屏障，黏液的流动对呼吸道上皮有一定的保护作用，同时鼻分泌液含有IgG、IgA，IgA是主要的局部免疫球蛋白。受呼吸道病毒感染后，细胞能产生干扰素，从而抑制病毒的繁殖。

五、临床表现

（一）症状

1. 常见症状

起病急骤，潜伏期短，临床表现个体差异很大。早期有咽部干燥、喷嚏，继以畏寒、流涕、鼻塞、低热。咳嗽、鼻分泌是普通感冒的一特征性症状，开始为清水样，以后变厚，黄脓样，黏稠。鼻塞约4～5天。如病变向下发展，侵入喉部、气管、支气管，则可出现声音嘶哑、咳嗽加剧或有小量黏液痰，1～2周消失。全身症状短暂，可出现全身酸痛、头痛、乏力、胃纳差、腹胀、便秘或腹泻等，部分患者可伴发单纯性疱疹。

2. 非典型症状

从病原分型发现感冒病毒有上百种，不同病毒感染，必然引起不同的临床表现，包括病程长短及程度轻重，但从临床上很难区分，加之个体的易感性不同，使得这些不同的微生物不可能引起固有的或特异的临床表现。因此在诊断方面应对非典型的临床表现加以重视，以防漏诊或误诊。

以下列举几种类型的不典型表现。

（1）流行性胸痛：潜伏期为2～5天，主要表现为发热和阵发性胸痛，本病有自限性。

（2）急性阻塞性喉－气管－支气管炎（哮吼）：儿童多见，可出现痉挛性咳嗽，有大量分泌物，以致造成不同程度的呼吸道阻塞、哮喘和呼吸困难。呼吸道合胞病毒感染在幼儿中常表现为发热、咳嗽、气促、发绀和呼吸困难，需及时进行抢救，病死率为1%～5%。

（二）常见体征

体检鼻和咽部的黏膜充血水肿。

（三）并发症

1. 鼻窦炎及中耳炎

在鼻旁窦及中耳液中可发现鼻病毒，但在治疗中应注意并发细菌感染所起的作用。

2. 急性心肌炎

流感病毒、柯萨奇病毒和埃可病毒的感染可损伤心肌，或进入人体繁殖而间接作用于心肌，引起心肌局限性或弥漫性炎症。一般在感冒1～4周内出现心悸、气急、呼吸困难、心前区闷痛、心律失常，于活动时加剧。

六、实验室检查

白细胞计数正常或稍增，淋巴细胞稍升高。必要时进行病毒分离。

七、器械检查

鼻旁窦及中耳、胸部X线摄片可协助诊断。心电图检查可出现心动过速、期前收缩、房室传导阻滞等。

八、诊断

根据病史及临床症状，并排除其他疾病如过敏性鼻炎、癌性感染、急性传染病前驱期的上呼吸道炎症症状，如脑炎、流行性脑膜炎、伤寒、斑疹伤寒等，进行密切观察辅以必要的化验，诊断并不困难。病原的确定需进行病毒分离，由于病毒培养和免疫血清学诊断需要一定的设备，费时耗材，因此在临床工作当中，分离出特异性病毒并不实际，只有在确定流行病因和鉴别继发性细菌感染和真菌感染，才做病毒分离。

九、鉴别诊断

（一）典型表现的鉴别诊断

1. 流行性感冒

见本章相关章节。

2. 鼻炎内容

（1）过敏性鼻炎：临床上很像伤风，所不同的是起病急骤，持续时间短，常突然痊愈。为喷嚏频作，鼻涕多，呈清水样，鼻腔水肿，苍白，分泌物中有较多嗜酸粒细胞，经常发作。

（2）血管舒缩性鼻炎：无过敏史，以鼻黏膜间歇性血管充盈、打喷嚏和流清涕为特点，能使症状加重。根据病史以及无脓涕和痂皮等可与病毒性或细菌性相鉴别。

（3）萎缩性鼻炎：鼻腔异常通畅，黏膜固有层变薄且血管减少，嗅觉减退并有痂皮形成及臭味，容易鉴别。

（4）鼻中隔偏曲、鼻息肉：鼻镜检查可明确诊断。

3. 急性传染病前驱期

麻疹、脊髓灰质炎、流行性脑膜炎、伤寒、斑疹伤寒、人类免疫缺陷病毒（HIV）等在患病初期常有上呼吸道炎症症状。在这些病的流行区及流行季节应密切观察，并进行必要的化验检查以资鉴别。

（二）非典型表现的鉴别诊断

1. 白喉

起病较缓，咽部有灰白色伪膜，不易拭去，剥离后易出血，但局部疼痛不剧烈。咽拭纸培养与锡克试验、亚碲酸钾快速诊断结合流行季节病学资料等可协助诊断。

2. 樊尚咽峡炎（奋森咽峡炎）

咽部有污灰色坏死组织形成的假膜，剥离后可见出血和溃疡。全身症状一般不重，可有中度发热，但局部疼痛较重。伪膜涂片检查可见梭形杆菌与樊尚螺旋体。

3. 支气管哮喘

急性喉－气管－支气管炎主要表现为吸气性呼吸困难和特征性哮吼声。而支气管哮喘患儿可有家族过敏史，主要表现为发作性呼气性呼吸困难，典型体征为呼气哮鸣音，与呼吸困难同时出现与消失。β_2－受体激动药和氨茶碱治疗后可迅速缓解，借此得以鉴别。

4. 其他

在感冒期间出现急性心肌炎并发症时，应除外甲状腺功能亢进症、二尖瓣脱垂综合征及影响心肌的其他疾病，如风湿性心肌炎、中毒性心肌炎、冠心病、结缔组织病、代谢性疾病以及克山病（克山病地区）等。如有条件必须进行上述任何一项病原学检查。

十、治疗

（一）常用对症治疗药物

1. 抗感冒药

各种抗感冒药大多含有下述几种成分，但不同品种所含成分或剂量有差别，应根据临床症状特点选用相应品种。

（1）伪麻黄碱：作用于呼吸道黏膜 α－肾上腺素能受体，缓解鼻黏膜充血，对心脏和其他外周血管 α－受体作用甚微。可减轻鼻塞，改善睡眠。

（2）抗组胺药：第一代抗组胺药物如马来酸氯苯那敏（扑尔敏）对减少打喷嚏和鼻溢有效，非镇静作用的抗组胺药缺少抗胆碱能作用，效果不肯定。

（3）解热镇痛药：在发热和肌肉酸痛、头痛患者可选用。阿司匹林反复运用增加病毒排出量，而改善症状轻微，不予推荐。

（4）镇咳药：为保护咳嗽反射一般不主张应用，但剧咳影响休息时可酌情应用，以右美沙芬应用较多。

2. 治疗矛盾

运用感冒药对症治疗旨在控制症状，防止疾病进一步发展。但抗感冒药中所含成分的不良反应对各种不同人群有着不同的影响，如伪麻黄碱在收缩鼻黏膜血管、减轻鼻塞的同时有可能出现较轻的兴奋、失眠、头痛。抗组胺药如氯苯那敏在减轻打喷嚏及鼻溢的同时有引起嗜睡的作用，最近研究还发现有影响血液系统的改变如血小板减少性紫癜等。解热镇痛药如对乙酰氨基酚（扑热息痛），长期使用或超量使用存在肾功能损害及慢性肾衰竭的风险。镇咳药如右美沙芬在止咳的同时也使痰不易咳出。有吸烟、支气管哮喘、慢性阻塞性肺疾病等基础疾病者往往痰多黏稠，使用含有右美沙芬成分的感冒药，有可能引起痰液阻塞。

3. 对策

选用感冒药应因人因症而异，即根据感冒的症状，抗感冒药的组成，感冒患者的年龄、生理特征、职业、并发症、基础病、伴随用药等多方面因素综合考虑。凡驾驶机动车船或其他机械操作、高空作业者在工作期间均应禁用含氯苯那敏的抗感冒药，以免引起嗜睡、头昏而肇事。小儿、老年人、有出血疾病的人，应慎用感冒通。高血压、心脏病、甲状腺功能亢进、青光眼、糖尿病、前列腺肥大患者，慎用含有伪麻黄碱成分的酚麻美敏（泰诺）、白加黑等感冒药。哺乳期妇女慎用速效伤风胶囊，以免引起闭乳，孕期头3个月禁用抗感冒药，全程避免使用速效伤风胶囊。有溃疡病的患者不宜选用含有阿司匹林、双氯芬酸等成分的药物，以免引起或加重溃疡出血。痰多不易咳出者可多饮水，使呼吸道炎性分泌物黏稠度降低，易于痰液的咳出，并注意室内温度和湿度；也可蒸汽吸入或超声雾化吸入，湿化痰液，有利于排痰；使用祛痰药，如氨溴索（沐舒坦）等稀释痰液。

（二）抗病毒药物的治疗

1. 利巴韦林（病毒唑）

其对流感和副流感病毒、呼吸道合胞病毒有一定的抑制作用，临床应用仅限于儿童下呼吸道感染呼吸道合胞病毒时。对鼻病毒和其他呼吸道病毒目前尚无有效的抗病毒药物。

2. 治疗矛盾

利巴韦林最主要的毒性是溶血性贫血，在口服治疗后最初1～2周内出现血红蛋白下降，其中约10%的患者可能伴随心肺方面的不良反应。已经有报道伴随有贫血的患者服用利巴韦林可引起致命或非致命的心肌损害，并对肝、肾功能有影响，对胎儿有致畸作用。药物少量经乳汁排泄，对乳儿有潜在的危险。

3. 对策

定期进行血常规（血红蛋白水平、白细胞计数、血小板计数）、血液生化（肝功能、甲状腺雌激素）检查，尤其血红蛋白检查（包括在开始前、治疗第2周和第4周）。对可能怀孕的妇女每月进行怀孕测试。不推荐哺乳期妇女服用利巴韦林。

严重贫血患者慎用，有珠蛋白生成障碍性贫血（地中海贫血）、镰刀细胞性贫血患者不推荐使用利巴韦林。有胰腺炎症状或明确有胰腺炎患者不可使用利巴韦林。具有心脏病史或明显心脏病症状患者不可使用利巴韦林。如使用利巴韦林出现任何心脏病恶化症状，应立即停药给予相应治疗。

肝肾功能异常者慎用。肌酐清除率＜50 mL/min的患者，不推荐使用利巴韦林。老年人肾功能多有下降，容易导致蓄积，应慎用。

利巴韦林对诊断有一定干扰，可引起血胆红素增高（可高达25%），大剂量可引起血红蛋白降低。

（三）抗细菌治疗

1. 抗生素的应用

一般不应该用，也不需要用抗生素，但婴幼儿患者、年老伴有慢性疾病患者或有继发细菌感染时，则可考虑选用适当的抗菌药物治疗。一项安慰剂对照的研究表明鼻喉冲洗物培养有肺炎链球菌、流感嗜血杆菌或卡他莫拉菌生长。因此在有细菌定植、呼吸道分泌物中粒细胞增加、出现鼻窦炎和中耳炎等并发症、慢性阻塞性肺病（COPD）基础疾病和病程超 1 周者可适当选用针对肺炎链球菌、流感嗜血杆菌、卡他莫拉菌的药物治疗。

2. 治疗矛盾

强调积极用药的必要性的同时带来不少不良用药甚至抗生素滥用之间的矛盾。造成抗生素滥用的原因在于对病原学的研究重视不够，盲目的经验性用药或对抗生素的应用缺乏必要的知识和训练。呼吸道吸入抗生素治疗虽可提高局部药物浓度，克服血液支气管肺屏障造成的呼吸道药物浓度不足，但局部应用易诱导耐药。

3. 对策

使用抗生素应参考流行病学和临床资料，推测可能的病原体，有针对地选择抗生素，不主张不加区别地普遍采取联合用药和无选择地应用"高级别"的抗生素。联合用药旨在通过药物的协同或相加作用，增强抗菌能力。根据药代学及药动学（PK/PD）的原理制定治疗方案。不推荐呼吸道局部吸入抗生素。

第二节　流行性感冒

一、定义及概况

流行性感冒（influenza，简称流感）是由流感病毒引起的急性呼吸道传染病，病原体为甲、乙、丙三型流行性感冒病毒，通过飞沫传播，临床上有急起高热、乏力、全身肌肉酸痛和轻度呼吸道症状，病程短，有自限性，老年人和伴有慢性呼吸道疾病或心脏病患者易并发肺炎。流感病毒，尤以甲型极易变异，往往造成暴发、流行或大流行。自 20 世纪以来已有五次世界性大流行记载，分别发生于 1900 年、1918 年、1957 年、1968 年和 1977 年，其中以 1918 年的一次流行最为严重，死亡人数达 2 000 万人之多。我国从 1953 ~ 1976 年已有 12 次中等或中等以上的流行，每次流行均由甲型流感病毒所引起。20 世纪 80 年代以后流感的疫情以散发与小暴发为主，没有明显的大流行发生。

二、病因

流感病毒属正黏病毒科，系 RNA 病毒，病毒颗粒呈球形或细长形，直径为 80 ~ 120 nm，有一层脂质囊膜，膜上有糖蛋白纤突，是由血凝素（H）、神经氨酸酶（N）所构成，均具有抗原性。血凝素促使病毒吸附到细胞上，故其抗体能中和病毒，免疫学上起主要作用；神经氨酸酶作用点在于细胞释放病毒，故其抗体不能中和病毒，但能限制病毒释放，缩短感染过程。

流感病毒的核酸是 8 个片段的单股 RNA，核蛋白质具有特异性，可用补体结合试验将其区分为甲、乙、丙三型。抗核蛋白质的抗体对病毒感染无保护作用。除核蛋白质外，核心内还有三个多聚酶蛋白（P_1、P_2、P_3），其性质不明。核心外有膜蛋白（M_1、M_2）和脂质囊膜包围。

甲型流感病毒变异是常见的自然现象，主要是血凝素（H）和神经氨酸酶（N）的变异。血凝素有 H_1、H_2、H_3，而神经氨酸酶仅有 N_1、N_2，有时只有一种抗原发生变异，有时两种抗原同时发生变异，例如 1946 ~ 1957 年甲型流行株为（H_1N_1），1957 ~ 1968 年的流行株为（H_2N_2）。1968 年 7 月发生的一次流感流行是由甲型（H_3N_2）毒株引起，自 1972 年以来历次流感流行均由甲型（H_3N_2）所致，与以往的流行株相比，抗原特性仅有细微变化，但均属 H_3N_2 株。自 1976 年以来旧株（H_1N_1）又起，称为"俄国株"（H_1N_1），在年轻人中（尤其是学生）引起流行。甲型流感病毒的变异，系由于两株不同毒株同时感染单个细胞，造成病毒基因重新组合，使血凝素或 / 与神经氨酸酶同时发生变化，导致新型的出现，称为抗原性转变（antigenic shift），例如在人群中流行株的血凝素基因与鸟型流感病毒基因重新组合；另一种称为抗原性漂移（antigenic drift），在免疫系统压力下流感病毒通过变异与选择而成的流行株，主要的改变在血凝素上氨基酸的替代，1968 年以来的 H_3N_2 各流行株都是如此。近年来又出现甲型流感病毒 H_1N_1 株、H_1N_2 亚型的 O 相变异，即病毒株只能在麦丁达比犬肾（MDCK）细胞中复制，而难以在鸡胚中复制。由于 MDCK 的传代细胞有致癌性,这给疫苗的产生带来了困难。Webster R.G. 等 1993 年报道,根据 8 株甲型流感病毒 RNA 片段的核苷酸科研序列种系分析,人类宿主的甲型流感病毒来自鸟类流感病毒基因库,有学者对意大利猪群中循环的经典 H_1N_1 株、鸟型 H_1N_1 株和人类 H_3N_2 株进行种系分析发现基因重组是在欧洲猪群中鸟类与人类病毒间进行。这些学者认为欧洲猪群可能作为人类与鸟类宿主的水磨石病毒基因重新组合的混合场所,因此提出下一次世界大流行可能从欧洲开始。

三、发病机制

（一）流行病学

1. 流行特点

发病率高,起病急且迅速蔓延,流行过程短但可反复多次。

2. 流行环节

（1）传染源:患者是主要传染源,自潜伏期末即可传染,病初 2 ~ 3 天传染性最强,体温正常后很少带毒,排毒时间可至病后 7 天。病毒可存在于患者的鼻涕、口涎及痰液中,并随咳嗽、喷嚏排出体外。由于部分免疫,感染后可不发病,成为隐性感染。带毒时间虽短,但在人群中易引起传播,迄今尚未证实有长期带毒。

（2）传播途径:主要通过空气飞沫传播,病毒存在于患者或隐性感染者的呼吸道分泌物中,通过说话、咳嗽、喷嚏等方式散播至空气中,并可保持 30 分钟,易感者吸入后即能感染。其传播速度取决于人群的密度,通过污染食具或玩具的接触也可引起传播。

（3）易感人群:人群对流感病毒普遍易感,与年龄、性别、职业等均无关。抗体于感染后 1 周出现,2 ~ 3 周达高峰,1 ~ 2 个月后开始下降,1 年左右降到最低水平,抗体存在于血液和鼻分泌物中,但分泌物中的抗体仅为血液中的 5% 左右。流感病毒三个型别之间无交叉免疫,感染后免疫维持时间不长,据临床观察,感染 5 个月后虽然血中有抗体存在,但仍能再次感染同一病毒。呼吸道所产生的分泌型抗体能阻止病毒的侵入,但当局部黏膜上皮细胞脱落后,即失去其保护作用,故局部抗体比血液中的抗体更为重要。

（二）基本发病机制

带有流感病毒颗粒的飞沫（直径一般小于 10 α μm）吸入呼吸道后,病毒的神经氨酸酶破坏神经氨酸,使黏蛋白水解,糖蛋白受体暴露,糖蛋白受体乃与血凝素（含糖蛋白成分）结合,这是一种专一性吸附。具有特异性,它能被血凝素抗体所抑制,在人的呼吸道分泌物中有一种可溶性黏液蛋白,具有流感病毒受体且能与血凝素结合,从而抑制病毒侵入细胞,但只有在流感症状出现后,呼吸道黏液分泌增多时,才有一定的防护作用。病毒穿入细胞时,其包膜丢失在细胞外。在感染早期,流感病毒 RNA 被转运到细胞核内,在病毒转录酶和细胞 RNA 多聚酶 II 的参与下,病毒 RNA 被转录完成后,形成互补 RNA 及病毒 RNA 合成的换板。互补 RNA 迅速与核蛋白体结合,构成信息 RNA,在复制酶的参与下,复制出病毒 RNA,再移行到细胞质中参加装配。核蛋白在细胞壁内合成后,很快转移到细胞核,与病毒 RNA 结合成核衣壳,然后再移行到细胞膜部位进行装配。病毒成熟前,各种病毒成分已结合在细胞表面,最后的装配称为芽生,局部的细胞膜向外隆起,包围住结合在细胞膜上的核衣壳,成为新合成的有感染性的病毒体。此时神经氨酸酶可水解细胞表面的糖蛋白,释放 N- 乙酰神经氨酸,促使复制病毒由细胞释放出。一个复制过程的周期为 4 ~ 6 小时,排出的病毒扩散感染到附近细胞,并使大量呼吸道纤毛上皮细胞受染、变性、坏死和脱落,产生炎症反应。

（三）非典型表现发病机制

流感病毒感染是通过患者污染的呼吸道分泌物传染给易感者而获得。小颗粒气溶胶（直径小于 10 μm）在这种人与人传播的过程中十分重要。一旦病毒停留在呼吸道上皮,除非有特异性分泌抗体,非特异性黏液蛋白或黏液纤毛层机械运动保护,否则病毒将黏附其上通过胞饮作用穿透柱状上皮细胞。导致疾病的主要机制是病毒复制引起细胞死亡。病毒感染后血清和气管分泌物中特异性 IgG 和 IgE 上升,并出现气道反应性增高。

四、病理和病理生理

（一）典型表现病理和病理生理

单纯性流感的病理变化主要是流感病毒入侵呼吸道黏膜上皮细胞，在上皮细胞内繁殖，损害柱状上皮细胞、杯状细胞和分泌腺体，纤毛上皮细胞变性、坏死和脱落，黏膜局部充血、水肿和表浅溃疡等卡他性病变。起病 4 ~ 5 天后，基底细胞层开始增生，形成未分化的上皮细胞，2 周后纤毛上皮细胞重新出现和修复。

（二）非典型表现病理和病理生理

流感病毒性肺炎型则有肺脏充血和水肿，切面呈暗红色，气管和支气管内有血性分泌物，黏膜下层有灶性出血、水肿和细胞浸润，肺泡腔内含有纤维蛋白和渗出液，呈现浆液性出血性支气管肺炎，应用荧光抗体技术可检出流感病毒。若并发金黄色葡萄球菌感染，则肺炎呈片状实变或有脓肿形成，易发生脓胸、气胸。如并发肺炎球菌感染，可呈大叶或小叶实变，继发链球菌、肺炎杆菌感染时，则多表现为间质性肺炎。当并发中毒性休克时，肺部可出现肺水肿、肺不张、微血管阻塞，从而导致肺顺应性下降、生理分流及生理无效腔增加。如并发 Reye 综合征，可出现脑水肿和缺氧性神经细胞退行性变，肝细胞脂肪浸润。严重细菌感染的漫延可引起严重的后遗症，如骨髓炎、海锦体血栓性静脉炎、硬脑膜外或硬脑膜下脓肿、脑膜炎或脑脓肿。但这种并发症极其少见。

五、临床表现

（一）症状

1. 常见症状

本病的潜伏期一般为 1 ~ 3 天（数小时至 4 天），临床上可出现发热、肌肉痛和白细胞减少等全身毒血症样表现，但不发生病毒血症。也可有急起高热，全身症状较重而呼吸道症状并不严重，表现为畏寒、发热、头痛、乏力、全身酸痛等，体温可达 39 ~ 40 ℃，一般持续 2 ~ 3 天后渐退。全身症状逐渐好转，但鼻塞、流涕、咽痛、干咳等上呼吸道症状较显著，少数患者可有鼻衄、食欲不振、恶心、便秘或腹泻等轻度胃肠道症状。

2. 非典型症状

（1）肺部症状：可有以下三种类型。

①原发性病毒性肺炎：本病较少见，多见于原有心肺疾病患者（特别是风湿性心脏病、二尖瓣狭窄）或孕妇。肺部疾病以浆液性出血性支气管肺炎为主，有红细胞外渗、纤维渗出物和透明膜形成。临床上有高热持续不退、气急、发绀、阵咳、咯血等症状。

②继发性细菌性肺炎：以单纯型流感起病，2 ~ 4 天后病情加重，热度增高并有寒战，全身中毒症状明显，咳嗽增剧，咳脓痰，伴有胸痛。

③病毒与细菌混合性肺炎：流感病毒与细菌性肺炎同时并存，起病急，高热持续不退，病情较重，可呈支气管肺炎或大叶性肺炎，除流感抗体上升外，也可找到病原菌。

（2）肺外症状。

① Reye 综合征：系甲型和乙型流感的肝脏、神经系统并发症，也可见于带状疱疹病毒感染。本病限于 2 ~ 6 岁的儿童，因与流感有关，可呈暴发流行。临床上在急性呼吸道感染热退数日后出现恶心、呕吐，继而嗜睡、昏迷、惊厥等神经系统症状，但脑脊液检查正常。

②中毒性休克综合征：多在流感后出现，伴有呼吸衰竭。

③横纹肌溶解（Rhabdomyolysis）：系局部或全身骨骼肌坏死，表现为肌痛和肌弱。

（二）体征

1. 常见体征

体检发热是最常见的体征，患者呈急病容，面颊潮红，眼结膜轻度充血和眼球压痛，咽充血，口腔黏膜可有疱疹，肺部听诊仅有粗糙呼吸，偶闻胸膜摩擦音。症状消失后，仍感软弱无力，精神较差，体力恢复缓慢。

2. 非典型体征

发生病毒性肺炎时，体检双肺呼吸音低，满布哮鸣音，但无实变体征。病程可长达 3 ~ 4 周，患者可因心力衰竭或周围循环衰竭而死亡。抗菌药物治疗无效，病死率较高。继发细菌性肺炎时，体检可见患者呼吸困难、发绀、肺部满布啰音，有实变或局灶性肺炎征。

发生 Reye 综合征时，有肝大，但无黄疸、脑炎征，病理变化脑部仅有脑水肿和缺氧性神经细胞退行性变，肝细胞有脂肪浸润。病因不明，近年来认为与服用阿司匹林有关。

六、实验室检查

（一）常见表现

1. 血常规

白细胞总数减少，淋巴细胞相对增加，嗜酸粒细胞消失。并发细菌感染时，白细胞总数和中性粒细胞增多。

2. 免疫荧光或免疫酶染法检测抗原

取患者鼻洗液中黏膜上皮细胞的涂片标本，用荧光或酶标记的流感病毒免疫血染色检出抗原，出结果快、灵敏度高，有助于早期诊断，如应用单克隆抗体检测抗原则能鉴定甲、乙、丙型流感。

3. 聚合酶链反应（PCR）测定流感病毒 RNA

它可直接从患者分泌物中检测病毒 RNA，是个快速、直接、敏感的方法。目前改进应用 PCR- 细胞免疫（PCR-EIA）直接检测流感病毒 RNA，它比病毒培养敏感得多，且测定快速、直接。

4. 病毒分离

将急性期患者的含漱液接种于鸡胚羊膜囊或尿囊液中，进行病毒分离。

5. 血清学检查

应用血凝抑制试验、补体结合试验等测定急性期和恢复期血清中的抗体，如有4倍以上增长，则为阳性。应用中和免疫酶学试验测定中和滴度，可检测中和抗体，这些都有助于回顾性诊断和流行病学调查。

（二）非典型表现

血清肌酸磷酸酶（creatine phosphokinase）升高和电解质紊乱，可有急性肾衰竭，表现为血肌酐、尿素氮升高。血液中可有流感抗体上升，气管分泌物可找到病菌，以金黄色葡萄球菌为多见。中毒性休克综合征患者血气分析可出现 I 型呼吸衰竭。

七、器械检查

（一）常见表现

单纯型流行性感冒胸部摄片无异常发现。

（二）非典型表现

流感肺炎型患者，X 线检查双侧肺部呈散在性絮状阴影。中毒性休克综合征患者胸片可显示急性呼吸窘迫综合征，但肺炎病变不明显。Reye 综合征者，腹部 B 超检查可见肝脏肿大，并有脂肪浸润。

八、诊断

当流感流行时诊断较易，可根据：①接触史和集体发病史；②典型的症状和体征。散发病例则不易诊断，如单位在短期内出现较多的上呼吸道感染患者，则应考虑流感的可能，应做进一步检查，予以确定。

九、鉴别诊断

（一）常见表现鉴别诊断

1. 呼吸道感染

起病较缓慢，症状较轻，无明显中毒症状，因而局部症状较全身症状明显，血清学和免疫荧光学等检查可明确诊断。

2. 流行性脑脊膜炎（流脑）

流脑早期症状往往类似流感，但流感有明确的季节性，儿童多见。早期有剧烈的头痛、脑膜刺激征、瘀点、口唇疱疹等均可与流感相鉴别。脑脊液检查可明确诊断。

（二）非典型表现鉴别诊断

1. 军团菌肺炎

本病多见于夏、秋季，临床上表现为重症肺炎，白细胞总数增高，并有肝肾并发症，但轻型病例类似流感。红霉素、利福平等抗生素对本病有效，确诊有助于病原学检查。

2. 支原体肺炎

支原体肺炎与原发性病毒性肺炎的 X 线表现相似，但前者的病情较轻，冷凝集试验和 MG 链球菌凝集试验可呈阳性。

3. 其他

在诊断 Reye 综合征时，必须排除其他原因引起的急性脑病及肝功能不全，如病毒性肝炎、肝性昏迷及其他遗传代谢性疾病如先天性高氨血症等。可根据其显著的肝功能异常、脑脊液无明显变化等，与化脓性、结核性或病毒性脑膜炎、脑炎区别；又根据本病肝功能虽异常但无黄疸，与重症肝炎、肝性脑病鉴别。某些遗传代谢病如尿素循环酶缺陷，有机酸尿症可酷似 Reye 综合征表现，可通过详细病史，针对代谢病的尿液筛查以及遗传学诊断进行鉴别。

十、治疗

（一）基本原则

1. 尽早应用抗流感病毒药物治疗

现有流感药物有两类，即金刚烷胺（Amantadine）及其衍生物金刚乙胺（Rimantadine）和神经氨酸抑制剂类（neuraminidase inhibitors）。前者阻止病毒进入宿主细胞内，后者抑制流感病毒表面的神经氨酸酶，从而防止新的病毒颗粒自感染细胞释放，限制感染扩散。因此抗病毒药物治疗只有早期（起病 1～2 天内）使用，才能取得疗效。

2. 加强支持治疗和预防并发症

休息，多饮水，注意营养，饮食要易于消化，特别在儿童和老年患者应予充分强调。密切观察和监测并发症，抗生素仅在明确或有充分证据提示继发细菌感染时才有应用指征。

3. 谨慎和合理应用对症治疗药物

早期应用抗流感病毒药物大多能改善症状。必要时联合应用缓解鼻黏膜充血药物（喷雾剂、滴剂或口服剂型，前两者使用不应超过 3 天）、止咳祛痰药物。儿童和少年（＜20 岁）忌用阿司匹林药物以及其他水杨酸制剂，因为该类药物与流感的肝脏和神经系统并发症即 Reye 综合征存在相关，偶可致死。

（二）抗流感病毒药物治疗

1. 金刚烷胺和金刚乙胺

（1）用药方法：金刚烷胺特异性地抑制甲型流感病毒，阻止病毒进入细胞内，抑制病毒脱壳和释放其核酸，并能改变血凝素构型而抑制病毒装配。盐酸金刚烷胺对于成年人的推荐剂量为 100 mg（1 片），每日 2 次。对于严重肝功能不全、肾衰竭（Ccr ≤ 10 mL/min）和老年人家庭护理患者，推荐剂量为每日 100 mg（1 片）。金刚乙胺的用药剂量与金刚烷胺相同，但其活性比金刚烷胺强 4～10 倍，且毒性低。早期应用此类药物半数以上患者能使症状减轻，症状持续时间缩短 1～2 天，并减少排毒量。在高危患者能否减少流感相关并发症尚无定论。在出现 A 型流行性感冒的症状和体征时，服用本品越早越好，在 48 小时内服用本品治疗效果更好，从症状开始连续治疗约 7 天。

（2）治疗矛盾：在应用金刚烷胺和金刚乙胺治疗的同时可发生不良反应，如消化系统：腹泻、消化不良等；神经系统：注意力下降、运动失调、嗜睡、急躁不安、抑郁等，有的还会出现如步态反常、精神愉快、运动过度、震颤、幻觉、意识模糊、惊厥等；心血管系统：心悸、高血压、脑血管功能素乱、心脏衰竭、下肢水肿、心脏神经传导阻滞、心动过速、晕厥等；以及呼吸困难、非产后泌乳、皮疹、耳鸣等。目前还没有多剂量的数据可以证实对于肾或肝损伤的受试者是安全的。因为在多剂量期，金刚乙胺的代谢物有可能会积累。据报道，有癫痫病史的患者服用盐酸金刚烷胺后，癫痫发作的发病率增加。

（3）对策：虽然一般而论金刚烷胺的不良反应为轻度和一过性的，但在应用时必须根据患者年龄、体重、肾功能和基础疾病等情况，慎重用药和密切观察。对任何肾功能不全患者应监视其不良反应，必要时调整剂量。如有脑血管病或病史者、有反复发作的湿疹样皮疹病史、末梢性水肿、充血性心力衰竭、精神病或严重神经官能症、有癫痫病史者可增加发作。尤其对有癫痫发作史的患者，发现癫痫样发作仍有活动以及出现中枢神经系统功能失常应立即停药。由于有轻度嗜睡，故高空作业、驾车、机械操作者工作时不宜使用。

2. 神经氨酸酶抑制药

（1）用药方法：神经氨酸酶抑制药目前有两个品种，即扎那韦尔和奥司托维尔（商品名为达菲）被批准临床使用，目前在中国仅有奥司托维尔。神经氨酸酶抑制剂仅用于流感病毒，而对宿主、其他病毒和细菌的神经氨酸酶很少或者无作用。口服奥司托维尔 100 mg，3.7 小时后血清峰浓度达 250 μg/L，12 小时后为峰浓度的 35%。与金刚烷胺相比，奥司托维尔发生耐药甚少，而且耐药速度产生缓慢，耐药突变株毒力显著降低。推荐剂量和疗程：成人奥司托维尔（胶囊）75 mg，2 次 / 天，应用 5 天，儿童参照表 3-1。

表 3-1　奥司托维尔用于儿童的推荐剂量

体重 /kg	年龄 / 岁	剂量 /mg	体重 /kg	年龄 / 岁	剂量 /mg
≤ 15	1~3	30（混悬剂）	24~40	8~12	60（混悬剂）
16~23	4~7	45（混悬剂）	> 40	> 13	75（胶囊）

（2）治疗矛盾：奥司托维尔在治疗的同时可出现恶心、呕吐等消化道反应。腹痛、头痛、头晕、失眠、咳嗽、乏力等服药后症状在试验组与安慰剂组的发生率无差异。

（3）对策：对奥司托维尔或药物的任何成分过敏者禁用。对肌酐清除率小于 30 mL/min 的患者建议做剂量调整。目前尚缺乏足够数据评价怀孕妇女服用奥司托维尔后导致胎儿畸形或药物有胎儿毒性的潜在可能性。同时也尚不知奥司托维尔及其代谢产物两者会不会从人乳中排出。因此肾功能不全患者及孕妇、哺乳期妇女用药应慎重。

3. 利巴韦林

利巴韦林在组织培养中显示对甲型、乙型流感病毒有抑制作用，但临床不能肯定其治疗作用。

十一、预防

1. 早期发现和迅速诊断流感

及时报告、隔离和治疗患者，凡遇到以下情况，应疑有本病流行，及时上报疫情：①门诊上呼吸道患者连续 3 天持续增加，并有直线上升趋势；②连续出现临床典型病例；③有发热感冒患者 2 例以上的家庭连续增多。遇上述情况，应采取措施，早期就地隔离，采集急性期患者标本进行病毒分离和抗原检测，以早期确诊和早期治疗，减少传播，降低发病率，控制流行期间应减少大型集会和集体活动，接触者应戴口罩。

2. 药物预防

金刚脘胺与金刚乙胺预防甲型流感有一定效果，乙型流感则无效，因此，在流行早期必须及时确定流行株的型别，对无保护的人群和养老院人员进行药物预防。也可试用中草药预防。

3. 疫苗预防

流感疫苗可分为减毒活疫苗和灭活疫苗两种，接种后在血清和分泌物中出现抗血凝素抗体和抗神经氨酸抗体或 T 细胞毒反应，前两者能阻止病毒入侵，后者可降低疾病的严重度和加速复原。减毒活疫苗经鼻喷入可在局部产生抗体，阻止病毒吸附，接种后半年至 1 年后可预防同型流感病毒作用，发病率可降低 50% ～ 70%。灭活疫苗采用三价疫苗皮下注射法，在中、小流行中对重点人群使用。

由于流感病毒经常变异，疫苗使用中的主要问题是毒种的选择，制造疫苗的毒株力求接近流行株，根据美国 CDC 实施免疫专家委员会的推荐，三价流感疫苗包括 A/ 德克斯 /36/1 （H_1N_1）、A/ 山东 /9/93 （H_2N_2）和 B 巴拿马 /45/90（乙型）三种毒株为宜。老年人除应用流感疫苗外，还应接种肺炎球菌疫苗，以防止下呼吸道并发症。Mader R. 等曾报道有 3 例接种流感疫苗后发生系统性脉管炎，虽属少见，但大范围接种应注意。

第三节　急性气管 – 支气管炎

急性气管 – 支气管炎（acute trachea-bronchitis）是由生物、物理、化学刺激或过敏等因素引起的气管 – 支气管黏膜的急性炎症。临床主要症状有咳嗽和咳痰。其常见于寒冷季节或气候突变时。也可由急性上呼吸道感染蔓延而来。

一、病因

1. 微生物

其可由病毒、细菌感染致病。常见病毒为腺病毒、流感病毒（甲、乙）、冠状病毒、鼻病毒、单纯疱疹病毒、呼吸道合胞病毒和副流感病毒。常见细菌为流感嗜血杆菌、肺炎链球菌、卡他莫拉菌等，衣原体和支原体感染有所增加。也可在病毒感染的基础上继发细菌感染。

2. 物理、化学因素

过冷空气、粉尘、刺激性气体或烟雾（如二氧化硫、二氧化氮、氨气、氯气等）的吸入，对气管 – 支气管黏膜引起急性刺激和损伤。

3. 过敏反应

常见的吸入致敏原包括花粉、有机粉尘、真菌孢子等；或对细菌蛋白质的过敏，引起气管 – 支气管炎症反应。

二、发病机制

气管、支气管的黏膜有纤毛并分泌黏液，具有清除异物的功能。气道分泌物中尚有非特异性的酶，如干扰素，能抑制病毒的复制。乳铁蛋白有抑菌作用。气管黏膜的浆细胞和淋巴细胞还能分泌型 IgA，在补体和溶酶体存在下，有灭菌和中和病毒的作用。

当人体遇寒、受凉和过度疲劳时，可削弱呼吸道的生理性防御功能和机体的免疫功能而发病。近年来有人注意到急性支气管炎与气道高反应性之间的关系。在复发性急性支气管炎的患者其哮喘轻度发作较正常人群为多。反之，急性支气管炎患者既往亦多有支气管哮喘或特异质病史，提示支气管痉挛可能是急性支气管炎患者咳嗽迁延不愈的原因。

三、病理

气管、支气管黏膜发生急性炎症，黏膜充血、水肿、粒性细胞浸润，纤毛上皮细胞损伤、脱落，炎症消退后，黏液腺体肥大，分泌物增加并有淋巴细胞、中气管、支气管黏膜的结构和功能可恢复正常。

四、临床表现

1. 常见表现

起病较急，常先有急性上呼吸道感染症状。

（1）症状：全身症状一般较轻，可有发热，38 ℃左右，多于 3 ～ 5 天降至正常。咳嗽、咳痰，先为干咳或少量黏液性痰，随后可转为黏液脓性或脓性，痰量增多，咳嗽加剧。咳嗽、咳痰可延续 2 ～ 3 周才消失，如迁延不愈，可演变成慢性支气管炎。

（2）体征：体征不多，呼吸音常正常，可以在两肺听到散在干、湿性啰音。啰音部位不固定，咳嗽后可减少或消失。

2. 非典型表现

（1）咯血：少部分患者可以出现痰中带血。

（2）其他：如支气管发生痉挛，可出现程度不等的气促，伴胸骨后发紧感，肺部可闻及哮鸣音。

五、诊断

（一）实验室检查及器械检查

周围血中白细胞计数和分类多无明显改变。细菌感染较重时，白细胞总数和中性粒细胞增高，痰培养可发现致病菌。X线胸片检查，大多数表现正常或仅有肺纹理增粗。

（二）诊断与鉴别诊断

根据病史、咳嗽和咳痰等呼吸道症状以及两肺散在干、湿性啰音等体征，结合血常规和X线胸片检查，可做出临床诊断，进行病毒和细菌检查，可确定病因诊断。本病需与流行性感冒、其他急性上呼吸道感染、支气管肺炎、肺结核、肺癌、肺脓肿、麻疹、百日咳等多种疾病鉴别。

（1）流行性感冒：起病急，有流行病史，除呼吸道症状外，全身症状如发热、头痛明显，病毒分离和补体结合试验阳性可鉴别。

（2）上呼吸道感染：鼻塞、流涕、咽痛等症状明显，无咳嗽、咳痰，肺部无异常体征。

（3）支气管哮喘：急性支气管炎患者如伴有支气管痉挛时，可出现吼喘，应与支气管哮喘相鉴别，后者有发作性呼吸困难、呼气费力、喘鸣及满肺哮鸣音及端坐呼吸等症状和体征。

六、治疗

1. 一般治疗

休息、保暖、多饮水、补充足够的热量。

（1）注意保证充足的睡眠和适当的休息，发病时应增加日间卧床休息时间，调整好饮食，保证足够的能量摄入。

（2）注意大量饮水，水是痰液的最好的生理稀释剂，每日最少饮水 2.0 L。如有发热，在此基础上还需增加。

（3）保持居室的温、湿度适宜，空气新鲜，避免呼吸道的理化性刺激（如冷空气、灰尘、刺激性气味等）。

2. 抗菌药物治疗

根据感染的病原体及药物敏感试验选择抗菌药物治疗。一般未能得到病原菌阳性结果前，可选用大环内酯类、青霉素类、头孢菌素类和喹诺酮类等。

第四节　病毒性肺炎

一、概述

病毒性肺炎（viral pneumonia，VP）是由多种不同种类的病毒侵犯肺实质而引起的肺部炎症，通常由上呼吸道病毒感染向下蔓延所致，常伴气管－支气管炎。临床表现无特异性，主要为发热、头痛、全身酸痛、干咳及肺部浸润等。目前已知能引起呼吸道感染的病毒约有200种。

二、病因

引起病毒性肺炎的病毒以呼吸道合胞病毒（RSV）、流行性感冒病毒和腺病毒为常见，其他有副流感病毒、巨细胞病毒（CMV）、鼻病毒、冠状病毒、EB病毒和某些肠道病毒，如柯萨奇病毒、埃可病毒等，以及单纯疱疹病毒（HSV）、水痘病毒、带状疱疹病毒、风疹病毒、麻疹病毒等。新发现的人类免疫缺陷病毒（HIV）、汉塔病毒、尼派病毒、高致病性禽流感病毒以及新冠状病毒（又称 SARS 病毒）也可引起肺炎。本病主要经飞沫和直接接触传播，但器官移植的病例可以通过多次输血，甚至供者的器官途径导致病毒感染。其一年四季均可发生，但多见于冬春季节，可散发流行或暴发流行。VP 的发生除与病毒本身的毒力、感染途径及感染量有关外，宿主的年龄、呼吸道局部及全身的免疫功能状态等也是重要的影响因素。一般儿童发病率高于成人，婴幼儿高于年长儿。据统计，在非细菌性肺炎中，病毒性肺炎约占 25% ~ 50%。近年来由于免疫抑制药物广泛应用于肿瘤、器官移植以及获得性免疫缺陷综合征（AIDS）的出现及其流行，HSV、水痘 – 带状疱疹病毒（VZV）、CMV 等都可引起严重的 VP。

三、发病机制

（一）基本发病机制

病毒感染主要表现为肺间质病变。最初累及纤毛柱状上皮细胞，然后侵及其他呼吸道细胞，包括肺泡细胞、黏液腺细胞及巨噬细胞。病毒在细胞内复制，然后释放出感染性病毒感染相邻细胞。被感染的纤毛细胞可出现退行性变，包括颗粒变形、空泡形成、细胞肿胀和核固缩，继而坏死和崩解。细胞碎片聚集在气道内和阻塞小气道，并出现呼吸道肿胀。肺泡间隔有明显的炎症反应，伴淋巴细胞、巨噬细胞浸润，偶有浆细胞和中性粒细胞浸润和水肿。肺泡毛细血管内可出现坏死和出血的纤维蛋白血栓，肺泡可见嗜酸性透明膜。重症感染者可出现肺水肿、实变、出血，肺实质坏死，肺不张。

（二）非典型表现发病机制

SARS 病毒通过短距离飞沫、气溶胶或接触污染的物品传播。发病机制未明，推测 SARS 病毒通过其表面蛋白与肺泡上皮等细胞上的相应受体结合，导致肺炎的发生。病理改变主要显示弥漫性肺泡损伤和炎症细胞浸润，早期的特征是肺水肿、纤维素渗出、透明膜形成、脱屑性肺炎及灶性肺出血等病变；机化期可见到肺泡内含细胞性的纤维黏液样渗出物及肺泡间隔的成纤维细胞增生，仅部分病例出现明显的纤维增生，导致肺纤维化甚至硬化。

人感染 H_5N_1 迄今的证据符合禽 – 人传播，可能存在环境 – 人传播，还有少数未得到证据支持的人 – 人传播。虽然人类广泛暴露于感染的家禽，但 H_5N_1 的发病率相对较低，表明阻碍获得禽流感病毒的物种屏障是牢固的。家族成员聚集发病可能由共同暴露所致。尸检可见高致病性人禽流感病毒性肺炎有严重肺损伤伴弥漫性肺泡损害，包括肺泡腔充满纤维蛋白性渗出物和红细胞、透明膜形成、血管充血、肺间质淋巴细胞浸润和反应性成纤维细胞增生。

四、病理

病毒侵入细支气管上皮引起细支气管炎。感染可波及肺间质与肺泡而致肺炎。气道上皮广泛受损，黏膜发生溃疡，其上覆盖纤维蛋白被膜。气道防御功能降低，易招致细菌感染。单纯病毒性肺炎多为间质性肺炎，肺泡间隔有大量单核细胞浸润。肺泡水肿，被覆含蛋白及纤维蛋白的透明膜，使肺泡弥散距离加宽。肺炎多为局灶性或弥漫性，偶呈实变。肺泡细胞及巨噬细胞内可见病毒包涵体。炎性介质释出，直接作用于支气管平滑肌，致使支气管痉挛，临床上表现为支气管反应性增高。病变吸收后可留有肺纤维化。

五、临床表现

（一）症状

1. 常见症状

无特异性症状。常有上呼吸道感染的前驱症状，如咽干、咽痛，继之喷嚏、鼻塞、流涕、头痛、乏力、发热、食欲减退以及全身酸痛等。病变进一步向下发展累及肺实质发生肺炎，则表现为咳嗽，多呈阵发性干咳、气急、胸痛，持续高热，尚可咳少量白色黏液痰，部分患者可并发细菌性肺炎。

2. 非典型症状

一些病毒性肺炎在临床表现上可以出现不典型改变，如儿童、老年人或免疫损害宿主患者易发生重症病毒性肺炎，出现呼吸困难、心悸、气急、发绀、嗜睡、精神萎靡，甚至出现休克、心力衰竭、急性呼吸窘迫综合征（ARDS）和肾功能衰竭等疾病的表现。成人水痘并发水痘病毒性肺炎时，可发生致命性并发症，如肺水肿、休克等。在脏器移植（如肾移植、骨髓移植等）患者，CMV 肺炎可呈现为急剧进展的临床表现过程，在很短时间内（数小时或 1 ~ 2 天）发展为白肺状态，出现呼吸衰竭。SARS 起病急骤，多以发热为首发症状，体温大于 38℃，可有寒战、咳嗽、少痰，偶有血丝痰、心悸、呼吸困难或呼吸窘迫。可伴有肌肉关节酸痛、头痛、乏力和腹泻。禽流感重症患者可出现高热不退，病情发展迅速，几乎所有患者都有临床表现明显的肺炎，常出现急性肺损伤、急性呼吸窘迫综合征（ARDS）、肺出血、胸腔积液、全血细胞减少、多脏器功能衰竭、休克及瑞氏（Reye）综合征等多种并发症。可继发细菌感染，发生败血症。

（二）体征

1. 常见体征

一般病毒性肺炎胸部体征不明显或无阳性体征。其临床症状较重，而肺部体征较少或出现较迟为其特征。常见肺部体征为：轻中度患者病变部位浊音，呼吸音减弱，散在的干、湿性啰音。

2. 非典型体征

重症患者体检可见吸气三凹征和鼻翼翕动，呼吸浅速、心动过速、发绀，可出现休克、心力衰竭体征，肺部可闻及较为广泛的干、湿性啰音，病情极危重者可听不到呼吸音及啰音。

六、实验室检查

（一）常见表现

白细胞计数一般正常，亦有稍高或偏低，血沉大多正常。继发细菌感染时白细胞总数和中性粒细胞均增多。痰涂片可见白细胞以单核细胞为主，痰培养常无致病菌生长。但若痰白细胞核内出现包涵体，则提示病毒感染。

血清学检测是目前临床诊断病毒感染的重要方法，双份血清病毒抗体滴度 4 倍以上升高有诊断意义。

病原学检查：病毒分离培养和鉴定是确诊病毒性肺炎的最可靠方法，可采集咽喉和鼻拭子、咽喉漱液、痰液、经纤支镜获取的下呼吸道分泌物、支气管肺泡灌洗液或血液标本，接种于鸡胚或组织细胞进行病毒培养，或采用动物接种法进行病毒分离，然后进行病毒鉴定。但病毒的分离培养一般实验室不能常规进行，阳性率也不高。特异性诊断技术如免疫荧光法、免疫酶法、同位素免疫标记法等检测病毒抗原、聚合酶链反应（PCR）检测病毒 DNA 等都有助于病原学诊断。

（二）非典型表现

外周血白细胞计数一般不升高，或降低，常有淋巴细胞减少，可有血小板降低。部分患者有血清转氨酶、乳酸脱氢酶升高等多系统损害的实验室检查结果。

七、器械检查

（一）常见表现

胸部 X 线检查可见肺纹理增多，小片状浸润或广泛浸润，病情严重者显示双肺弥漫性结节性浸润，但大叶实变及胸腔积液者均不多见。病毒性肺炎的致病原不同，其 X 线征象亦有不同的特征。

（二）非典型表现

病毒性肺炎在胸部影像学上常出现：①肺体征不明显时，即可出现 X 线改变；②大小不等的片状阴影或融合成大病灶，可形成肺气肿；③部分病灶吸收缓慢，需数周或更长等非典型特征。

八、诊断

在病毒感染的流行季节，根据患者有关病毒感染的基本特征、肺炎的症状和体征，以及胸片有絮状阴影或间质性肺炎改变，血常规不高者并排除其他病原体引起的肺炎，应考虑病毒性肺炎的可能。确诊有赖于病原学检查，包括病毒分离、血清学检查以及分子病毒学检查等。呼吸道分泌物中细胞核内的包涵体可提示病毒感染。

九、鉴别诊断

（一）常见表现鉴别诊断

主要应与细菌性肺炎、支原体性肺炎、支气管哮喘、肺结核、卡氏肺孢子虫肺炎、衣原体肺炎、真菌性肺炎等相鉴别。一般根据发病季节、流行史及临床表现等方面，结合实验室检查和 X 线胸片所见，有助于病毒性肺炎的诊断，并可与其他呼吸道疾病相鉴别。值得注意的是，在呼吸道病毒感染的基础上，呼吸道自身防御能力及全身抵抗力均有不同程度的削弱，故易继发肺部的细菌感染。继发细菌感染多出现在后期，病情重，病死率高。临床上难以判断，归纳以下几点可做参考：①体温降至正常后再度发热，咳嗽加重，痰白色转黄色，全身中毒症状严重；②肺部体征增多，呼吸困难加重，发绀明显；③白细胞总数及中性粒细胞百分数由少到多；④白细胞碱性磷酸酶（AKP）积分 > 200 或四唑氮蓝（NBT）还原试验 > 15%；⑤血清 C- 反应蛋白（CRP）浓度升高；⑥胸部 X 线示肺部出现新阴影；⑦痰液连续 2 次分离到相同致病菌，或其他方法证实的致病菌。

（二）非典型表现鉴别诊断

非典型表现应与军团菌肺炎、重症肺炎、肺水肿、支原体肺炎等相鉴别。

十、治疗

病毒性肺炎治疗除首先积极抗病毒治疗外，还应采取综合治疗措施，包括一般对症处理和支持疗法等。重点应预防继发细菌感染和并发症的发生。

1. 一般治疗

加强护理，注意休息，保持室内空气流通、新鲜，环境安静整洁。

2. 保持呼吸道通畅

对有呼吸困难和发绀的患者需保持呼吸道通畅，可给予雾化或湿化气道，给予祛痰药物，并行体位引流，清除呼吸道痰液。对有喘息症状者适当给予支气管扩张剂治疗，并早期进行持续氧疗（血气分析动脉氧分压 < 60 mmHg 或 SpO_2 < 90% 者），如出现严重低氧血症，应行面罩或气管插管、气管切开机械通气。

3. 对症治疗

（1）退热与镇静：对于发热、烦躁不安或发生惊厥者，应及时给予降温及镇静治疗。烦躁不安或缺氧严重，有明显憋喘者可适当给予镇静剂如 10% 水合氯醛口服或灌肠（有心力衰竭时禁用），有呼吸衰竭者慎用镇静剂，痰黏稠者不用异丙嗪。

（2）止咳平喘：对咳嗽有痰者，一般祛痰药可以达到减少咳嗽的作用，不用镇咳药。干咳，特别是因咳嗽引起呕吐及影响睡眠者可服用右美沙芬。对咳嗽明显者可雾化吸入糖皮质激素治疗。对有憋喘者酌情应用氨茶碱、沙丁胺醇、溴化异丙托品等。对有呼吸道梗阻、憋喘严重、中毒症状严重者，可应用短暂糖皮质激素治疗。

（3）物理疗法：对肺部啰音经久不消的患者，可用光疗、电疗、超短波等以减轻肺部瘀血，促进肺部渗出物的吸收。

4. 抗病毒治疗

目前对于病毒性肺炎尚缺乏理想的特异性治疗。常用于临床的抗病毒药物有以下几种。

（1）利巴韦林（Ribavirin，RBV）：又称三氮唑核苷、病毒唑，是一种鸟苷类似物，通过干扰鸟苷酸合成而发挥抗病毒作用，为广谱抗病毒药物。其临床主要可用于 RSV、腺病毒、流感病毒、副流感病毒、疱疹病毒、水痘病毒、麻疹病毒性肺炎治疗，也可用于汉塔病毒感染的治疗。

（2）阿昔洛韦（Acyclovir，ACV）：又称无环鸟苷，对病毒 DNA 多聚酶呈强大抑制作用，阻止病毒 DNA 的合成，具有广谱、强效和起效快的特点，为疱疹病毒感染的首选治疗药物。临床主要用于疱疹病毒、水痘病毒性肺炎的治疗。尤其对免疫缺陷或应用免疫抑制药物者并发 VP 应尽早应用。

（3）阿糖腺苷：又称阿糖腺嘌呤，为嘌呤核苷类化合物，能抑制病毒 DNA 的合成，具有广泛抗病毒作用。临床主要用于疱疹病毒、水痘病毒及巨细胞病毒性肺炎，尤其适用于免疫抑制患者并发 VP 的治疗。

（4）金刚烷胺和金刚乙胺：为人工合成的胺类抗病毒类药物，能阻止某些病毒进入人体细胞内，并有退热作用。临床上主要用于流感 A 型病毒性肺炎的治疗，且在发病 24 ～ 48 h 内应用效果最佳，可减轻发热和全身症状，减少病毒排出，防止流感病毒的扩散。

（5）更昔洛韦（Gancilovir）：又名丙氧鸟苷，属无环鸟苷的衍生物，但比阿昔洛韦有更强、更广谱的抗病毒作用。尤其对人巨细胞病毒（HCMV）有高度选择性抑制作用。主要用于治疗肾移植、骨髓移植等脏器移植患者和 AIDS 患者的巨细胞病毒性肺炎。

（6）膦甲酸钠（Foscarnet Sodium）：静滴治疗巨细胞病毒性肺炎，并可作为免疫缺陷患者疱疹病毒耐药株 VP 的首选药物。静滴剂量每次 9 mg/kg，2 次 / 天，滴速为 0.078 mg/（kg·min）或连续静滴每日 20 mg/kg，稀释浓度低于 12 mg/mL，疗程 2 ～ 3 周。

5. 中医中药

双黄连粉针剂及口服液，以及金银花、贯众、板蓝根、大青叶和具有抗病毒作用的中药方剂等对病毒感染有一定疗效。

6. 免疫治疗

（1）干扰素（Interferon，IFN）：干扰素具有广谱抗病毒作用，可用于防治流感病毒、腺病毒、RSV 等引起的 VP。干扰素与阿昔洛韦或阿糖腺苷合用治疗骨髓移植后的巨细胞病毒性肺炎可取得较好的疗效。

（2）聚肌胞（Poly I：C）：是一种高效的干扰素诱导剂，主要用于预防和治疗婴幼儿病毒性肺炎。用法：2 岁以下儿童 1 mg/ 次，2 岁以上儿童 2 mg/ 次，每日或隔日肌注一次，共 2 ～ 4 周。

（3）其他：如白细胞介素自 2（IL-2）、特异性抗病毒免疫核糖核酸（iRNA）、左旋咪唑、转移因子和胸腺素也有一定的抗病毒作用。

（4）被动免疫治疗：包括输血和新鲜血浆、高效价特异性免疫球蛋白和抗体以及恢复期血清等也被用于治疗病毒性肺炎。

7. 抗生素的应用

无细菌感染证据的患者，无须抗菌药物治疗。一旦并发细菌感染或不能除外细菌感染者，应选用敏感的抗生素治疗。

8. 少见症状的治疗

（1）糖皮质激素的应用：应采取谨慎态度，严格掌握使用指征，必要时短程应用，并同时应用有效抗病毒药物，以防止病毒扩散、加重病情。

（2）ARDS 的治疗：对于病毒性肺炎患者发展为急性呼吸窘迫综合征（ARDS）时应将患者收入重症监护病房（ICU）进行救治，主要治疗措施包括：①氧疗：应高浓度吸氧；②机械通气：明确诊断后宜尽早机械通气，PEEP 从低水平开始，5 ～ 15 cmH$_2$O；③合适的血容量；④维持适当的液体平衡：轻度负平衡，早期一般不宜补胶体，如有明显低蛋白血症，可考虑给予白蛋白；⑤其他如抗感染治疗、生命支持、保护器官功能、防治并发症等。

十一、预后

预后与年龄、机体免疫功能状态有密切关系。正常人获得性感染有自限性，肺内病灶可自行吸收，年龄越小、免疫力低下特别是器官移植术后、AIDS 患者以及并发其他病原体感染时预后差。

第五节　支原体肺炎

一、概述

支原体肺炎（mycoplasmal pneumonia）是由肺炎支原体引起的呼吸道和肺部的急性炎症。常同时有咽炎、支气管炎和肺炎。秋冬季节发病较多，但季节性差异并不显著。临床主要表现为发热、咽痛、咳嗽及肺部浸润，肺部 X 线征象可较明显，体征相对较少。

本病约占非细菌性肺炎的 1/3 以上，或各种原因引起的肺炎的 10%，常于秋季发病。患者中儿童和青年人居多，婴儿有间质性肺炎时应考虑支原体肺炎的可能性。

本病潜伏期和呼吸道带菌时间长，但病死率较低，约为 1.4%。肺炎支原体过去称"非典型肺炎"，该名称首次应用于 1938 年，描述一种常见的气管 – 支气管炎及症状。病原体于 1944 年由 Eaton 等首先自非典型肺炎患者的痰中分离，但直到 1961 年才被 Chanock 鉴定为肺炎支原体。

二、病理生理

支原体是一组原核细胞型微生物，介于细菌和病毒之间，是能在无细胞培养基上生长的最小微生物之一；无细胞壁，仅有三层结构的细胞膜，基本形态为杆状，长 1 ~ 2 μm、宽 0.1 ~ 0.2 μm，能在含有血清蛋白和甾醇的琼脂培养基上生长，2 ~ 3 周后菌落呈煎蛋状，中间较厚，周围低平。

首次感染肺炎支原体后，病原体可在呼吸道黏膜内常驻，时间可长达数月（在免疫低下患者甚至可达数年），成为正常携带者，另外肺炎支原体可进入黏膜下和血流，并播散至其他器官。肺炎支原体吸入呼吸道后，在支气管周围可有淋巴细胞和浆细胞浸润及中性粒细胞和巨噬细胞聚集，向支气管和肺蔓延，呈间质性肺炎或斑片融合性支气管肺炎。而且支原体通常存在于纤毛上皮之间，不侵入肺实质，通过细胞膜上神经氨酸受体位点，吸附于宿主呼吸道上皮细胞表面，抑制纤毛活动与破坏上皮细胞。

肺炎支原体致病性还可能与患者对病原体或其代谢产物的过敏反应有关。肺外器官病变的发生，可能与感染后引起免疫反应、产生免疫复合物和自身抗体有关。

肺炎支原体可附着并破坏呼吸道黏膜纤毛上皮细胞。在显微镜下，可见间质性肺炎、支气管炎和细支气管炎。支气管周围有浆细胞和小淋巴细胞浸润。支气管腔内有多形核白细胞、巨噬细胞、纤维蛋白束和上皮细胞碎片。

三、流行病学

血清流行病学显示全球范围的肺炎支原体感染率较高。支原体肺炎以儿童及青年人居多，主要通过呼吸道飞沫传播。支原体肺炎冬季高发，症状持续 1 ~ 3 周。

在普通人群中，肺炎支原体感染常呈家庭内传播。在大、中、小学校和集体单位可引起小范围的暴发和流行。儿童支原体肺炎有一定的流行规律，一般每 3 ~ 4 年流行一次。支原体肺炎占小儿肺炎的 15% ~ 20%，占成人肺炎的比例可高达 15% ~ 50%。40 岁以下的人群是支原体肺炎高发人群。支原体肺炎的传染源是支原体肺炎患者和支原体携带者，主要通过口、鼻的分泌物在空气中传播，引起散发的呼吸道感染或者小流行。

四、临床表现

1. 症状

大多数感染者仅累及上呼吸道。潜伏期约 2 ~ 3 周，起病缓慢。潜伏期过后，表现为畏寒、发热，体温多在 38 ~ 39 ℃，伴有乏力、咽痛、头痛、咳嗽、食欲缺乏、腹泻、肌肉酸痛、全身不适、耳痛等症状。发热可持续 2 ~ 3 周，体温恢复正常后可能仍有咳嗽。偶伴有胸骨后疼痛。少数患者有关节痛和关节炎症状。

咳嗽是肺炎支原体感染的特点，咳嗽初期为干咳，后转为顽固性剧烈咳嗽，无痰或伴有少量黏痰，特别是夜间咳嗽较为明显，偶可有痰中带血。由于持续咳嗽，患者可因肌张力增加而发生胸骨旁胸腔疼痛，但真正的胸膜疼痛较少见。

病情一般较轻，有时可重，但很少死亡。发热 3 天至 2 周，咳嗽可延长至 6 周左右。可有血管内溶血，溶血往往见于退热时，或发生于受凉时。

2. 体征

体检示轻度鼻塞、流涕，咽中度充血、水肿。耳鼓膜常有充血、水肿，约 15% 有鼓膜炎。颈淋巴结可肿大。少数病例有斑丘疹、红斑或唇疱疹。胸部一般无明显异常体征，约半数可闻干性或湿性啰音，约 10% ~ 15% 病例发生少量胸腔积液。

3. 并发症

可并发皮炎、鼓膜炎或中耳炎、关节炎等；中枢神经受累者，可见脑膜炎、脑炎及脊髓炎病变；可伴有血液（急性溶血、血小板减少性紫癜）或雷诺现象（受冷时四肢间歇苍白或发绀并感疼痛），此时病程延长。心包炎、心肌炎、肝炎也有发现。

五、实验室检查

1. X 线胸片

显示双肺纹理增多，肺实质可有多形态的浸润形，以下叶多见，也可呈斑点状、斑片状或均匀模糊阴影。约 1/5 有少量胸腔积液。肺部病变表现多样化，早期间质性肺炎，肺部显示纹理增加及网织状阴影，后发展为斑点片状或均匀的模糊阴影，近肺门较深，下叶较多。约半数为单叶或单肺段分布，有时浸润广泛、有实变。儿童可见肺门淋巴结肿大。少数病例有少量胸腔积液。肺炎常在 2 ~ 3 周内消散，偶有延长至 4 ~ 6 周者。

2. 血常规

血白细胞总数正常或略增高，以中性粒细胞为主。

3. 尿液分析

可有微量蛋白，肝功能检查可有转氨酶升高。

4. 病原学检查

可采集患者咽部分泌物、痰、支气管肺泡灌洗液等进行培养和分离支原体。

肺炎支原体的分离，难以广泛应用，无助于早期诊断。痰、鼻和咽拭子培养可获肺炎支原体，但需时约 3 周，同时可用抗血清抑制其生长，也可借红细胞的溶血来证实阴性培养。此项检查诊断可靠，但培养技术难度大，烦琐费时，无助于本病的早期诊断。

5. 血清学检查

血清学检查是确诊肺炎支原体感染最常用的检测手段，如补体结合试验、间接荧光抗体测定、间接血凝试验、酶联免疫吸附试验（ELISA）及生长抑制试验等。酶联免疫吸附试验最敏感，免疫荧光法特异性强。血清学方法可直接检测标本中肺炎支原体抗原，用于临床早期快速诊断。肺炎支原体 IgM 抗体阳性可作为急性感染的指标，尤其是在儿科患者。在成人，IgM 抗体阳性是急性感染的指标，但阴性时不能排除肺炎支原体感染，因为再次感染时 IgM 抗体可能缺如。

6. 冷凝集试验

其是临床上沿用多年的一种非特异性血清学诊断方法，由于冷凝集抗体出现较早，阳性率较高，下降也快，故在目前仍不失为一项简便、快速、实用和较早期的诊断方法，但其他微生物也可诱导产生冷凝素，故该试验不推荐用于肺炎支原体感染的诊断，必须结合临床及其他血清学检测进行判断。

如果血清病原抗体效价 > 1∶32；链球菌 MG 凝集试验，效价 ≥ 1∶40 为阳性，连续两次 4 倍以上增高有诊断价值。

7. 单克隆抗体免疫印迹法、多克隆抗体间接免疫荧光测定、固相酶免疫技术 ELISA 法等

其可直接从患者鼻咽分泌物或痰标本中检测支原体抗原而确立诊断。此法快速、简便，但敏感性、

特异性和稳定性尚待进一步提高。

8. 核酸杂交技术及 PCR 技术等

其具有高效、特异而敏感等优点，易于推广，对早期诊断肺炎支原体感染有重要价值。

六、诊断

（1）好发于儿童及青少年，常有家庭、学校或军营的小流行发生，有本病接触史者有助于诊断。

（2）发病缓慢，早期有乏力、头痛、咽痛等症状。多为中等度发热，突出症状为阵发性刺激性咳嗽，可有少量黏痰或脓性痰，也可有血痰，部分患者无明显症状。

（3）肺部检查多数无阳性体征，部分患者可有干、湿啰音。

（4）周围血白细胞总数正常或稍增多，以中性粒细胞为主。

（5）血清免疫学检查：①红细胞冷凝集试验阳性（滴定效价 1 ：32 以上）持续升高者诊断意义更大。一般起病后 2 周，约 2/3 患者冷凝集试验阳性，滴定效价大于 1 ：32，特别是当滴度逐步升高时，有诊断价值。②链球菌 MG 凝集试验阳性（滴定效价 1 ：40 或以上），后一次标本滴度较前次增高达 4 倍或以上诊断意义更大；约半数患者对链球菌 MG 凝集试验阳性。③血清特异性补体结合试验阳性 [滴定效价（1 ：40）~（1 ：80）]，2 周后滴度增高 4 倍，有重要诊断价值。

（6）痰液尤其是支气管吸出分泌物培养分离出肺炎支原体可确诊。

（7）X 线检查：肺部有形态多样化的浸润阴影，以肺下野斑片状淡薄阴影多见，肺门处密度较深。部分呈叶段性分布。

七、鉴别诊断

1. 气管 – 支气管炎

大多数感染肺炎支原体的患者症状很轻，起始时主要表现为上呼吸道症状，肺部也没有体征，白细胞通常是正常的，此种情况下容易误诊为急性气管和支气管炎，但通过胸部影像学的检查一般不难鉴别。对于不易诊断的可做胸部 CT 确诊。

2. 传染性非典型肺炎（SARS）

本病主要表现为发热等病毒感染的非特异性症状，实验室检查白细胞不升高或降低，特别表现为淋巴细胞数量的下降。由于 SARS 是新出现的一个疾病，易与支原体肺炎混淆。但 SARS 有很强的传染性，重症发生率高，对抗生素治疗无效，病情进展快。对于鉴别有困难的，可通过实验室检查进行鉴别。

3. 肺嗜酸粒细胞浸润症

多数支原体肺炎感染特征不是很明显，影像学特征又不具特异性，很容易与肺嗜酸粒细胞浸润症、过敏性肺炎等混淆，但非感染性肺疾病一般在病理学上有其相应特征，及时进行检查有助于鉴别。

4. 细菌性肺炎

临床表现较肺炎支原体肺炎重，X 线的肺部浸润阴影也更明显，且白细胞计数明显高于参考值上限。

5. 流感病毒性肺炎或流感后并发细菌性肺炎

其发生于流行季节，起病较急，肌肉酸痛明显，可能伴胃肠道症状。

6. 腺病毒肺炎

此病尤其多见于军营，常伴腹泻。

7. 军团菌肺炎和衣原体肺炎

它们临床不易鉴别，明确诊断必须借助于病原的分离鉴定培养和血清学检查。

八、治疗

1. 早期使用适当抗生素

此法可减轻症状，缩短病程至 7 ~ 10 天。大环内酯类抗生素是肺炎支原体感染的首选药物，红霉素、克拉霉素、多西环素治疗有效，可缩短病程。喹诺酮类（如左氧氟沙星、莫昔沙星等）、四环素类也用于支原体肺炎的治疗。疗程一般 2 ~ 3 周。因肺炎支原体无细胞壁，青霉素或头孢菌素类等抗生素无效。若继发细菌感染，可根据痰病原学检查结果，选用针对性的抗生素治疗。

推荐剂量：红霉素 0.5 g/ 次，每 6 h 1 次；克拉霉素的胃肠道反应轻，其他不良反应少，效果与红霉素相仿，用量 0.5 g/ 天，口服；四环素 0.25 g，每 6h 1 次；多西环素 0.1 g/ 天，口服。治疗须继续 2 ~ 3 周，以免复发。罗红霉素、阿奇霉素的效果亦佳，且不良反应少。如果不能排除军团菌肺炎，应选用红霉素。如果不能排除衣原体肺炎，推荐四环素和多西环素。

对于耐药的肺炎支原体，可选用他利霉素和利福霉素。他利霉素属于酮内酯类，是新一代大环内酯类抗生素，该类抗生素由 14 元环大环内酯衍生而成，因在菌体内有更广泛的结合位点，具有更强的抗菌活性。

利福霉素具有抗菌谱广、作用强、吸收快、局部浓度高、不良反应小、耐药率较低等优点，对于耐阿奇霉素肺炎支原体引起的下呼吸道感染选用联合利福霉素治疗，有明显的疗效。支原体耐药与抗生素的使用密切相关，在临床治疗支原体感染时，应结合药敏试验足量使用敏感药物，并使疗程尽可能短，避免低浓度药物与支原体长期接触，人为造成"抗生素压力"，使原来占优势的敏感株被抑制或杀灭，诱导或选择出耐药菌株并使之繁衍成抗菌药物主要作用对象，造成治疗失败。

2. 对剧烈呛咳者

对此类患者应适当给予镇咳药。

九、预后

本病预后良好。但在老年患者和已有慢性病，如 COPD 的患者，或继发其他细菌性肺炎患者，预后较差。

本病有自限性，部分病例不经治疗可自愈。注意事项：家庭中发病应注意隔离，避免密切接触。抗生素预防无效。支原体肺炎疫苗的预防效果尚无定论。鼻内接种减毒活疫苗的预防尚在研究中。

十、预防

预防支原体肺炎，一定要多到户外活动，以增强体质；外出回来及用餐前一定要用洗手液或肥皂洗手；咳嗽或打喷嚏时用手绢或纸掩住口鼻，尽量减少飞沫向周围喷射，以免传染他人。

第六节　衣原体肺炎

一、概述

衣原体肺炎（chlamydial pneumonia）是由衣原体感染引起的肺部炎症，衣原体有沙眼衣原体（CT）、肺炎衣原体（CP）、鹦鹉热衣原体和家畜衣原体。与人类关系密切的为 CT 和 CP，偶见鹦鹉热衣原体肺炎。

二、流行病学

血清流行病学显示人类的衣原体感染是世界普遍性的，但具体的流行病学资料尚缺乏。

三、临床表现

轻症可无明显症状。青少年常有声音嘶哑、干咳，有时发热，咽痛等咽炎、喉炎、鼻窦炎、中耳炎和支气管炎等症状，且可持续数周之久，发生肺炎通常为轻型，与肺炎支原体感染的临床表现极为相似，并可能伴随肺外表现如红斑结节、甲状腺炎、脑炎和吉兰 – 巴雷综合征。成年人肺炎多较严重，特别是老年人往往必须住院和呼吸支持治疗。

四、实验室检查

1. 肺部 X 线

显示肺亚段少量片状浸润灶，广泛实变仅见于病情严重者。X 线也可显示双侧间质性或小片状浸润，双肺过度充气，CT 肺炎也可急性发病，迅速加重，造成死亡。

2. 血常规检查

示大部分患者血白细胞在正常范围。

五、诊断及鉴别诊断

1. 沙眼衣原体肺炎

1975年有人开始报告新生儿衣原体肺炎，继发于包涵体脓性卡他之后。本病多由受感染的母亲传染，可眼部感染经鼻泪管传入呼吸道。症状多在出生后 2 ~ 12 周出现，起病缓慢，可先有上呼吸道感染表现，多不发热或偶有低热，然后出现咳嗽和气促，吸气时常有细湿啰音或捻发音，少有呼气性喘鸣。胸片显示双侧广泛间质和肺泡浸润，过度充气征比较常见，偶见大叶实变。周围血白细胞计数一般正常，嗜酸粒细胞增多。鼻咽拭子一定要刮取到上皮细胞。也可用直接荧光抗体试验（DFA）、酶免疫试验（EIA）检测鼻咽标本沙眼衣原体抗原。血清学检查特异性抗体诊断标准为双份血清抗体滴度 4 倍以上升高，或 IgM > 1 : 32，IgG > 1 : 512。也可应用 PCR 技术直接检测衣原体 DNA。

2. 鹦鹉热衣原体肺炎

本症来源于家禽接触或受染于鸟粪，是禽类饲养、贩卖和屠宰者的职业病。人与人的感染少见。病原体自分泌物及排泄物排出，可带菌很久。鹦鹉热衣原体通过呼吸道进入人体，在单核细胞内繁殖并释放毒素，经血流播散至肺及全身组织，引起肺实质及血管周围细胞浸润，肺门淋巴结肿大。潜伏期 6 ~ 14 天，发病呈感冒样症状，常有 38 ~ 40.5℃ 的发热，咳嗽初期为干咳，以后有痰，呼吸困难或轻或重。有相对缓脉、肌痛、胸痛、食欲不振，偶有恶心、呕吐。如为全身感染，可有中枢神经系统感染症状或心肌炎表现，偶见黄疸。多有肝、脾肿大，需与伤寒、败血症鉴别。胸部 X 线检查，从肺门向周边，特别在下肺野可见毛玻璃样阴影中间有点状影。周围血白细胞数正常，血沉在患病早期稍增快。肺泡渗出液的吞噬细胞内可查见衣原体包涵体。轻症患儿 3 ~ 7 天发热渐退，中症 8 ~ 14 天，重症 20 ~ 25 天退热。病后免疫力减弱，可复发，有报道复发率达 21%，再感染率 10% 左右。

3. 肺炎衣原体肺炎

本症临床表现无特异性，与支原体肺炎相似。起病缓，病程长，一般症状轻，常伴咽、喉炎及鼻窦炎为其特点。上呼吸道感染症状消退后，出现干、湿啰音等支气管炎、肺炎表现。咳嗽症状可持续 3 周以上。白细胞计数正常，胸片无特异性，多为单侧下叶浸润，表现为节段性肺炎，严重者呈广泛双侧肺炎。病原学检查与沙眼衣原体肺炎一样，以气管或鼻咽吸取物做细胞培养，肺炎衣原体阳性。或用荧光结合的肺炎衣原体特异性单克隆抗体来鉴定细胞培养中的肺炎衣原体。PCR 检测肺炎衣原体 DNA 较培养更敏感，但用咽拭子标本检测似不够理想，不如血清学检测肺炎衣原体特异性抗体。微量免疫荧光（MIF）试验检测肺炎衣原体仍最敏感。特异性 IgM 抗体 ≥ 1 : 16 或 IgM 抗体 ≥ 1 : 512 或抗体滴度 4 倍以上增高，有诊断价值。

六、治疗

衣原体肺炎的治疗原则与一般肺炎的治疗原则大致相同。

1. 一般治疗

注意加强护理和休息，保持室内空气新鲜，并保持适当室温及湿度。保持呼吸道通畅，经常翻身更换体位。烦躁不安可加重缺氧，故可给适量的镇静药物。供给热量丰富并含有丰富维生素、易于消化吸收的食物及充足水分。

2. 抗生素治疗

（1）大环内酯类抗生素。

①红霉素：衣原体肺炎的抗生素应首选红霉素，用量为 50 mg/（kg·天），分 3 ~ 4 次口服连用 2 周。重症或不能口服者，可静脉给药。眼泪中红霉素可达有效浓度，还可清出鼻咽部沙眼衣原体，可预防沙眼衣原体肺炎的发生。

②罗红霉素：用量为 5 ~ 8 mg/（kg·d），分 2 次于早、晚餐前服用，连用 2 周。如在第 1 疗程后

仍有咳嗽和疲乏，可用第 2 疗程。

③阿奇霉素：口服吸收很好，最高血清浓度为 0.4 mg/L，能迅速分布于各组织和器官。对衣原体作用强。治疗结束后，药物可维持在治疗水平 5 ~ 7 天。$T_{1/2}$ 为 12 ~ 14 h，每日口服 1 次，疗程短。以药物原型经胆汁排泄。与抗酸药物的给药时间至少间隔 2 h。尚未发现与茶碱类、口服抗凝血药、卡马西平、苯妥英钠、地高辛等有相互作用。儿童（体重 l0 kg 以上）第一天每次 10 mg/kg，以后 4 天每天每次 5 mg/kg，1 次顿服，其抗菌作用至少维持 10 天。

（2）磺胺异蟋唑：用量为 50 ~ 70 mg/（kg·d），分 2 ~ 4 次口服，可用于治疗沙眼衣原体肺炎。

（3）支持治疗：对病情较重、病程较长、体弱或营养不良者应输鲜血或血浆，或应用丙种球蛋白治疗，以提高机体抵抗力。

七、预后

衣原体肺炎治疗反应比支原体肺炎慢，如治疗过早停止，症状有复发趋势。年轻人一般治疗效果好，老年人病死率为 5% ~ 10%。

八、预防

隔离，避免与病原体接触，锻炼身体。

第七节　肺炎链球菌肺炎

一、概述

肺炎链球菌肺炎（pneumococcal pneumonia）是肺炎链球菌感染引起的急性肺组织炎症，为社区获得性细菌性肺炎中最常见的一种，约占社区获得性细菌性肺炎的半数，医院内肺炎中仅占 3% ~ 10%。肺炎链球菌肺炎通常以上呼吸道急性感染起病，临床表现为高热、畏寒、咳嗽、血痰及胸痛，并有肺实变体征等。自从抗菌药物广泛应用，临床表现趋于不典型。国内肺炎链球菌肺炎缺乏确切的发病率，在美国其每年发病人数约为 50 万。近来虽然在诊断、治疗和预防等方面有了很大进步，但此病在全世界仍有较高的发病率和病死率。

二、病因

肺炎链球菌为革兰阳性双球菌，有荚膜，属链球菌科的链球菌属。肺炎链球菌在人体内能形成荚膜，系多糖多聚体，可保护细菌免受吞噬细胞吞噬。在普通染色标本中，菌体外围的荚膜区呈不着色的半透明环。根据荚膜多糖抗原特性，肺炎链球菌可分近 90 个血清型，大多数菌株不致病或致病力很弱，仅部分菌株有致病力，荚膜多糖抗原与肺炎球菌的致病力有密切关系。成人致病菌多为 1 ~ 9 型，以第 3 型毒力最强，常致严重肺炎。

三、发病机制

1. 基本发病机制

肺炎链球菌为口咽部定植菌，主要靠荚膜对组织的侵袭作用引起组织的炎性反应，通常在机体免疫功能低下时致病。在全身及呼吸道防御功能受损时，如上呼吸道病毒感染、受凉、淋雨、劳累、糖尿病、醉酒或全身麻醉均可使机体对肺炎链球菌易感。肺炎链球菌经上呼吸道吸入肺泡并在局部繁殖。细菌不产生毒素，不引起原发性组织坏死或形成空洞，其致病力是由于含有高分子多糖体的荚膜对组织的侵袭作用。细菌能躲避机体吞噬细胞的吞噬过程，并主要在肺泡内的富含蛋白质的渗液中繁殖。首先引起肺泡壁水肿，然后迅速出现白细胞和红细胞渗出，含菌的渗出液经 Cohn 孔向邻近肺泡扩散，甚至蔓及几个肺段或整个肺叶，典型的结果是导致大叶性肺炎。

2. 非典型表现发病机制

患有黏液、纤毛运动障碍的患者如慢性阻塞性肺病（COPD），或肺水肿及心力衰竭，特别容易感染本菌，老年及婴幼儿感染可沿支气管分布即支气管肺炎。

四、病理

病理改变有充血水肿期、红色肝变期、灰色肝变期和消散期。整个过程包括肺组织充血水肿，肺泡内浆液性渗出和红、白细胞浸润，吞噬细菌，继而纤维蛋白渗出物溶解、吸收，肺泡重新充气。初阶段是充血，特点是大量浆液性渗出物，血管扩张及细菌迅速增殖，持续 1 ~ 2 天；下一阶段叫作"红色肝样变"，即实变的肺脏呈肝样外观，一般从第 3 天开始，肺泡腔内充满多形核细胞，血管充血及红细胞外渗，因此肉眼检查呈淡红色。接着是"灰色肝样变"期，第 4 ~ 6 天达到高峰，该期的纤维蛋白集聚与处于不同阶段的白细胞和红细胞有关，肺泡腔充满炎症渗出物。最后阶段是以渗出物吸收为特征的消散期，常在病程第 7 ~ 10 天出现。实际上四个病理阶段很难绝对分开，往往相互重叠，而且在使用抗生素的情况下，这种典型的病理分期已很少见。病变消散后肺组织结构多无损坏，不留纤维瘢痕。

极个别患者由于机体反应性差，肺泡内白细胞不多，白细胞溶解酶少，纤维蛋白吸收不完全，甚至有成纤维细胞形成，发生机化性肺炎。如细菌毒力强且未及时使用有效抗生素，15% ~ 20% 细菌经胸淋巴导管进入血循环，形成肺外感染，包括胸膜炎、关节炎、心包炎、心内膜炎、腹膜炎、中耳炎，5% ~ 10% 可并发脓胸，少数可发生败血症或感染性休克，侵犯脑膜可引起化脓性脑膜炎。

五、临床表现

（一）症状

1. 常见症状

本病以冬季和初春为多，这与呼吸道病毒感染流行有一定关系。青壮年男性或老幼多见。本病发病随年龄增大，发病率不断增高，春、冬季节因带菌率较高为本病多发季节。

（1）诱因：常有受凉、淋雨、疲劳、醉酒、精神刺激、上呼吸道病毒感染史，半数左右的病例有上呼吸道感染的先驱症状。

（2）全身感染中毒症状：起病多急骤，有高热，体温在数小时内可升到 39 ~ 40 ℃，高峰在下午或傍晚，亦可呈稽留热型，与脉率相平行。常伴有畏寒，半数有寒战。可有全身肌肉酸痛，口角或鼻周出现单纯疱疹。

（3）呼吸系统症状：咳嗽，初起无痰或痰量不多，后逐渐变成带脓性、血丝或"铁锈"痰液。

2. 非典型症状

仅表现为高热性胸痛，而呼吸道症状不明显，可有食欲锐减、恶心、呕吐、腹痛、腹泻；患侧胸痛，可放射至肩部、腹部、咳嗽或深呼吸时加重，有时被误诊为急腹症、心绞痛或心肌梗死。累及脑膜时可表现意识模糊、烦躁不安、嗜睡、谵妄等。但在很多情况下，特别是婴幼儿和老年患者，本病较为隐袭，症状可不典型。少数年老体弱者起病后不久便表现为休克。

（二）体征

1. 常见体征

（1）急性热病容：面颊绯红、鼻翼翕动、皮肤灼热、干燥、口角及鼻周有疱疹；病变广泛、低氧血症时，可出现气急、发绀。

（2）肺部体征：典型的肺部实变体征受累侧胸部呼吸运动减弱，呼吸音减低，可闻及少许湿性啰音。大片肺叶实变时才有典型的实变体征如叩诊呈浊音，语颤增强，管状呼吸音和湿性啰音。病变累及胸膜时可引起局部胸壁压痛，听诊有胸膜摩擦音；并发大量胸腔积液时，气管可偏移，叩诊实音，呼吸音减低或消失。

2. 非典型体征

内容如下所述。

（1）在年幼、体弱和老年人以及感染早期，临床表现可不明显，仅表现出疲乏、精神恍惚或体温升高。

（2）由于早期诊断及治疗，近年来一般肺炎链球菌肺炎可能在未完全实变时已开始消散，部分可不出现明显的异常体征，仅有高热，无干、湿性啰音。

（3）少数有脓毒血症者，可出现皮肤、黏膜出血点，巩膜轻度黄染。发现头痛特别是颈部疼痛或有僵硬感，颈有阻力提示可能累及脑膜。心率增快、心界扩大，提示心力衰竭。炎症延及膈胸膜外围可引起上腹部压痛，炎症严重者可引起腹部胀气及肠梗阻。严重感染可并发休克，血压下降或测不出。

六、实验室检查

（一）常见表现

1. 血常规检查

血白细胞计数多数在（10～30）×10^9/L，中性粒细胞常超过80%，并有核左移或见胞质内毒性颗粒。

2. 病原学检查

合格痰标本涂片检查有大量中性粒细胞和革兰阳性成对或短链状球菌，尤其在细胞内者，具有诊断参考意义。痰培养分离出肺炎链球菌是诊断本病的主要依据，可利用型特异性抗血清确定出分离菌株的型别，但国内临床细菌室没有常规做菌型测试。为减少污染，应在漱口后采集深咳痰液，微生物标本必须在抗菌药物使用前留取，否则明显影响培养阳性率。

3. 血气分析

可出现动脉血氧分压（PaO_2）降低、二氧化碳分压（PaO_2）正常或降低，因原有基础病不同可有代谢性酸中毒改变。

（二）非典型表现

年老体弱、酗酒、免疫力低下者的白细胞计数常不增高，但中性粒细胞百分比仍升高。约10%～20%并发菌血症，重症感染不应忽视血培养的临床意义。也可经支气管镜防污染毛刷或支气管肺泡灌洗采样，因系侵袭性检查，仅限于少数重症感染。如并发胸腔积液，应积极抽胸液进行细菌培养。血培养阳性率不高，只有在病程早期的短暂菌血症期或并发脓毒血症时血培养才会出现阳性。

七、器械检查

1. 常见表现

病变早期肺部仅见纹理增多，或局限于肺段的淡薄、均匀阴影；随着病情进展，典型表现为肺叶或肺段分布的大片呈均匀致密阴影，在实变阴影中可见支气管充气征。也可表现为一个肺段中单一区域或几个区域的浸润影。在有效抗生素治疗数日后开始消散，一般3周后完全消散。

2. 不典型表现

由于抗生素的应用，典型的大叶实变已少见。肋膈角可有少量胸腔积液征。在肺炎消散期，X线显示炎性浸润逐渐吸收，部分区域吸收较早，可呈现"假空洞"征。老年人病灶消散较慢，容易出现吸收不完全而发展为机化性肺炎。少数患者可伴有胸膜增厚，并发胸膜或心包积液时可出现相应改变。

八、诊断

凡急性发热伴咳嗽、胸痛和呼吸困难都应怀疑为肺炎链球菌肺炎。根据病史、体征、胸部X线改变，痰涂片、痰培养或血培养，涂片革兰染色可见成对或短链状排列的阳性球菌、荚膜肿胀反应而缺乏其他优势菌群，并有大量的中性粒细胞，可做出初步诊断。痰培养分离出肺炎链球菌是诊断本病的主要依据，但如能在胸液、血液、肺组织或经气管吸出物中检出肺炎链球菌，则具有确诊价值。严重的患者病情变化急骤，开始表现轻微，但在数小时内发生唇绀、呼吸急促、鼻翼翕动和末梢循环衰竭引起休克等。无发热，特别是低体温往往与病情恶化相关。

九、鉴别诊断

（一）常见表现鉴别诊断

1. 干酪性肺炎

急性结核性肺炎临床表现与肺炎链球菌肺炎相似，X线亦有肺实变，但结核病常有低热乏力，痰中容易找到结核菌。X线显示病变多在肺尖或锁骨上、下，密度不均，久不消散，且可形成空洞和肺内播散。典型肺炎多发生于中下叶，阴影密度均匀。而肺炎链球菌肺炎经青霉素等治疗3～5天，体温多能恢复正常，肺内炎症也较快吸收。

2. 肺癌

少数周围型肺癌X线影像颇似肺部炎症，但一般不发热或仅有低热，周围血白细胞计数不高，痰中找到癌细胞可以确诊。中央型肺癌可伴阻塞性肺炎，经抗生素治疗后炎症消退，肿瘤阴影渐趋明显；或者伴发肺门淋巴结肿大、肺不张。对于有效抗生素治疗下炎症久不消散或者消散后又复出现者，尤其在年龄较大者，要注意分析，必要时做CT、痰脱落细胞和纤支镜检查等，以确定诊断。

3. 急性肺脓肿

早期临床表现与肺炎链球菌肺炎相似。但随着病程的发展，出现大量特征性的脓臭痰。致病菌有金黄色葡萄球菌、克雷白杆菌及其他革兰阴性杆菌和厌氧菌等。葡萄球菌肺炎病情往往较重，咳脓痰。X线胸片表现为大片炎症，伴空洞及液平。克雷白杆菌肺炎常引起坏死性肺叶炎症，累及上叶多见，痰呈红棕色胶冻样。肺脓肿X线显示脓腔和液平，较易鉴别。但须警惕肺脓肿与肺结核可同时存在。

4. 其他病菌引起的肺炎

葡萄球菌肺炎和革兰阴性杆菌肺炎，临床表现较严重。克雷白杆菌肺炎等常见于体弱、心肺慢性疾病或免疫受损患者，多为院内继发感染；痰液、血或胸液细菌阳性培养是诊断不可缺少的依据。病毒和支原体肺炎一般病情较轻，支原体肺炎和衣原体肺炎较少引起整个肺叶实变，可常年发作，无明显季节特征；白细胞常无明显增加，临床过程、痰液病原体分离和血液免疫学试验对诊断有重要意义。

（二）非典型表现鉴别诊断

1. 渗出性胸膜炎

其可与下叶肺炎相混淆，有类似肺炎的表现，如胸痛、发热、气急等症，但咳嗽较轻，一般无血痰，胸液量多时可用X线检查、B超定位进行胸腔穿刺抽液，以明确诊断，须注意肺炎旁积液的发生。

2. 肺栓塞

常发生于手术、长期卧床或下肢血栓性静脉炎患者，表现为突然气急、咳嗽、咯血、胸痛甚至昏迷，一般无寒战和高热，白细胞中等度增加，咯血较多见，很少出现口角疱疹。肺动脉增强螺旋CT或肺血管造影可以明确诊断，但须警惕肺炎与肺栓塞可同时存在。

3. 腹部疾病

肺炎的脓毒血症可发生腹部症状，病变位于下叶者可累及膈胸膜，出现上腹痛，应注意与膈下脓肿、胆囊炎、胰腺炎、胃肠炎等进行鉴别。

十、治疗

（一）药物治疗

一经疑似诊断应立即开始抗生素治疗，不必等待细菌培养结果。青霉素可作为肺炎链球菌肺炎的首选药物，对无并发症的肺炎链球菌肺炎经验性治疗推荐青霉素，给青霉素G 80万～240万单位静脉注射，1次/4～6 h。青霉素自问世以来一直被认为是治疗肺炎链球菌感染的常规敏感药物。但自从在澳大利亚和南非首次报道发现耐青霉素肺炎链球菌（PRSP）以来，PRSP流行呈上升趋势；对PRSP引起的各种感染均应选择青霉素以外的抗生素治疗，但对低度耐药株可用大剂量的青霉素G，使血药浓度远高于MIC以取得较好的抗菌效果。对于严重肺炎链球菌感染伴发原发疾病患者，也可选用青霉素G，须在治疗过程中注意观察疗效，并根据药敏结果及时调整给药方案。医源性感染患者对青霉素低度耐药者可选用大剂量青霉素 G 治疗，β-内酰胺类抗生素中以阿莫西林为最有效的药物，其他有效药物包括青霉素类如氨苄西林、阿莫西林，头孢菌素中的头孢唑啉、头孢丙烯、头孢克洛、头孢噻肟、头孢曲松也有效。万古霉素对 PRSP 感染有极强的抗菌活性，替考拉宁作用与万古霉素相似，不良反应减轻，半衰期延长。对青霉素过敏者，可静脉滴注红霉素，或口服克拉霉素或阿奇霉素。大环内酯类抗生素的抗菌活性，以红霉素最强，但国内耐红霉素肺炎链球菌的比例高达 50%。阿奇霉素与红霉素等沿用品种相比，其对流感嗜血杆菌和非典型病原的抗微生物活性明显增强；与头孢呋辛等 β-内酰胺类抗生素相比，对呼吸道非典型病原有良好活性。由于阿奇霉素血浓度较低，国内外不推荐用于治疗伴有菌血症的肺炎链球菌肺炎。大环内酯类新品种，如罗红霉素、阿奇霉素、克拉霉素抗菌谱没有明显扩大，常用于社区获得性感染，不宜作为重症感染的主要药物，除非有病原体检查结果支持或临床高度疑似为军团菌感染。在体外和动物实验中，许多药物的联合用药表现出了很大的抗菌活性，如头孢曲松与万古霉素，氨苄西林与利福平，阿莫西林与头孢噻肟，氯法齐明与头孢噻肟，对 PRSP 表现出协同作用，可能在将来针对 PRSP 感染的治疗中是一种较好的方案。PRSP 感染危及患者的生命，病死率高，更为严重的是 PRSP 菌株在患者之间的传播，控制感染方案失败，抗生素使用不合理，均可引起医院感染，因此对 PRSP 进行预防控制是很有必要的。新一代氟喹诺酮类组织渗透性好，痰液中药物浓度多达血药浓度的 50% 以上，肺组织浓度可达血浓度的 3～4 倍。如左氧氟沙星、莫西沙星、加替沙星对大多数中度耐药菌株有效。在第三代头孢菌素耐药比较高的某些地区，尽管经验性选用万古霉素治疗的方案有争议，但临床医生根据经验将氟喹诺酮或万古霉素作为首选。如对青霉素高度耐药，可用第三代头孢菌素，如头孢曲松或头孢噻肟，或伊米配能等。抗菌药物疗程一般为 5～7 天，或在退热后 3 天停药。对衰弱患者疗程应适当延长。除抗生素治疗外，还应予以适当的对症治疗和支持治疗，包括卧床休息、补充液体及针对胸膜疼痛使用止痛药。

（二）治疗矛盾及对策

近 20～30 年来，肺炎链球菌对抗生素的耐药性日益流行，给临床治疗带来困难。国外已有 20%～40% 的肺炎链球菌对青霉素中度耐药或高度耐药（PRSP），我国肺炎链球菌的耐药率尚低，中度耐药可采取加大青霉素剂量而获得有效治疗的方法，青霉素高度耐药菌株在我国甚少，约为 0～5%，但有逐年上升的趋势。国内已有资料显示肺炎链球菌对大环内酯类、磺胺类等抗生素耐药率很高，疑诊或明确为该菌感染时不宜选用。而肺炎链球菌多重耐药株（MDRP）也逐渐增多，引起医院内暴发流行。北京地区多重耐药肺炎链球菌上升到 2001～2002 年的 6.9%。上海地区部分医院研究发现肺炎链球菌对除万古霉素以外的抗菌药有不同程度的耐药性，同时存在交叉耐药现象。在某些地区肺炎链球菌对青霉素、头孢克洛、头孢呋辛等不敏感率也较高，应根据当地实际情况决定是否选用。肺炎链球菌对新型氟喹诺酮类敏感，但近来报告出现的耐药菌株已引起了人们的高度重视。万古霉素对所有肺炎链球菌均有抗菌活性，可作为伴有青霉素高耐药菌株易感因素的重症患者的首选药物。

（三）并发症的处理

1. 肺外感染

经适当抗生素治疗以后，高热一般在 24 h 内消退，或在数天内呈分离性下降，如体温再升或 3 天后仍不退者，应考虑肺炎链球菌的肺外感染，如脓胸、心包炎或关节炎等。持续发热的其他原因还有混杂细菌感染，药物热或存在其他并存的疾患。肺炎治疗不当，可有 5% 并发脓胸，对于脓胸患者应予置管引流冲洗，慢性包裹性脓胸应考虑外科肋间切开引流。

2. 脑膜炎

如疑有脑膜炎时，给予头孢噻肟 2 g 静脉注射，1 次/4～6 h 或头孢曲松 1～2 g 静脉注射，1 次/12 h，同时给予万古霉素 1 g 静脉注射，1 次/12 h，可加用利福平 600 mg/天口服，直至取得药敏结果。除静脉滴注有效抗生素外，应行腰穿明确诊断，并积极脱水，吸氧并给予脑保护。

3. 感染性休克

强有效的控制感染是关键，有并发症如脓胸而需要引流或有转移感染灶如脑膜炎、心内膜炎、脓毒性关节炎需加大青霉素剂量。补充血容量，对老年发热患者慎用解热镇痛药，特别并发低血压者注意防止虚脱，补足液体量。可加用血管活性药物以维持休克患者的血压，保证重要脏器的血液灌流，并维持血压不低于 100/60 mmHg，现临床上常用以下方法。

（1）多巴胺以微量泵入，严重时加间羟胺静脉滴注。

（2）输氧：一般鼻导管给氧，呼吸衰竭可考虑气管插管、气管切开和呼吸机辅助通气。

（3）纠正水、电解质和酸碱失衡：监护期间要密切随访血电解质、动脉血气，尤其是对 COPD 患者。

4. 其他

临床表现腹痛又并发高热患者，排除外科急腹症可应用解热镇痛药；因基础病不同酌情予以解痉止痛药。如果临床症状逐步改善，而且病因明确，不应改变治疗方案。当患者仍无好转时，需考虑以下因素：病因诊断错误，药物选用不当，疾病已属晚期或重复感染，并发症使患者抵抗力低下，用药方法错误，肺炎链球菌属耐药菌株。青霉素的发现使肺炎链球菌性肺炎的病死率大大降低，本病总病死率为 10%，但在已知病原菌的社区获得性肺炎死亡病例中，肺炎链球菌肺炎仍占较大比例。一般主张对 35 岁以上的患者要随访 X 线检查。胸部 X 线检查可能要在几周之后才能看到浸润消散，病情严重及有菌血症或原先已有慢性肺病的患者尤其如此。有肿瘤或异物阻塞支气管时，肺炎虽在治疗后消散，但阻塞因素未除，仍可再度出现肺炎。治疗开始 6 周或 6 周以上仍然有浸润，应怀疑其他疾病，如原发性支气管癌或结核的可能。

十一、预后

本病自然病程 1 ～ 2 周。发病第 5 ～ 10 天时，发热可以自行骤降或逐渐减退。使用有效的抗菌药物可使体温在 2 ～ 3 天内恢复正常，患者顿觉症状消失，逐渐恢复健康。接受治疗较早的轻型患者，一般在 24 ～ 48 h 内体温下降，但病情严重的患者，特别是具有预后不良因素的患者，往往需 4 天或 4 天以上才能退热。预后不佳的因素为：幼儿或老年，特别是 1 岁以下及 60 岁以上，血培养阳性，病变广泛、多叶受累者，周围血白细胞计数 < 4 000/mm^3，并发其他疾病，如肝硬化、心力衰竭、免疫抑制、血液丙种球蛋白缺乏、脾切除或脾功能丧失、尿毒症等，某些血清型尤其是第 3 和第 8 型的病原体，发生肺外并发症，如脑膜炎或心内膜炎。在已知病原菌的社区获得性肺炎死亡病例中，肺炎链球菌肺炎仍占较大比例。

十二、预防

避免淋雨受寒、疲劳、醉酒等诱发因素。对于易感人群可注射肺炎链球菌多糖疫苗。曾用过肺炎链球菌疫苗，由于抗生素的兴起而被摒弃，随着耐药菌的增加，近十余年来，疫苗接种又重新受到重视。目前多采用多型组合的纯化荚膜抗原疫苗，有商品供应的疫苗含肺炎链球菌型特异多糖抗原中的 23 种抗原，覆盖 85% ～ 90% 引起感染的肺炎链球菌菌型。有研究表明，哮喘人群中侵袭性肺炎球菌病的发生率增加；接种肺炎链球菌多价荚膜多糖疫苗可减少其感染和携带率。虽然对精确的保护水平尚不甚了解，因为通常不能作抗体效价测定，一般认为健康人注射肺炎链球菌疫苗后 2 ～ 3 周，血清内出现抗体，4 ～ 8 周抗体效价持续增高，可降低肺炎链球菌肺炎的发病率，有效率超过 50%，保护的期限至少 1 年以上。对于高危人群，5 ～ 10 年后需重复接种。

第八节　葡萄球菌肺炎

一、概述

葡萄球菌肺炎（staphylococcal pneumonia）是由葡萄球菌引起的急性化脓性炎症，近年来有增多的趋势。金黄色葡萄球菌占社区获得性肺炎的比例为 0 ～ 5%，重症肺炎中最高报道为 11.1%。葡萄球菌也是医院获得性肺炎的主要病原菌之一，许多研究估计占所有医院获得性肺炎的 15% ～ 35%。与甲氧西林敏感的金黄色葡萄球菌（MSSA）相比，耐甲氧西林的金黄色葡萄球菌（MRSA）所致的社区和医院获得性感染的病死率明显增高，故更加引起了医学界的广泛关注。

二、病因和发病机制

葡萄球菌属含32种细菌,仅有一些对人体致病。为革兰阳性球菌,可分为凝固酶阳性的葡萄球菌(主要为金黄色葡萄球菌)及凝固酶阴性的葡萄球菌(如表皮葡萄球菌和腐生葡萄球菌)。葡萄球菌的致病物质主要是毒素与酶,如溶血毒素、杀白细胞素、肠毒素等,具有溶血、坏死、杀白细胞及血管痉挛等作用。凝固酶阳性的葡萄球菌致病力较强,随着医院感染的增多,由凝固酶阴性葡萄球菌引起的肺炎也不断增多。

金黄色葡萄球菌是毒力最强的葡萄球菌,广泛存在于自然界及人体,对外界有较强的适应能力,干燥环境下可存活几个月,常定植在健康人鼻前庭,带菌可达15%~50%,细菌胞壁上的部分胞壁酸有助于细菌在鼻前庭的细胞附着。除气管切开或烧伤患者外,虽然人群间的传播是否是通过直接接触和空气传播尚不清楚,但金黄色葡萄球菌很容易通过直接接触和空气产生播散。动物可以通过直接接触、环境污染或食物的作用,在人类MRSA感染中起到重要作用。

三、病理和生理

经呼吸道吸入途径所致肺炎呈大叶性或呈广泛的、融合性的支气管肺炎。支气管及肺泡破溃可使气体进入肺间质,并与支气管相通。当坏死组织或脓液阻塞细支气管,形成单向活瓣作用,产生张力性肺气囊肿。浅表的肺气囊若张力过高,可破溃形成气胸或脓气胸,并可形成支气管胸膜瘘。血源性金黄色葡萄球菌肺炎多发生于葡萄球菌菌血症患者。细菌栓子引起肺部多发的化脓性炎症病灶,进而发展成多发性肺脓肿,可侵及胸腔、心包,也可伴其他葡萄球菌引起的炎症,如脑膜炎、关节炎等。

四、临床表现、实验室检查及器械检查

金黄色葡萄球菌的临床表现随患者感染途径而异,经呼吸道吸入感染者较少见,大多发生于流感后。血源性途径感染者常以原发病灶表现和毒血症状为主。院内获得性肺炎多发于体质严重虚弱、气管切开、气管插管、使用免疫抑制药或近期做过手术的患者。

(一)典型表现

(1)急骤发病:全身中毒症状严重,寒战、高热、咳嗽、脓痰、脓血痰、呼吸困难、发绀等。

(2)病情发展迅速:神志改变、谵妄、昏迷甚至休克,多见于由肺外感染至血行播散者。

(3)院内感染:出现在手术后监护病房及长期住院者,起病隐匿。呼吸道症状较轻、低热、咳嗽少量脓痰。病情变化快。

(4)血源性葡萄球菌肺炎:继发于肺外感染的血行播散,全身中毒症状重,可找到原发病灶和其他部位感染的症状和体征。累及胸膜则发生脓胸。

(5)体征:早期局部呼吸音减低,可闻及干、湿性啰音。并发脓胸则有叩诊浊音,呼吸音减弱或消失。有气胸则叩诊鼓音,呼吸音减弱或消失。

(6)实验室检查:外周血白细胞在 $20 \times 10^9/L$ 左右,有些病例可高达 $50 \times 10^9/L$,中性粒细胞明显升高,有中毒颗粒、核左移现象。重症病例由于细菌分泌杀白细胞数导致白细胞计数减少。痰涂片革兰染色可见大量成堆葡萄球菌与脓细胞、白细胞发现球菌有诊断价值。痰、血及胸液培养葡萄球菌生长。血清胞壁酸抗体测定对早期诊断有帮助,血清抗体 ≥ 1:4 为阳性,特异性较高。

(7)X线表现:肺浸润、肺脓肿、肺气囊肿和脓胸、脓气胸为金黄色葡萄球菌肺炎的四大X线征象,在不同类型和不同病期以不同的组合表现。多发性小脓肿、肺气囊肿和脓胸、脓气胸为婴幼儿金黄色葡萄球菌肺炎的特征,且早期临床表现常与胸部X线表现不一致,即临床症状很重,而胸片表现不明显。但病变发展快,可于数小时发展成为多发性肺脓肿、肺气囊肿、脓胸,并可产生张力性气胸、纵隔气肿。原发性感染者早期胸部X线表现为大片絮状、密度不均的阴影。可成节段或大叶分布,亦有成小叶样浸润,病变短期内变化大,可出现空洞或蜂窝状透亮区,或在阴影周围出现大小不等的气肿性大泡。栓塞性葡萄球菌肺炎的特征是在不相邻的部位有多发性浸润,浸润易形成空洞,这些现象表示感染源来源于血管

内（如右侧心内膜炎或脓毒性血栓性静脉炎）。通常，血源性感染者胸部 X 线表现呈两肺多发斑片状或团块状阴影或多发性小液平空洞。血源性葡萄球菌肺炎早期在两肺的周边部出现大小不等的斑片状或团块状阴影，边缘清楚，有时类似转移癌，但随病情发展，病灶周边出现肺气囊肿，并迅速发展成肺脓肿。

（二）非典型表现

（1）一些经血行感染者找不到原发病灶。

（2）部分患者亚急性起病，肺炎症状不典型。

（3）老年患者及有慢性基础疾病患者及某些不典型病例，呈亚急性经过，起病较缓慢，症状较轻，低热，咳少量脓性痰，有时甚至无临床症状，仅在摄胸片时发现肺部点状或边缘模糊的片状阴影。有时虽无呼吸系统症状及高热，而患者已发生中毒性休克，出现少尿、血压下降。

（4）有些金黄色葡萄球菌肺炎还可出现类似吉兰－巴雷综合征和多发性肌炎的肺外并发症表现。少数病例因出现腹痛被误诊为阑尾炎。

（5）影像学上有些肺上叶的病变易误诊为结核。

五、诊断和鉴别诊断

根据典型临床表现、X 线征象、呼吸道分泌物涂片及培养，加上患者有金黄色葡萄球菌肺炎的易感因素，可做出诊断。但本病早期临床表现与 X 线改变不符合，病原学检查虽是确诊的依据，但需要一定的时间，也存在着敏感性和特异性的问题，早期诊断常有困难。X 线检查随访追踪肺部病变动态变化对诊断有帮助。临床上应与其他疾病相鉴别。

1. 其他细菌性肺炎

其他如流感杆菌、肺炎克雷白杆菌、肺炎链球菌引起的肺炎。根据病史、症状、体征、胸部 X 线等检查可做出初步判断，但最终鉴别需病原学检查。

2. 肺结核

上叶金黄色葡萄球菌易与肺结核混淆，尤其是干酪性肺炎，二者无论是症状体征及影像学检查均相似。此外，发生于下叶的不典型肺结核也易误诊为金黄色葡萄球菌肺炎。应通过仔细询问病史、相关实验室检查以及对治疗的反应进行鉴别。

3. 真菌性肺炎

医院内获得性真菌性肺炎与金黄色葡萄球菌肺炎患者有相似的易感因素，症状体征及影像学改变区别不大，临床上判别有困难。确诊依赖于病原学诊断。

4. 其他非感染性疾病

发生于肺的其他非感染性疾病如肺肿瘤、肺栓塞、肺血管炎等疾病也可出现发热、外周血白细胞升高、胸部 X 线见肺浸润影，需通过病史及相关辅助检查进行鉴别。

六、治疗

（一）抗菌药物治疗

应根据痰培养及药物敏感试验结果选用抗生素。

（1）甲氧西林敏感的金黄色葡萄球菌（MSSA）治疗：可选用耐青霉素酶的半合成青霉素或头孢菌素，如苯唑西林、氯唑西林、头孢唑啉、头孢呋辛，也可选用克林霉素、复方磺胺甲噁唑（SMZco），联合使用阿米卡星、磷霉素、夫西地酸钠、利福平、氟喹诺酮类等药物。由于医院获得性感染多为耐多药菌株，治疗时不宜选用 β－内酰胺类、林可霉素类、氟喹诺酮类及 SMZco。

（2）MRSA 的治疗。

①糖肽类药物：可选用万古霉素，成人剂量为 1.0 g/ 次，1 次 /12 h 缓慢静脉滴注。也可选去甲万古霉素，成人 0.8 ~ 1.6 g/ 天，分 2 ~ 3 次缓慢静脉滴注。或替考拉宁 0.4 g/ 次，首 3 次剂量每 12 h 静脉给药 1 次，以后则 0.4 g/ 天。两种药物的作用机制相似，在体外替考拉宁较万古霉素容易产生诱导耐药。常用剂量下替考拉宁的肾毒性低于万古霉素，其半衰期为 40 ~ 70 h，每天一次给药方案为

门诊治疗提供了方便。

②噁唑烷酮类：利奈唑胺，成人 0.6 g/ 次，1 次 /12 h，静脉或口服。最常见的不良反应为腹泻、头痛、恶心。

③甘氨酰四环素类：替加环素，起始剂量为 0.1 g，以后 50 mg，1 次 /12 h。

（二）体位引流

脓气胸应尽早胸腔置管引流。肺脓肿应嘱患者按病变部位和全身情况做适当体位引流。

（三）其他

营养支持等均十分重要，伴随葡萄球菌心内膜炎患者在抗菌治疗症状改善后应尽早进行心脏赘生物的手术治疗。

1. 治疗矛盾

（1）临床上有 50% 以上的肺炎患者找不到病原体，许多葡萄球菌肺炎患者早期临床表现并无特异性，因此在病原学诊断前或药敏结果未获得前决定是否要选用针对葡萄球菌的经验性抗菌治疗有一定困难，尤其是否选用针对 MRSA 的治疗药物更难下决心。不选怕耽误治疗，影响疾病预后；轻易用药又造成抗生素滥用，且增加了医疗费用。

（2）对于 MRSA 肺炎，尤其是伴有心内膜炎的重症患者，宜选用杀菌剂如万古霉素治疗。但如这些患者同时伴有肾功能不全时，则使用这种药物有风险。

（3）h-VISA 与万古霉素耐药菌的出现，会导致万古霉素治疗失败。但临床常规病原学检测很少进行 h-VISA 及 MBC 的测定。

2. 对策

（1）MRSA 不是社区获得性肺炎（CAP）的常见病原体，对 CAP 的患者应采用常规的方案进行治疗。只有对于那些有葡萄球菌感染的高危因素、治疗反应差或从血液、痰或胸腔积液中培养出 MRSA 的患者才改用万古霉素进行治疗。同时应该记住，痰培养出的 MRSA，可能是定植菌而非致病菌。

（2）对于肾功能不全的患者，使用万古霉素、替考拉宁均需调整剂量，或改用其他对肾损害小的药物如利奈唑胺等。

（3）万古霉素 MIC 在敏感范围上界（1 ~ 2 μg/mL），如果仍选用万古霉素，可考虑联合应用利福平、夫西地酸或磷霉素等，也可改用其他种类的药物。还应掌握万古霉素应用的指征，积极预防耐药性的产生。美国疾病预防控制中心建议万古霉素应用的指征如下。

a. 耐 β-内酰胺类革兰阳性菌引起的严重感染。

b. 革兰阳性菌感染，但对 β-内酰胺类抗生素严重过敏者。

c. 甲硝唑治疗失败或严重的抗生素相关性结肠炎。

d. 美国心脏协会推荐在某些特定的阶段，用于心脏病的预防。

e. 假体材料或装置的植入手术中，MRSA 或 MRSE（耐甲氧西林表皮葡萄球菌）感染的发生率较高，在操作过程中预防用药。

七、预后

葡萄球菌肺炎的预后通常与感染菌株的致病力、患者的基础状态、肺部病变范围、诊断和治疗是否及时和正确，以及有无并发症，如菌血症、心内膜炎、脑膜炎等均有密切关系。其病死率为 10%~30%，年龄大于 70 岁的患者病死率为 75%。痊愈者中少数可遗留支气管扩张等。

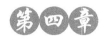

第四章

特发性间质性肺炎

第一节　寻常型间质性肺炎

寻常型间质性肺炎（usual interstitial pneumonia，UIP）病因不明，发病机制不甚明了，其确切发病率尚不清楚，国外报道约为 5/100 000，近年此病发生有明显上升的趋势，由于疗效差，其 5 年生存率低于 50%，从而引起人们极大的关注。

一、病因

特发性间质性肺炎（IIP）/特发性肺纤维化（IPF）致病原因、发病过程均未阐明。肺纤维化是肺组织损伤后的修复失调过程。组织损害的宿主反应包括炎症和修复，尽管损伤的类型不同，却都能够唤起宿主的保护性反应，使宿主不受伤害。在正常情况下，炎症和修复严格受时间和环境所控制。而当经典炎症反应停止，代之以持续慢性修复状态时，就导致了肺纤维化的发生，因此，纤维化也被看作是机体对损伤的过度修复，损伤的持续存在或者复发导致化学因子、细胞因子、生长因子等失调，血管再生异常，纤溶系统受损，细胞外基质降解减少和氧化应激增强等，使肺泡微环境发生变化，从而有效地抑制宿主炎症反应。肺泡微环境改变可能导致修复失调和组织重构异常，使肺泡上皮细胞重新上皮化失败，成纤维细胞募集、活化，最终导致进行性纤维化。多种因素产生的肺损害均可导致肺纤维化的发生，这些因素包括有毒物质、自身免疫性疾病、药物、感染和创伤等。这些已知和未知因素所导致的肺组织病理学表现各不相同，但也有共同点，即不同程度的炎症和纤维化。

二、病理表现

在组织学上，UIP 的主要病理学特征为出现片状、不均一、分布多变的间质炎症、纤维化和蜂窝肺改变，与正常肺组织呈灶性、交替分布。低倍镜下，可见肺间质炎症，纤维化和蜂窝样改变，这些改变在胸膜下外周肺实质最为严重。间质炎症包括肺泡间隔淋巴细胞，浆细胞和组织细胞浸润，伴 II 型肺泡细胞增生。纤维化区域主要是由致密的非细胞组成的 II 型胶原构成，可见增殖性成纤维细胞灶（为病变早期活动性病灶部位）。蜂窝样区域是由囊性纤维化的气腔构成，经常内衬细支气管上皮细胞并有黏液充填，黏液中有中性粒细胞积聚。在纤维化和蜂窝样部位常有平滑肌增生。成纤维细胞灶是 UIP 诊断所必需的条件，它表明纤维化正在进行。

三、临床表现

IPF/UIP 的临床表现包括活动后气促、干咳和体检时发现吸气性 Velcro 捻发音。在疾病晚期，可出现肺心病体征、杵状指和发绀。

四、辅助检查

（1）常规实验室检查：血沉升高。在无结缔组织疾病情况下，也可发现有血中抗核抗体、类风湿因子。乳酸脱氢酶可升高，但无特异性。在无肺动脉高压或并发心脏疾病情况下，ECG 常正常。

（2）影像学表现：HRCT 上的表现双下肺外带以网状影为主，主要由增宽的小叶间隔及小叶内线状影构成，可出现蜂窝样变。牵张性支气管扩张，磨玻璃样阴影，斑片状阴影少见。

（3）肺功能检查：常显示限制性通气功能障碍。最大静态经肺压 / 总肺容量增加。一氧化碳弥散功能（DLco）降低。

（4）动脉血气：表现低氧血症和低动脉血 CO_2 水平（$PaCO_2$），常因运动而加重或诱发出现。

（5）支气管镜检查：支气管肺泡灌洗液的细胞学分类也有助于区分 UIP 和非特异性间质性肺炎（NSIP）。UIP 以中性粒细胞增多为主，支气管镜肺活检在区分 UIP/IPF 的病理类型方面由于标本太小而难于判断。

（6）开胸肺活检：IPF/UIP 的诊断一般需要开胸或胸腔镜辅助（VATS）进行肺活检，因为由经支气管的肺活检组织标本小，不能反映疾病的全貌。当 HRCT 显示广泛的蜂窝样变时则无须肺活检。对临床诊断不肯定的病例需要手术肺活检，以确定病理类型来指导治疗。

五、诊断和鉴别诊断

1. 诊断

目前我国遵循的仍是美国胸科协会 / 欧洲呼吸病协会（ATS/ERS）推荐的"共识"。ATS/ERS 提出的 IPF（UIP）临床诊断标准包括 4 条主要标准和 4 条次要标准。临床诊断 IPF（UIP）需要满足所有主要标准和 4 个次要标准中至少 3 项（表 4-1）。

表 4-1　IPF/UIP 的诊断标准

主要标准
除外 ILD 的其他原因，如药物、环境因素或结缔组织病等肺功能限制性异常及气体交换障碍（静息或运动的 $AaPO_2$ 增加或 DLco 下降）
HRCT 双肺基底部网状异常，很少有磨玻璃样变
经支气管镜肺活检或肺泡灌洗液检查不支持其他诊断
次要标准
年龄 >50 岁
原因不明缓慢起病的活动后气短，呼吸困难
病程 >3 个月
双下肺吸气像爆裂音

2. 鉴别诊断

在结缔组织疾病（如风湿性关节炎、系统性红斑狼疮、进行性系统性硬化症）、尘肺（如石棉肺）、放射性损伤以及某些药物引起的肺疾病（如呋喃妥因）可出现相同类型的间质炎症和纤维化。在上述情况下，这种病变类型不能称为 UIP。尚需与 UIP 鉴别的情况包括脱屑性间质性肺炎、呼吸性细支气管相关的间质性肺疾病、无法分类或非特异性慢性间质性肺炎、特发性阻塞性细支气管炎伴机化性肺炎、过敏性肺炎和肺嗜酸细胞性肉芽肿。

六、治疗

对 IPF 的治疗已经不推荐应用大剂量皮质激素，有时在病情稳定、病变已经基本不具有可逆成分或存在较为严重的不宜于服用皮质激素的并发症时，则更需考虑服用皮质激素的利弊，而采用其他治疗措施密切观察病情变化。泼尼松初始剂量为每天 0.5 mg/kg，连续 4 周；第 5 周开始为每日 0.25 mg/kg，连续 8 周；第 13 周减量为每日 0.125 mg/kg，并维持治疗。每次减量时，需评估临床、胸部 CT 和生理反应。最常使用的第二线药物为细胞毒药物，尤其是环磷酰胺。如果没有严重并发症或不良反应，联合治疗时间不应短于 6 个月。治疗 6 ~ 12 个月后，如果病情改善或稳定，则继续联合治疗。如果病情加重，应该停药或改变治疗方案。治疗满 18 个月后，是否继续治疗需根据临床反应和患者的耐受性而做决定。对治疗的反应差异较大，但疾病早期，在未明显纤维化之前，更多为细胞改变期时，皮质激素或细胞毒药物治疗似乎更能改善病情。支持及姑息性治疗包括高浓度氧疗以缓解低氧血症；发生细菌性感染，给予抗生素。对晚期患者可进行肺移植。

目前，国内已在应用大剂量 N- 乙酰半胱氨酸治疗 UIP，应用吡非尼酮（pirfenidone）、某些 ACEI 或他汀类药物以及其他新药在进行临床观察，有的已通过 II 期临床试验，开发抗纤维化的药物也在进一步研究中。另有学者在探索通过基因治疗以期对某些细胞因子干预来阻断或对抗纤维化的进程。希望通过大家的努力能对治疗各种原因引起的肺组织损伤后导致的肺纤维化过程有所突破，从而对此类疾病取得有效的治疗方法，改变 IPF 的预后。

七、预后

IPF 的临床病程呈进行性，诊断后的平均生存期为 4 ~ 6 年。

第二节　非特异性间质性肺炎

一、概述

1994 年 Katzenstein 等首次提出非特异性间质性肺炎（nonspecific interstitial pneumonia，NSIP）的概念，用来指那些病理组织学表现不符合已知的病理类型，如普通型间质性肺炎（UIP）、脱屑性间质性肺炎（DIP）、急性间质性肺炎和机化性肺炎，而临床预后好于 UIP/IPF 的一组间质性肺病。NSIP 与 UIP/IPF 预后有很大的不同，NSIP 的提出和认识具有重要的临床意义：①改变了对 IPF 的理解，对大多数过去报道的 IPF 研究必须按目前掌握的 NSIP 知识予以重新评价；对许多过去被诊断为 IPF 者的组织学类型可能更符合 NSIP，而不是 UIP。这些患者 5 年生存率近 70%，而 IPF 患者的 5 年生存率 < 30%。在原先病理诊断为 UIP 型患者的样本中发现 24% ~ 36% 是 NSIP 型。②应重新认识 IPF 患者现行治疗方案的有效率，按当今 IPF 定义，以往许多治疗后病情转为稳定或改善的患者可能患的是 NSIP 型（或其他的损伤型）和非 UIP 型肺损伤，或根据推断是 NSIP 病，而不是 IPF。在以往有关 IPF 的治疗研究中，报道 10% ~ 30% 的 IPF 患者对现行的治疗方案有效，当从其他病理类型中正确区分出 UIP 型后，最近发表的回顾性观察性研究估计，真正的治疗有效率更低，或许只有 0 ~ 10%。

二、发病机制

NSIP 病例中，39% 存在相关的临床疾病，如部分患者可能伴有抗原吸入、某些潜在的结缔组织疾病、有机粉尘的吸入、急性肺损伤的缓解期、放射性损伤以及某些药物反应等；NSIP 可以是继发于其他疾病，也可以为特发性，无相关病因的病例，则称之为特发性 NSIP。NSIP 的发病机制并不清楚，呼吸道感染性病原体，如病毒中的 EB 病毒、流行性感冒病毒，巨细胞病毒和肝炎 C 病毒等与 IIP 的发病机制有关，但病毒是否能直接或间接诱发 NSIP 尚缺乏直接的证据。在 NSIP、慢性炎症和病毒感染的持续存在以协同方式，通过激活树突细胞，启动了在细胞内对内源性抗原（包括病毒和 II 型肺泡上皮细胞）的处理，此过程损伤 II 型肺泡上皮细胞，引起慢性肺泡炎症过程，最后导致不适当的修复和纤维化。

三、病理表现

NSIP 的主要病理学表现可概括为肺间质不同程度的炎症和纤维化。病理学特征为病变相对一致，纤维化的时相一致，无成纤维细胞灶。根据其间质炎细胞的数量和纤维化的程度，NSIP 病理表现分成 3 型：①富细胞型：主要表现为间质的炎症，很少或几乎无纤维化，肺泡间隔内的慢性炎细胞主要是淋巴细胞和浆细胞浸润，炎性细胞浸润的程度较 UIP 和脱屑性间质性肺炎（DIP）等其他类型的间质性肺炎更为突出。②混合型：以间质有大量的慢性炎细胞浸润和明显的胶原纤维沉着为特点。③纤维化型：

肺间质以致密的胶原纤维沉积为主，伴有轻微的炎症反应或者缺乏炎症反应。此型与 UIP 不易鉴别，区别的要点是，NSIP 的主要表现为致密或疏松间质纤维化，无 UIP 的时相不均，无成纤维细胞灶，如出现也不像 UIP 那样显著；也没有 UIP 典型的胸膜下分布，有局灶的蜂窝肺。

四、临床表现

发病年龄为 46 ～ 73 岁，非吸烟患者占 69%；主要的主诉有干咳，活动后呼吸困难。

五、辅助检查

（1）常规实验室检查：血沉、抗核抗体和类风湿因子可增高，但没有特异性。

（2）胸部 X 线检查：常见征象是两肺弥漫性间质渗出，呈网状或磨玻璃样，也可以是正常胸片。胸部 CT 表现为多样性，磨玻璃样密度影、实变影、网状影、粗线条状影、小叶中央型结节影、牵拉性支气管扩张、蜂窝影。①富细胞型：磨玻璃样影或气腔实变影，相对较少牵引性支气管扩张和细支气管扩张，小叶内网状阴影，无蜂窝肺。②纤维化型：磨玻璃样影伴有相对范围广的牵引性支气管扩张和细支气管扩张，小叶内网状阴影，有蜂窝肺。相对而言，细胞型 NSIP 的 CT 表现较有特征。而纤维化型的 NSIP 与 UIP 的 HRCT 表现有重叠，特别是 HRCT 示胸膜下不规则的线网状阴影，有蜂窝肺和牵引性支气管扩张和细支气管扩张，不易与 UIP 鉴别。

（3）肺功能：主要表现为限制性通气功能障碍、肺弥散功能障碍，及低氧血症。

（4）支气管镜检查：BAL 特点是中性粒细胞、嗜酸粒细胞和淋巴细胞增多，但以淋巴细胞增多明显。TBLB 因为取材太小，很难做出 NSIP 的病理诊断。

（5）外科肺活检：开胸或经胸腔镜肺活检病理检查是 NSIP 的确诊手段。

六、诊断和鉴别诊断

NSIP 的临床 - 放射 - 病理的诊断依据包括：①慢性或亚急性起病，可发生于任何年龄；②主要临床表现为咳嗽和气短，少数患者有发热；③影像学上表现为双侧间质性浸润影，双肺斑片状磨玻璃阴影是本病 HRCT 的特征性所见；④病理改变为肺泡壁明显增厚，含有不同程度的炎症和纤维化，肺泡间隔内由淋巴细胞和浆细胞混合构成的慢性炎症细胞浸润是 NSIP 的病理特点，但缺乏 UIP、DIP 或 AIP 的特异性病理改变；⑤对糖皮质激素反应好，预后良好。

NSIP 的正确诊断不是一个简单的病理诊断或临床诊断，而是一个动态的过程。特别要强调的是当病理学发现为 NSIP 时，对患者进行重新评估尤其重要，因为有可能发现潜在的特异病因。肺活检发现 NSIP 的重要性在于，可以促使临床医生进一步寻找和识别可能伴有某些潜在的疾病。对病因明确者，临床上可诊断为继发性 NSIP；病因暂时不能明确者，可考虑诊断特发性 NSIP。部分病例长期随访才能明确其最终的转归，如部分原诊断为特发性 NSIP 的患者在以后的随访中发现与风湿免疫性疾病相关。

七、治疗

糖皮质激素为 NSIP 的一线治疗药物，单独使用糖皮质激素治疗 NSIP 的剂量和疗程无统一治疗方案。常用口服泼尼松，每日 40 ～ 60 mg 或 1 mg/kg，根据治疗反应减量，一般 1 ～ 3 个月后减至每日 20 ～ 40 mg，4 ～ 6 个月后减至维持量 10 mg/d，总疗程 1 年。糖皮质激素和免疫抑制药联合治疗 NSIP 尚没有公认的统一标准方案，其指征也不明确，其中采用糖皮质激素联合硫唑嘌呤或环磷酰胺者为多，有的在开始时就联合使用，或在开始糖皮质激素无效时才加用免疫抑制药。如果没有严重并发症或不良反应，治疗时间不应短于 6 个月。治疗 6 ～ 12 个月后，如果病情改善或稳定，则继续联合治疗。如果病情加重，应该停药或改变治疗方案。

八、预后

NSIP 患者 5 年生存率为 76.2%，明显好于采用类似治疗方案的 UIP/IPF 的 5 年生存率（43.8%）。

NSIP 患者初始肺功能损害的程度与预后，也与对药物治疗的反应有关。当 NSIP 患者 DLco < 35% 预计值和（或）治疗中 DLco 下降 > 15%，其中位生存时间约为 2 年，和 UIP 患者的预后相似。治疗 6 个月后 FVC 改善，开始治疗时 DLco 测定值的高低对患者预后估计具有重要意义。

第三节　急性间质性肺炎

急性间质性肺炎（acute interstitial pneumonia，AIP），或 Hamman-Rich 综合征，通常发生于以往身体健康者。男女比例相等，可发生于任何年龄，但多数患者 > 40 岁。

一、病理表现

AIP 的病理改变为弥漫性肺泡损害，一种对多种造成肺损伤病因的非特异性反应。其主要特点是非特异性及具有特征性的短暂分期，包括急性、机化和恢复等期，每一期有不同的组织学表现。AIP 的病理变化分为急性期（渗出期）和机化期（增殖期）。渗出期有水肿、透明膜形成和间质急性炎症。此外还有肺泡上皮和基底膜损伤，Ⅱ型肺泡上皮增生取代损伤的Ⅰ型肺泡上皮，随着病变的进展这一变化更为突出，呼吸上皮也可表现非典型改变。此期肺泡间隔逐渐现成纤维细胞，进而导致肺泡腔内纤维化。机化期的特点是肺泡隔和肺泡腔内出现纤维化并有肺泡隔的显著增厚。纤维化病灶主要由增生的成纤维细胞和肌纤维母细胞构成，伴有轻度的胶原沉积，不同区域病变时相一致，这是与其他 ILD 鉴别的关键点。如果患者存活，肺脏可以恢复到正常，也可向终末期蜂窝纤维化发展。

二、临床表现

尽管在临床表现前 7 ~ 14 d 常有前驱性病变，本病起病通常急骤，最为常见的症状为发热、咳嗽和呼吸困难。

三、辅助检查

（1）常规实验室检查：无特异性且常无帮助。

（2）X 线表现：类似于 ARDS，胸部 X 线可见弥漫性两肺气腔阴影。CT 表现为两肺斑片状对称性分布的磨玻璃样阴影，有时为双侧性气腔实变。分布以胸膜下为主。可见通常影响到不足 10% 肺的轻度蜂窝样变。

（3）大多数患者有中度至重度的低氧血症，出现Ⅰ型呼吸衰竭。

四、诊断

当患者有 ARDS 临床综合征表现但仔细检查不能发现致病原因时，必要时开胸或胸腔镜活检，病理上证实有机化性弥漫性肺泡损害时，可诊断 AIP。

五、治疗

1. 糖皮质激素

一般认为 AIP 是一种具有潜在逆转可能的急性肺泡损伤性疾病，在疾病早期及时治疗可能康复而不遗留肺部阴影或仅有少许索条影。一般使用大剂量糖皮质激素，对于病情凶险的患者可以采用冲击治疗，一般采用静脉甲基泼尼松龙治疗，连续 3 天；第 4 天开始根据疗效决定皮质激素用量，一般为每日 1 mg/kg 泼尼松或等量药物，逐渐减量。疗程须根据患者情况决定。

2. 细胞毒药物

用于病情凶险或疾病在好转后出现反复的患者。环磷酰胺为 0.2 g，隔天 1 次静脉点滴。如果病情改善或稳定，则减量并继续联合治疗。如果病情加重，应该停药或改变治疗方案。

六、预后

病死率 > 60%；大多数患者出现临床表现后 6 个月内死亡。痊愈患者通常不会复发，肺功能绝大多数或完全恢复。

第四节　隐源性机化性肺炎

隐源性机化性肺炎（cryptogenic organizing pneumoma，COP）最早在 1983 年由 Davison 及同事描述其病理学特征，表现为肺泡腔内肉芽组织增生，并可见成纤维细胞和肌纤维母细胞和松散的结缔组织，细支气管管腔内也可见肉芽组织增生。2002 年 ATS/ERS 共识认为，COP 与其他 IIP 一样，不再是单纯的病理诊断名称，而是结合了临床 – 影像 – 病理诊断之后的临床诊断名称。

一、病因及发病机制

COP 的病因目前尚不清楚，由于起病时多数患者有类似流感样表现，推测可能与感染有关。Elizabeth 等用呼吸道肠病毒复制出 BOOP 的肺部病理模型，提示呼吸道病毒感染参与 BOOP 的形成。

二、病理特征

病变呈斑片状分布，在呼吸细支气管、肺泡管和细支气管周围肺泡腔内有由成纤维细胞组成的息肉样组织。病变区附近的肺泡间隔常常增厚，单核细胞浸润，肺泡 II 型细胞增生。

三、临床表现

发病率男女基本相等，年龄在 50 ~ 60 岁之间。亚急性起病，表现为发热、刺激性咳嗽、乏力、食欲缺乏和体重下降。气短的症状较轻。上述临床症状在数周内进展。体检时可发现散在的湿性啰音。

四、辅助检查

（1）常规实验室检查：无特异性。约半数患者有无嗜酸性细胞增高的白细胞增多，开始时血沉常升高。

（2）胸部 X 线：双侧性弥漫性肺泡性密度增高阴影。阴影呈外周性分布，也可发现类似于被认为是慢性嗜酸性细胞性肺炎的特征性表现。极少见情况下，肺泡性密度增高阴影呈单侧性。反复性游走性肺部阴影常见。表现为线状或结节状间质性阴影少见。HRCT 扫描显示斑片状气腔实变、磨玻璃样阴影、小结节阴影以及支气管壁增厚和扩张。斑片状阴影在肺外周更常见，常位于肺底部。CT 扫描比胸部 X 线能显示更广泛的病变。

（3）肺功能检查：肺功能检查常显示为限制性障碍，20% 的病中可发现阻塞性通气功能障碍。

（4）血气分析：静息及运动后低氧血症常见。

（5）支气管镜检查：支气管肺泡灌洗液，细胞分类中淋巴细胞和中性粒细胞增高，嗜酸性细胞也可增高。CD4 与 CD8 比值明显降低，TBLB 有时可明确诊断。

五、诊断

COP 是依据临床 – 放射 – 病理进行诊断的。肺活检是确诊的依据。

六、鉴别诊断

灶性机化性肺炎是一种对肺损伤的非特异性反应，亦可继发于其他病理过程，包括隐球菌病、韦格纳肉芽肿、淋巴瘤、过敏性肺炎和嗜酸性细胞性肺炎，若能明确病因，则不作为 COP 诊断，当有疑问时也可以 COP 样改变表示，提醒临床医师进一步寻找原发病因。由于肺部细菌或病毒感染后，也可以出现炎性肉芽肿性改变，常也被称为"机化性肺炎"，但是需明确此种机化性肺炎与 COP 不同，治疗与预后均有区别。

七、治疗及预后

糖皮质激素起始剂量 0.5 ~ 0.75 mg/（kg·d），2 ~ 4 周后减量。皮质激素减量或停药后可出现复发。复发对总预后影响不大。总疗程应在 6 ~ 12 个月，复发患者治疗时间相对长些。对于发病急且出现呼吸衰竭的患者推荐使用静脉甲基泼尼松龙，可以 80 ~ 160 mg/d，在病情缓解之后改用口服泼尼松会取得较好的疗效。

八、预后

一经诊断建议尽早治疗，因部分患者起病急，可以迅速进展为呼吸衰竭，而患者对糖皮质激素反应往往良好且迅速，早期治疗可能避免机械通气。

第五节　淋巴细胞性间质性肺炎

淋巴细胞性间质性肺炎（lymphocytic interstitial pneumonia，LIP）是一个临床病理学术语，目前，LIP 被认为是一种反应性肺淋巴增生，属弥漫性肺实质疾病。美国胸科协会 / 欧洲呼吸病协会（ATS/ERS）组建的间质性肺病国际分类委员已将 LIP 再次划归为间质性肺炎。

一、病因

LIP 的确切病因目前尚不清楚，很可能是多种因素共同作用的结果。然而有证据提示，病毒感染在某些病例的发病中起一定作用。自身免疫性疾病与 LIP 亦强烈相关，约占 LIP 的 39%，这些自身免疫性疾病包括舍格伦综合征、系统性红斑狼疮、类风湿关节炎、多发性肌炎、自身免疫性甲状腺炎、重症肌无力、溶血性贫血、恶性贫血、自身红细胞致敏综合征、慢性活动性肝炎，其中最多见的是舍格伦综合征。LIP 还与各种免疫缺陷有关，进一步提示淋巴细胞调节紊乱参与 LIP 的发病。LIP 还可以是同种异体骨髓移植的一种晚期并发症，常发生于移植后 200 ~ 400 d。也有苯妥英钠引起 LIP 以及家族性 LIP 的报道。特发性 LIP 非常罕见，在特发性间质性肺炎（idiopathic interstitial pneumonia，IIP）中不足 2%。

二、发病机制

目前，LIP 的发病机制不明，这方面的研究甚少。

三、病理

病理特征为弥漫性肺间质致密淋巴细胞浸润，常可见淋巴滤泡，有时支气管周围亦受累，但通常病变轻微。腺泡内无病变特别严重的区域（如腺泡周围或腺泡中央），偶有非坏死性肉芽肿形成。淋巴细胞呈多克隆性，主要是 T 细胞，内有散在的 E 细胞、浆细胞和组织细胞，同时有 II 型肺泡细胞的增加及肺泡巨噬细胞的轻度增生。其他表现有肺泡腔中蛋白样液体及单核细胞、泡沫巨噬细胞或巨细胞的聚集。细支气管周围淋巴细胞浸润导致气道进行性阻塞和扩张是形成囊性病变的原因。疾病晚期可有间质纤维化和蜂窝肺。

四、临床表现

成人 LIP 患者常为女性，发病时的年龄 40 ~ 70 岁，平均为 50 岁左右，起病缓慢，表现为进行性咳、呼吸困难，可有发热、盗汗、消瘦，偶有咯血、胸痛、关节痛，一些患者无症状。儿童 LIP 患者通常在 2 ~ 3 岁发病，表现为咳嗽、呼吸困难、发热、发育停滞。体检时可在双肺底听到爆裂音。杵状指及外周淋巴结肿大或肝脾大在儿童患者中多见。

五、辅助检查

（1）实验室检查：可有轻度贫血。常有免疫球蛋白产生异常，其中 75% 以上的患者表现为多克隆高丙种球蛋白血症或 IgG、IgM 的单克隆增加。另有约 10% 的患者表现为低丙种球蛋白血症。值得注意的是，若为单克隆丙种球蛋白病或低丙种球蛋白血症，需警惕淋巴增生性恶性肿瘤的可能。此外，与 HIV 相关的 LIP 通常发生于 CD4 细胞数尚在正常范围时，而 NSIP 通常发生于晚期阶段，患者的 CD4 细胞数通常在 $200 \times 10^6/L$。

（2）影像学：胸部 X 线片上 LIP 表现为特征性的以双下肺为主的网状、粗网状结节状或细网状结节状影，还可有粟粒影以及斑片状的浸润影、实变影，病变也可弥漫分布。个别患者胸片无异常发现，需行 HRCT 检查。HRCT 表现为边界不清的小叶中央性结节和胸膜下小结节（1 ~ 4 mm）、磨玻璃样影、支气管血管束增厚、小叶间隔增厚，以下叶分布多见。此外，68% ~ 82% 的患者有薄壁囊状气腔，大小一般在 1 ~ 30 mm，最大者直径可达 10 cm。纵隔淋巴结肿大多见于儿童患者或舍格伦综合征患者。不常见的表现有：1 ~ 2 cm 的大结节、肺气肿、气腔实变、支气管扩张、胸膜增厚等，胸腔积液罕见。

（3）肺功能：肺功能常表现为限制性通气功能障碍，包括 TLC、FVC、FEV_1 降低，FEV_1/FVC 升高，但也有肺通气功能正常的报道。一氧化碳弥散量降低，弥散系数可以正常。

（4）支气管镜检查：支气管肺泡灌洗对 LIP 有一定的诊断价值，表现为支气管肺泡灌洗液中白细胞总数增加，淋巴细胞增加，$CD3^+T$ 细胞、B 细胞可以增多或正常，若淋巴细胞、$CD3^+T$ 细胞、多克隆 $CD20^+B$ 细胞增加则提示 LIP。

（5）外科肺活检：是确诊的手段。

六、诊断

LIP 的确诊有赖于外科肺活检。

七、鉴别诊断

（1）原发性肺低度恶性淋巴瘤：临床上，LIP 主要与原发性肺低度恶性淋巴瘤相鉴别。淋巴瘤的淋巴细胞呈单克隆性，浸润更致密，形态单一，可有肺结构的破坏、Dutcher 小体（含有免疫球蛋白的核内包涵体）、胸膜浸润，病变沿淋巴通路分布（支气管血管束、胸膜和小叶间隔），但 HE 染色常难以区分这两种疾病，因此，需要进行免疫组化染色及分子基因重排检测，如应用 PCR 技术对免疫球蛋白重链基因的克隆性重排进行检测。

（2）细胞型 NSIP：细胞型 NSIP 以男性略多，HRCT 上磨玻璃样影为其显著特征，病理上间质炎性细胞浸润程度轻于 LIP，一些肺泡壁可无受累。

（3）外源性过敏性肺泡炎：此病 HRCT 上亦表现为磨玻璃样影及边界不清的小叶中央性结节，但呼气相可显示气体陷闭引起的斑片状密度减低区，提示存在细支气管的炎症。此外，囊状气腔、小叶间隔增厚、淋巴结增大罕见。外源性过敏性肺泡炎患者常有吸入有机气雾颗粒或低分子化学物质史，症状的出现与从事某些活动存在时间相关性，可呈急性或亚急性发病。病理上病变常为细支气管周围分布，炎性细胞浸润程度轻于 LIP，常见肉芽肿、机化性肺炎等较为特征的表现，由此可与 LIP 鉴别。此外，LIP 尚需与隐源性机化性肺炎、肺孢子菌肺炎、滤泡性细支气管炎、结节性淋巴组织增生等疾病鉴别。

八、治疗和预后

LIP 的治疗为糖皮质激素或联合免疫抑制药。LIP 的病程个体间差异很大，一些患者治疗反应极好，可完全持续缓解；一些患者在进展为肺纤维化和肺心病以前，病情可相对稳定数月或数年；另一些患者可在数月内死于肺部疾病；另有 LIP 自发缓解的报道。LIP 患者诊断后 5 年内病死率为 33% ~ 50%，近 5% 的患者发展为低度恶性 B 细胞淋巴瘤。

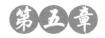

细菌性肺炎

第一节　肺炎链球菌肺炎

一、概述

肺炎链球菌肺炎（pneumococcal pneumonia）是肺炎链球菌感染引起的急性肺组织炎症，为社区获得性细菌性肺炎中最常见的一种，约占社区获得性细菌性肺炎的半数，医院内肺炎中仅占 3% ~ 10%。肺炎链球菌肺炎通常以上呼吸道急性感染起病，临床表现为高热、畏寒、咳嗽、血痰及胸痛，并有肺实变体征等。自从抗菌药物广泛应用，临床表现趋于不典型。国内肺炎链球菌肺炎缺乏确切的发病率，在美国其每年发患者数约为 50 万。近来虽然在诊断、治疗和预防等方面有了很大进步，但此病在全世界仍有较高的发病率和病死率。

二、病因

肺炎链球菌为革兰阳性双球菌，有荚膜，属链球菌科的链球菌属。肺炎链球菌在人体内能形成荚膜，系多糖多聚体，可保护细菌免受吞噬细胞吞噬。在普通染色标本中，菌体外围的荚膜区呈不着色的半透明环。根据荚膜多糖抗原特性，肺炎链球菌可分近 90 个血清型，大多数菌株不致病或致病力很弱，仅部分菌株有致病力，荚膜多糖抗原与肺炎球菌的致病力有密切关系。成人致病菌多为 1 ~ 9 型，以第 3 型毒力最强，常致严重肺炎。

三、发病机制

1. 基本发病机制

肺炎链球菌为口咽部定植菌，主要靠荚膜对组织的侵袭作用引起组织的炎性反应，通常在机体免疫功能低下时致病。在全身及呼吸道防御功能受损时，如上呼吸道病毒感染、受凉、淋雨、劳累、糖尿病、醉酒或全身麻醉均可使机体对肺炎链球菌易感。肺炎链球菌经上呼吸道吸入肺泡并在局部繁殖。细菌不产生毒素，不引起原发性组织坏死或形成空洞，其致病力是由于含有高分子多糖体的荚膜对组织的侵袭作用。细菌能躲避机体吞噬细胞的吞噬过程，并主要在肺泡内的富含蛋白质的渗液中繁殖。首先引起肺泡壁水肿，然后迅速出现白细胞和红细胞渗出，含菌的渗出液经 Cohn 孔向邻近肺泡扩散，甚至蔓及几个肺段或整个肺叶，典型的结果是导致大叶性肺炎。

2. 非典型表现发病机制

患有黏液、纤毛运动障碍的患者如慢性阻塞性肺病（COPD），或肺水肿及心力衰竭，特别容易感染本菌，老年及婴幼儿感染可沿支气管分布即支气管肺炎。

四、病理

病理改变有充血水肿期、红色肝变期、灰色肝变期和消散期。整个过程包括肺组织充血水肿，肺泡内浆液性渗出和红、白细胞浸润，吞噬细菌，继而纤维蛋白渗出物溶解、吸收，肺泡重新充气。初阶段是充血，特点是大量浆液性渗出物，血管扩张及细菌迅速增殖，持续 1 ~ 2 天；下一阶段叫作"红色肝样变"，即实变的肺脏呈肝样外观，一般从第 3 天开始，肺泡腔内充满多形核细胞，血管充血及红细胞外渗，因此肉眼检查呈淡红色。接着是"灰色肝样变"期，第 4 ~ 6 天达到高峰，该期的纤维蛋白集聚与处于不同阶段的白细胞和红细胞有关，肺泡腔充满炎症渗出物。最后阶段是以渗出物吸收为特征的消散期，常在病程第 7 ~ 10 天出现。实际上四个病理阶段很难绝对分开，往往相互重叠，而且在使用抗生素的情况下，这种典型的病理分期已很少见。病变消散后肺组织结构多无损坏，不留纤维瘢痕。

极个别患者由于机体反应性差，肺泡内白细胞不多，白细胞溶解酶少，纤维蛋白吸收不完全，甚至有成纤维细胞形成，发生机化性肺炎。如细菌毒力强且未及时使用有效抗生素，15% ~ 20% 细菌经胸淋巴导管进入血循环，形成肺外感染，包括胸膜炎、关节炎、心包炎、心内膜炎、腹膜炎、中耳炎，5% ~ 10% 可并发脓胸，少数可发生败血症或感染性休克，侵犯脑膜可引起化脓性脑膜炎。

五、临床表现

（一）症状

1. 常见症状

本病以冬季和初春为多，这与呼吸道病毒感染流行有一定关系。青壮年男性或老幼多见。本病发病随年龄增大，发病率不断增高，春、冬季节因带菌率较高为本病多发季节。

（1）诱因：常有受凉、淋雨、疲劳、醉酒、精神刺激、上呼吸道病毒感染史，半数左右的病例有上呼吸道感染的先驱症状。

（2）全身感染中毒症状：起病多急骤，有高热，体温在数小时内可升到 39 ~ 40 ℃，高峰在下午或傍晚，亦可呈稽留热型，与脉率相平行。常伴有畏寒，半数有寒战。可有全身肌肉酸痛，口角或鼻周出现单纯疱疹。

（3）呼吸系统症状：咳嗽，初起无痰或痰量不多，后逐渐变成带脓性、血丝或"铁锈"痰液。

2. 非典型症状

非典型症状仅表现为高热性胸痛，而呼吸道症状不明显，可有食欲锐减、恶心、呕吐、腹痛、腹泻；患侧胸痛，可放射至肩部、腹部，咳嗽或深呼吸时加重，有时被误诊为急腹症、心绞痛或心肌梗死。累及脑膜时可表现意识模糊、烦躁不安、嗜睡、谵妄等。但在很多情况下，特别是婴幼儿和老年患者，本病较为隐袭，症状可不典型。少数年老体弱者起病后不久便表现为休克。

（二）体征

1. 常见体征

（1）急性热病容：面颊绯红、鼻翼翕动、皮肤灼热、干燥、口角及鼻周有疱疹；病变广泛、低氧血症时，可出现气急、发绀。

（2）肺部体征：典型的肺部实变体征受累侧胸部呼吸运动减弱，呼吸音减低，可闻及少许湿性啰音。大片肺叶实变时才有典型的实变体征，如叩诊呈浊音、语颤增强、管状呼吸音和湿性啰音。病变累及胸膜时可引起局部胸壁压痛，听诊有胸膜摩擦音；并发大量胸腔积液时，气管可偏移，叩诊实音，呼吸音减低或消失。

2. 非典型体征

（1）在年幼、体弱和老年人以及感染早期，临床表现可不明显，仅表现出疲乏、精神恍惚或体温升高。

（2）由于早期诊断及治疗，近年来一般肺炎链球菌肺炎可能在未完全实变时已开始消散，部分可不出现明显的异常体征，仅有高热，无干、湿性啰音。

（3）少数有脓毒血症者，可出现皮肤、黏膜出血点，巩膜轻度黄染。发现头痛特别是颈部疼痛或有僵硬感，颈有阻力提示可能累及脑膜。心率增快、心界扩大，提示心力衰竭。炎症延及膈胸膜外围可引起上腹部压痛，炎症严重者可引起腹部胀气及肠梗阻。严重感染可并发休克，血压下降或测不出。

六、实验室检查

（一）常见表现

1. 血常规检查

血白细胞计数多数在（ 10 ~ 30 ）× 10^9/L，中性粒细胞常超过 80%，并有核左移或见胞质内毒性颗粒。

2. 病原学检查

合格痰标本涂片检查有大量中性粒细胞和革兰阳性成对或短链状球菌，尤其在细胞内者，具有诊断参考意义。痰培养分离出肺炎链球菌是诊断本病的主要依据，可利用型特异抗血清确定出分离菌株的型别，但国内临床细菌室没有常规做菌型测试。为减少污染，应在漱口后采集深咳痰液，微生物标本必须在抗菌药物使用前留取，否则明显影响培养阳性率。

3. 血气分析

可出现动脉血氧分压（ PaO_2 ）降低、二氧化碳分压（ PCO_2 ）正常或降低，因原有基础病不同可有代谢性酸中毒改变。

（二）非典型表现

年老体弱、酗酒、免疫力低下者的白细胞计数常不增高，但中性粒细胞百分比仍升高。约 10% ~ 20% 合并菌血症，重症感染不应忽视血培养的临床意义。也可经支气管镜防污染毛刷或支气管肺泡灌洗采样，因系侵袭性检查，仅限于少数重症感染。如合并胸腔积液，应积极抽胸液进行细菌培养。血培养阳性率不高，只有在病程早期的短暂菌血症期或并发脓毒血症时血培养才会出现阳性。

七、器械检查

1. 常见表现

病变早期肺部仅见纹理增多，或局限于肺段的淡薄、均匀阴影；随着病情进展，典型表现为肺叶或肺段分布的大片呈均匀致密阴影，在实变阴影中可见支气管充气征，也可表现为一个肺段中单一区域或几个区域的浸润影。在有效抗生素治疗数日后开始消散，一般 3 周后完全消散。

2. 不典型表现

由于抗生素的应用，典型的大叶实变已少见。肋膈角可有少量胸腔积液征。在肺炎消散期，X 线显示炎性浸润逐渐吸收，部分区域吸收较早，可呈现"假空洞"征。老年人病灶消散较慢，容易出现吸收不完全而发展为机化性肺炎。少数患者可伴有胸膜增厚，并发胸膜或心包积液时可出现相应改变。

八、诊断

凡急性发热伴咳嗽、胸痛和呼吸困难都应怀疑为肺炎链球菌肺炎。根据病史、体征、胸部 X 线改变，痰涂片、痰培养或血培养，涂片革兰染色可见成对或短链状排列的阳性球菌、荚膜肿胀反应而缺乏其他优势菌群，并有大量的中性粒细胞，可做出初步诊断。痰培养分离出肺炎链球菌是诊断本病的主要依据，但如能在胸液、血液、肺组织或经气管吸出物中检出肺炎链球菌，则具有确诊价值。严重的患者病情变化急骤，开始表现轻微，但在数小时内发生唇绀、呼吸急促、鼻翼翕动和末梢循环衰竭引起休克等。无发热，特别是低体温往往与病情恶化相关。

九、鉴别诊断

（一）常见表现鉴别诊断

1. 干酪性肺炎

急性结核性肺炎临床表现与肺炎链球菌肺炎相似，X 线亦有肺实变，但结核病常有低热乏力，痰中容易找到结核菌。X 线显示病变多在肺尖或锁骨上、下，密度不均，久不消散，且可形成空洞和肺内播散。典型肺炎多发生于中、下叶，阴影密度均匀。而肺炎链球菌肺炎经青霉素等治疗 3 ~ 5 天，体温多能恢复正常，肺内炎症也较快吸收。

2. 肺癌

少数周围型肺癌 X 线影像颇似肺部炎症，但一般不发热或仅有低热，周围血白细胞计数不高，痰中找到癌细胞可以确诊。中央型肺癌可伴阻塞性肺炎，经抗生素治疗后炎症消退，肿瘤阴影渐趋明显；或者伴发肺门淋巴结肿大、肺不张。对于有效抗生素治疗下炎症久不消散或者消散后又复出现者，尤其在年龄较大者，要注意分析，必要时做 CT、痰脱落细胞和纤支镜检查等，以确定诊断。

3. 急性肺脓肿

早期临床表现与肺炎链球菌肺炎相似。但随着病程的发展，出现大量特征性的脓臭痰。致病菌有金黄色葡萄球菌、克雷白杆菌及其他革兰阴性杆菌和厌氧菌等。葡萄球菌肺炎病情往往较重，咳脓痰。X线胸片表现为大片炎症，伴空洞及液平。克雷白杆菌肺炎常引起坏死性肺叶炎症，累及上叶多见，痰呈红棕色胶冻样。肺脓肿 X 线显示脓腔和液平，较易鉴别。但须警惕肺脓肿与肺结核可同时存在。

4. 其他病菌引起的肺炎

葡萄球菌肺炎和革兰阴性杆菌肺炎，临床表现较严重。克雷白杆菌肺炎等常见于体弱、心肺慢性疾病或免疫受损患者，多为院内继发感染；痰液、血或胸液细菌阳性培养是诊断不可缺少的依据。病毒和支原体肺炎一般病情较轻，支原体肺炎和衣原体肺炎较少引起整个肺叶实变，可常年发作，无明显季节特征；白细胞常无明显增加，临床过程、痰液病原体分离和血液免疫学试验对诊断有重要意义。

（二）非典型表现鉴别诊断

1. 渗出性胸膜炎

其可与下叶肺炎相混淆，有类似肺炎的表现，如胸痛、发热、气急等症，但咳嗽较轻，一般无血痰，胸液量多时可用 X 线检查、B 超定位进行胸腔穿刺抽液，以明确诊断，须注意肺炎旁积液的发生。

2. 肺栓塞

常发生于手术、长期卧床或下肢血栓性静脉炎患者，表现为突然气急、咳嗽、咯血、胸痛甚至昏迷，一般无寒战和高热，白细胞中等度增加，咯血较多见，很少出现口角疱疹。肺动脉增强螺旋 CT 或肺血管造影可以明确诊断，但须警惕肺炎与肺栓塞可同时存在。

3. 腹部疾病

肺炎的脓毒血症可发生腹部症状，病变位于下叶者可累及膈胸膜，出现上腹痛，应注意与膈下脓肿、胆囊炎、胰腺炎、胃肠炎等进行鉴别。

十、治疗

（一）药物治疗

一经疑似诊断应立即开始抗生素治疗，不必等待细菌培养结果。青霉素可作为肺炎链球菌肺炎的首选药物，对无并发症的肺炎链球菌肺炎经验性治疗推荐青霉素，给青霉素 G 80 万～240 万单位静脉注射，1 次 /4～6 h。青霉素自问世以来一直被认为是治疗肺炎链球菌感染的常规敏感药物。但自从在澳大利亚和南非首次报道发现耐青霉素肺炎链球菌（PRSP）以来，PRSP 流行呈上升趋势；对 PRSP 引起的各种感染均应选择青霉素以外的抗生素治疗，但对低度耐药株可用大剂量的青霉素 G，使血药浓度远高于MIC，以取得较好的抗菌效果。对于严重肺炎链球菌感染伴发原发疾病患者，也可选用青霉素 G，须在治疗过程中注意观察疗效，并根据药敏结果及时调整给药方案。医源性感染患者对青霉素低度耐药者可选用大剂量青霉素 G 治疗，β－内酰胺类抗生素中以阿莫西林为最有效的药物，其他有效药物包括青霉素类，如氨苄西林、阿莫西林，头孢菌素中的头孢唑啉、头孢丙烯、头孢克洛、头孢噻肟、头孢曲松也有效。万古霉素对 PRSP 感染有极强的抗菌活性，替考拉宁作用与万古霉素相似，不良反应减轻，半衰期延长。对青霉素过敏者，可静脉滴注红霉素，或口服克拉霉素或阿奇霉素。大环内酯类抗生素的抗菌活性，以红霉素最强，但国内耐红霉素肺炎链球菌的比例高达 50%。阿奇霉素与红霉素等沿用品种相比，其对流感嗜血杆菌和非典型病原的抗微生物活性明显增强；与头孢呋辛等 β－内酰胺类抗生素相比，对呼吸道非典型病原有良好活性。由于阿奇霉素血浓度较低，国内外不推荐用于治疗伴有菌血症的肺炎链球菌肺炎。大环内酯类新品种，如罗红霉素、阿奇霉素、克拉霉素抗菌谱没有明显扩大，常用于社区获得性感染，不宜作为重症感染的主要药物，除非有病原体检查结果支持或临床高度疑似为军团菌感染。在体外和动物实验中，许多药物的联合用药表现出了很大的抗菌活性，如头孢曲松与万古霉素，氨苄西林与利福平，阿莫西林与头孢噻肟，氯法齐明与头孢噻肟，对 PRSP 表现出协同作用，可能在将来针对 PRSP 感染的治疗中是一种较好的方案。PRSP 感染危及患者的生命，病死率高，更为严重的是 PRSP 菌株在患者之间的传播，控制感染方案失败，抗生素使用不合理，均可引起医院感染，因此对 PRSP 进行预防控制是很有必要的。新一代氟喹诺酮类组织渗透性好，痰液中药物浓度多达血药浓度的 50% 以上，肺组织浓度可达血浓度的 3 ~ 4 倍。如左氧氟沙星、莫西沙星、加替沙星对大多数中度耐药菌株有效。在第三代头孢菌素耐药比较高的某些地区，尽管经验性选用万古霉素治疗的方案有争议，但临床医生根据经验将氟喹诺酮或万古霉素作为首选。如对青霉素高度耐药，可用第三代头孢菌素，如头孢曲松或头孢噻肟，或伊米配能等。抗菌药物疗程一般为 5 ~ 7 天，或在退热后 3 天停药。对衰弱患者疗程应适当延长。除抗生素治疗外，还应予以适当的对症治疗和支持治疗，包括卧床休息、补充液体及针对胸膜疼痛使用止痛药。

（二）治疗矛盾及对策

近年来，肺炎链球菌对抗生素的耐药性日益流行，给临床治疗带来困难。国外已有 20% ~ 40% 的肺炎链球菌对青霉素中度耐药或高度耐药，我国肺炎链球菌的耐药率尚低，中度耐药可采取加大青霉素剂量而获得有效治疗的方法，青霉素高度耐药菌株在我国甚少，约为 0 ~ 5%，但有逐年上升的趋势。国内已有资料显示肺炎链球菌对大环内酯类、磺胺类等抗生素耐药率很高，疑诊或明确为该菌感染时不宜选用。而肺炎链球菌多重耐药株（MDRP）也逐渐增多，引起医院内暴发流行。北京地区多重耐药肺炎链球菌上升到 6.9%。上海地区部分医院研究发现肺炎链球菌对除万古霉素以外的抗菌药有不同程度的耐药性，同时存在交叉耐药现象。在某些地区肺炎链球菌对青霉素、头孢克洛、头孢呋辛等不敏感率也较高，应根据当地实际情况决定是否选用。肺炎链球菌对新型氟喹诺酮类敏感，但近来报告出现的耐药菌株已引起了人们的高度重视。万古霉素对所有肺炎链球菌均有抗菌活性，可作为伴有青霉素高耐药菌株易感因素的重症患者的首选药物。

（三）并发症的处理

1. 肺外感染

经适当抗生素治疗以后，高热一般在 24 h 内消退，或在数天内呈分离性下降，如体温再升或 3 天后仍不退者，应考虑肺炎链球菌的肺外感染，如脓胸、心包炎或关节炎等。持续发热的其他原因还有混杂细菌感染、药物热或存在其他并存的疾患。肺炎治疗不当，可有 5% 并发脓胸，对于脓胸患者应予置管引流冲洗，慢性包裹性脓胸应考虑外科肋间切开引流。

2. 脑膜炎

如疑有脑膜炎时，给予头孢噻肟 2 g 静脉注射，1 次 /4 ~ 6 h 或头孢曲松 1 ~ 2 g 静脉注射，1 次 /12 h，同时给予万古霉素 1 g 静脉注射，1 次 /12 h，可加用利福平 600 mg/d 口服，直至取得药敏结果。除静脉滴注有效抗生素外，应行腰穿明确诊断，并积极脱水，吸氧并给予脑保护。

3. 感染性休克

强有效的控制感染是关键，有并发症如脓胸而需要引流或有转移感染灶如脑膜炎、心内膜炎、脓毒性关节炎需加大青霉素剂量。补充血容量，对老年发热患者慎用解热镇痛药，特别合并低血压者注意防止虚脱，补足液体量。可加用血管活性药物以维持休克患者的血压，保证重要脏器的血液灌流，并维持血压不低于 100/60 mmHg，现临床上常用以下方法。

（1）多巴胺以微量泵入，严重时加间羟胺静脉滴注。

（2）输氧：一般鼻导管给氧，呼吸衰竭可考虑气管插管、气管切开和呼吸机辅助通气。

（3）纠正水、电解质和酸碱失衡：监护期间要密切随访血电解质、动脉血气，尤其是对 COPD 患者。

4. 其他

临床表现腹痛又合并高热患者，排除外科急腹症可应用解热镇痛药；因基础病不同酌情予以解痉止痛药。如果临床症状逐步改善，而且病因明确，不应改变治疗方案。当患者仍无好转时，需考虑以下因素：病因诊断错误，药物选用不当，疾病已属晚期或重复感染，并发症使患者抵抗力低下，用药方法错误，肺炎链球菌属耐药菌株。青霉素的发现使肺炎链球菌性肺炎的病死率大大降低，本病总病死率为10%，但在已知病原菌的社区获得性肺炎死亡病例中，肺炎链球菌肺炎仍占较大比例。一般主张对35岁以上的患者要随访 X 线检查。胸部 X 线检查可能要在几周之后才能看到浸润消散，病情严重及有菌血症或原先已有慢性肺病的患者尤其如此。有肿瘤或异物阻塞支气管时，肺炎虽在治疗后消散，但阻塞因素未除，仍可再度出现肺炎。治疗开始 6 周或 6 周以上仍然有浸润，应怀疑其他疾病，如原发性支气管癌或结核的可能。

十一、预后

本病自然病程 1 ~ 2 周。发病第 5 ~ 10 天时，发热可以自行骤降或逐渐减退。使用有效的抗菌药物可使体温在 2 ~ 3 天内恢复正常，患者顿觉症状消失，逐渐恢复健康。接受治疗较早的轻型患者，一般在 24 ~ 48 h 内体温下降，但病情严重的患者，特别是具有预后不良因素的患者，往往需 4 天或 4 天以上才能退热。预后不佳的因素为：幼儿或老年，特别是 1 岁以下及 60 岁以上，血培养阳性，病变广泛、多叶受累者，周围血白细胞计数 <4 000/mm^3，合并其他疾病，如肝硬化、心力衰竭、免疫抑制、血液丙种球蛋白缺乏、脾切除或脾功能丧失、尿毒症等，某些血清型尤其是第 3 和第 8 型的病原体，发生肺外并发症如脑膜炎或心内膜炎。在已知病原菌的社区获得性肺炎死亡病例中，肺炎链球菌肺炎仍占较大比例。

十二、预防

避免淋雨受寒、疲劳、醉酒等诱发因素。对于易感人群可注射肺炎链球菌多糖疫苗。20 世纪 20 年代曾用过肺炎链球菌疫苗，由于抗生素的兴起而被摒弃，随着耐药菌的增加，近十余年来，疫苗接种又重新受到重视。目前多采用多型组合的纯化荚膜抗原疫苗，有商品供应的疫苗含肺炎链球菌型特异多糖抗原中的 23 种抗原，覆盖 85% ~ 90% 引起感染的肺炎链球菌菌型。有研究表明，哮喘人群中侵袭性肺炎球菌病的发生率增加；接种肺炎链球菌多价荚膜多糖疫苗可减少其感染和携带率。虽然对精确的保护水平尚不甚了解，因为通常不能作抗体效价测定，一般认为健康人注射肺炎链球菌疫苗后 2 ~ 3 周，血清内出现抗体，4 ~ 8 周抗体效价持续增高，可降低肺炎链球菌肺炎的发病率，有效率超过 50%，保护的期限至少 1 年以上。对于高危人群，5 ~ 10 年后需重复接种。

第二节　葡萄球菌肺炎

一、概述

葡萄球菌肺炎（staphylococcal pneumonia）是由葡萄球菌引起的急性化脓性炎症，近年来有增多的趋势。金黄色葡萄球菌占社区获得性肺炎的比例为 0 ~ 5%，重症肺炎中最高报道为 11.1%，也是医院获得性肺炎的主要病原菌之一，许多研究估计占所有医院获得性肺炎的 15% ~ 35%。与甲氧西林敏感的金黄色葡萄球菌（MSSA）相比，耐甲氧西林的金黄色葡萄球菌（MRSA）所致的社区和医院获得性感染的病死率明显增高，故更加引起了医学界的广泛关注。

二、病因和发病机制

葡萄球菌属含 32 种细菌，仅有一些对人体致病，为革兰阳性球菌，可分为凝固酶阳性的葡萄球菌（主要为金黄色葡萄球菌）及凝固酶阴性的葡萄球菌（如表皮葡萄球菌和腐生葡萄球菌）。葡萄球菌的致病物质主要是毒素与酶，如溶血毒素、杀白细胞素、肠毒素等，具有溶血、坏死、杀白细胞及血管痉挛等作用。凝固酶阳性的葡萄球菌致病力较强，随着医院感染的增多，由凝固酶阴性葡萄球菌引起的肺炎也不断增多。

金黄色葡萄球菌是毒力最强的葡萄球菌，广泛存在于自然界及人体，对外界有较强的适应能力，干燥环境下可存活几个月，常定植在健康人鼻前庭，带菌可达 15% ~ 50%，细菌胞壁上的部分胞壁酸有助于细菌在鼻前庭的细胞附着。除气管切开或烧伤患者外，虽然人群间的传播是否是通过直接接触和空气传播尚不清楚，但金黄色葡萄球菌很容易通过直接接触和空气产生播散。动物可以通过直接接触、环境污染或食物的作用，在人类 MRSA 感染中起到重要作用。

三、病理和生理

经呼吸道吸入途径所致肺炎呈大叶性或呈广泛的、融合性的支气管肺炎。支气管及肺泡破溃可使气体进入肺间质，并与支气管相通。当坏死组织或脓液阻塞细支气管，形成单向活瓣作用，产生张力性肺气囊肿。浅表的肺气囊若张力过高，可破溃形成气胸或脓气胸，并可形成支气管胸膜瘘。血源性金黄色葡萄球菌肺炎多发生于葡萄球菌菌血症患者。细菌栓子引起肺部多发的化脓性炎症病灶，进而发展成多发性肺脓肿，可侵及胸腔、心包，也可伴其他葡萄球菌引起的炎症，如脑膜炎、关节炎等。

四、临床表现、实验室检查及器械检查

金黄色葡萄球菌的临床表现随患者感染途径而异，经呼吸道吸入感染者较少见，大多发生于流感后。血源性途径感染者常以原发病灶表现和毒血症状为主。院内获得性肺炎多发于体质严重虚弱、气管切开、气管插管、使用免疫抑制药或近期做过手术的患者。

（一）典型表现

（1）急骤发病，全身中毒症状严重，寒战、高热、咳嗽、脓痰、脓血痰、呼吸困难、发绀等。

（2）病情发展迅速，神志改变、谵妄、昏迷甚至休克，多见于由肺外感染至血行播散者。

（3）院内感染出现在手术后监护病房及长期住院者，起病隐匿。呼吸道症状较轻、低热、咳嗽少量脓痰。病情变化快。

（4）血源性葡萄球菌肺炎继发于肺外感染的血行播散，全身中毒症状重，可找到原发病灶和其他部位感染的症状和体征。累及胸膜则发生脓胸。

（5）体征：早期局部呼吸音减低，可闻及干、湿性啰音。并发脓胸则有叩诊浊音，呼吸音减弱或消失。有气胸则叩诊鼓音，呼吸音减弱或消失。

（6）实验室检查：外周血白细胞在 20×10^9/L 左右，有些病例可高达 50×10^9/L，中性粒细胞明显升高，有中毒颗粒、核左移现象。重症病例由于细菌分泌杀白细胞数导致白细胞计数减少。痰涂片革兰染色可见大量成堆葡萄球菌与脓细胞、白细胞发现球菌有诊断价值。痰、血及胸液培养葡萄球菌生长。血清胞壁酸抗体测定对早期诊断有帮助，血清抗体 ≥ 1 ∶ 4 为阳性，特异性较高。

（7）X 线表现：肺浸润、肺脓肿、肺气囊肿和脓胸、脓气胸为金黄色葡萄球菌肺炎的四大 X 线征象，在不同类型和不同病期以不同的组合表现。多发性小脓肿、肺气囊肿和脓胸、脓气胸为婴幼儿金黄色葡萄球菌肺炎的特征，且早期临床表现常与胸部 X 线表现不一致，即临床症状很重，而胸片表现不明显。但病变发展快，可于数小时发展成为多发性肺脓肿、肺气囊肿、脓胸，并可产生张力性气胸、纵隔气肿。

原发性感染者早期胸部 X 线表现为大片絮状、密度不均的阴影。可成节段或大叶分布，亦有成小叶样浸润，病变短期内变化大，可出现空洞或蜂窝状透亮区，或在阴影周围出现大小不等的气肿性大泡。栓塞性葡萄球菌肺炎的特征是在不相邻的部位有多发性浸润，浸润易形成空洞，这些现象表示感染源来源于血管内（如右侧心内膜炎或脓毒性血栓性静脉炎）。通常，血源性感染者胸部 X 线表现呈两肺多发斑片状或团块状阴影或多发性小液平空洞。血源性葡萄球菌肺炎早期在两肺的周边部出现大小不等的斑片状或团块状阴影，边缘清楚，有时类似转移癌，但随病情发展，病灶周边出现肺气囊肿，并迅速发展成肺脓肿。

（二）非典型表现

（1）一些经血行感染者找不到原发病灶。

（2）部分患者亚急性起病，肺炎症状不典型。

（3）老年患者及有慢性基础疾病患者及某些不典型病例，呈亚急性经过，起病较缓慢，症状较轻，低热，咳少量脓性痰，有时甚至无临床症状，仅在摄胸片时发现肺部点状或边缘模糊的片状阴影。有时虽无呼吸系统症状及高热，而患者已发生中毒性休克，出现少尿、血压下降。

（4）有些金黄色葡萄球菌肺炎还可出现类似吉兰－巴雷综合征和多发性肌炎的肺外并发症表现。少数病例因出现腹痛被误诊为阑尾炎。

（5）影像学上有些肺上叶的病变易误诊为结核。

五、诊断和鉴别诊断

根据典型临床表现、X线征象、呼吸道分泌物涂片及培养，加上患者有金黄色葡萄球菌肺炎的易感因素，可做出诊断。但本病早期临床表现与X线改变不符合，病原学检查虽是确诊的依据，但需要一定的时间，也存在着敏感性和特异性的问题，早期诊断常有困难。X线检查随访追踪肺部病变动态变化对诊断有帮助。临床上应与其他疾病相鉴别。

1. 其他细菌性肺炎

其他如流感杆菌、肺炎克雷白杆菌、肺炎链球菌引起的肺炎。根据病史、症状、体征、胸部X线等检查可做出初步判断，但最终鉴别需病原学检查。

2. 肺结核

上叶金黄色葡萄球菌易与肺结核混淆，尤其是干酪性肺炎，二者无论是症状体征及影像学检查均相似。此外，发生于下叶的不典型肺结核也易误诊为金黄色葡萄球菌肺炎。应通过仔细询问病史、相关实验室检查以及对治疗的反应进行鉴别。

3. 真菌性肺炎

医院内获得性真菌性肺炎与金黄色葡萄球菌肺炎患者有相似的易感因素，症状体征及影像学改变区别不大，临床上判别有困难。确诊依赖于病原学诊断。

4. 其他非感染性疾病

发生于肺的其他非感染性疾病如肺肿瘤、肺栓塞、肺血管炎等疾病也可出现发热、外周血白细胞升高、胸部X线见肺浸润影，需通过病史及相关辅助检查进行鉴别。

六、治疗

（一）抗菌药物治疗

应根据痰培养及药物敏感试验结果选用抗生素。

（1）甲氧西林敏感的金黄色葡萄球菌（MSSA）治疗：可选用耐青霉素酶的半合成青霉素或头孢菌素，如苯唑西林、氯唑西林、头孢唑啉、头孢呋辛，也可选用克林霉素、复方磺胺甲噁唑（SMZco），联合使用阿米卡星、磷霉素、夫西地酸钠、利福平、氟喹诺酮类等药物。由于医院获得性感染多为耐多药菌株，治疗时不宜选用 β－内酰胺类、林可霉素类、氟喹诺酮类及 SMZco。

（2）MRSA 的治疗。

①糖肽类药物：可选用万古霉素，成人剂量为 1.0 g/次，1 次 /12 h 缓慢静脉滴注。也可选去甲万古霉素，成人 0.8 ~ 1.6 g/d，分 2 ~ 3 次缓慢静脉滴注。或替考拉宁 0.4 g/次，首 3 次剂量每 12 h 静脉给药 1 次，以后则 0.4 g/d。两种药物的作用机制相似，在体外替考拉宁较万古霉素容易产生诱导耐药。常用剂量下替考拉宁的肾毒性低于万古霉素，其半衰期为 40 ~ 70 h，每天一次给药方案为门诊治疗提供了方便。

②蟋唑烷酮类：利奈唑胺，成人 0.6 g/次，1 次 /12 h，静脉或口服。最常见的不良反应为腹泻、头痛、恶心。

③甘氨酰四环素类：替加环素，起始剂量为 0.1 g，以后 50 mg，1 次 /12 h。

（二）体位引流

脓气胸应尽早胸腔置管引流。肺脓肿应嘱患者按病变部位和全身情况做适当体位引流。

（三）其他

营养支持等均十分重要。伴随葡萄球菌心内膜炎患者在抗菌治疗症状改善后应尽早进行心脏赘生物的手术治疗。

1. 治疗矛盾

（1）临床上有 50% 以上的肺炎患者找不到病原体，许多葡萄球菌肺炎患者早期临床表现并无特异性，因此在病原学诊断前或药敏结果未获得前决定是否要选用针对葡萄球菌的经验性抗菌治疗有一定困难，尤其是否选用针对 MRSA 的治疗药物更难下决心。不选怕耽误治疗，影响疾病预后；轻易用药又造成抗生素滥用，且增加了医疗费用。

（2）对于 MRSA 肺炎，尤其是伴有心内膜炎的重症患者，宜选用杀菌剂，如万古霉素治疗。但如这些患者同时伴有肾功能不全时，则使用这种药物有风险。

（3）h-VISA 与万古霉素耐药菌的出现，会导致万古霉素治疗失败。但临床常规病原学检测很少进行 h-VISA 及 MBC 的测定。

2. 对策

（1）MRSA 不是社区获得性肺炎（CAP）的常见病原体，对 CAP 的患者应采用常规的方案进行治疗。只有对于那些有葡萄球菌感染的高危因素、治疗反应差或从血液、痰或胸腔积液中培养出 MRSA 的患者才改用万古霉素进行治疗。同时应该记住，痰培养出的 MRSA，可能是定植菌而非致病菌。

（2）对于肾功能不全的患者，使用万古霉素、替考拉宁均需调整剂量，或改用其他对肾损害小的药物，如利奈唑胺等。

（3）万古霉素 MIC 在敏感范围上界（1 ~ 2 μg/mL），如果仍选用万古霉素，可考虑联合应用利福平、夫西地酸或磷霉素等，也可改用其他种类的药物。还应掌握万古霉素应用的指征，积极预防耐药性的产生。美国疾病预防控制中心建议万古霉素应用的指征为：

a. 耐 β - 内酰胺类革兰阳性菌引起的严重感染。

b. 革兰阳性菌感染，但对 β - 内酰胺类抗生素严重过敏者。

c. 甲硝唑治疗失败或严重的抗生素相关性结肠炎。

d. 美国心脏协会推荐在某些特定的阶段，用于心脏病的预防。

e. 假体材料或装置的植入手术中，MRSA 或 MRSE（耐甲氧西林表皮葡萄球菌）感染的发生率较高，为在操作过程中的预防用药。

七、预后

葡萄球菌肺炎的预后通常与感染菌株的致病力、患者的基础状态、肺部病变范围、诊断和治疗是否及时和正确，以及有无并发症如菌血症、心内膜炎、脑膜炎等均有密切关系。其病死率为 10% ~ 30%，年龄大于 70 岁的患者病死率为 75%。痊愈患者中少数可遗留支气管扩张等。

第三节　军团菌肺炎

一、概述

军团菌肺炎（Legionnaires pneumonia）是指由军团杆菌引起的细菌性肺炎。军团菌属由 40 多种组成，但只有不到一半可引起人类疾病，最常见的致病菌是嗜肺军团菌（Lpneumophila）。我国自 1982 年在南京发现首例患者以来，发病例数日益增多，已受到普遍关注。军团菌肺炎在非典型肺炎中是病情最重的一种，未经有效治疗者的病死率可高达 45%。军团菌致病几乎遍及全球，夏末秋初为高发季节，男性多于女性，任何年龄人群均可发病。孕妇，老年人，器官移植、免疫抑制药治疗、长期住院，以及免疫功能低下的慢性阻塞性肺疾病患者为好发人群。军团菌为水源中常见的微生物，并可以气溶胶的方式传播和感染人群。超声雾化设备、空调系统、冷却和暖水管道是该菌极易繁殖的场所。因此，暴发流行多见于医院和旅馆等公共场所。本病病死率为 5%，免疫缺陷者为 20%。军团菌肺炎的散发病例占社区获得性肺炎（CAP）的 2% ~ 15%、医院内感染性肺炎的 1% ~ 40%。

二、病因

军团菌属水生菌群，存在于天然淡水、人工管道水及泥浆水中，在蒸馏水、河水、自来水中的存活时间分别是 3 ~ 12 个月、3 个月、1 年。军团菌至今已分离出 40 多种，其中至少 19 种可致肺炎，并有 60 余种血清型，但可引起人类肺炎的军团菌最多见的为嗜肺军团菌、米克戴德军团菌和博杰曼军团菌，其中嗜肺军团菌有 15 个型，以 1、6、4、12 等血清型致病最多见。吸烟、原有慢性肺部疾病和免疫功能低下（尤其是使用糖皮质激素）是产生军团菌肺炎的三大危险因素。

三、发病机制

（一）基本发病机制

军团杆菌在分类学上是一种独特的需氧革兰染色阴性杆菌，无荚膜，在普通培养基上不生长，属于细胞内寄生菌。当人吸入污染有嗜肺军团菌的气溶胶后，细菌可直接穿入呼吸系统细支气管和肺泡，先附着于吞噬细胞或中性粒细胞，然后进入细胞内形成吞噬小体，进行繁衍，直到细胞破裂，产生一些淋巴与细胞毒性因子，引起肺损害。另外，军团菌还可直接产生和释放各种毒素和酶，引起肺的持续性损害。如外毒素可溶解细胞；内毒素如脂多糖能阻止吞噬体与溶酶体的融合；毒素类物质可损害单核 - 巨噬细胞的杀菌功能；磷脂酶可影响细胞内第二信使的形成，从而抑制吞噬细胞的活化；蛋白激酶能影响吞噬细胞的活化和杀菌功能；蛋白酶能灭活白细胞介素 -2 和裂解人工细胞表面 CD4，从而干扰 T 细胞活化和功能的发挥。本病的病变分布范围、破坏程度取决于宿主的抵抗力、病原菌的毒力及感染的剂量，可表现为支气管肺炎、大叶性肺炎、空洞形成。军团菌感染也可表现为无肺炎特征的急性自限性流感样疾病——庞蒂亚克热。

（二）非典型表现发病机制

由嗜肺军团菌引起的肺炎，以肺部感染为主，还可合并肺外多系统受损。军团菌进入肺终末细支气管和肺泡后产生炎症反应，细菌可逆行至较大的细支气管及大气道，也可扩展至肺间质、胸膜、淋巴管，还可能随淋巴管进入循环而形成全身感染。经菌血症播散军团菌可侵入肝、脑、甲状腺、胰、周围肌肉、睾丸、前列腺与心脏，多表现在胃肠道、肾脏、神经系统，少数病例可发生肝脏损害、心包炎、局灶性心肌炎、肛周脓肿、皮肤黏膜改变等。

四、病理

（一）肺内病理改变

急性期为纤维素性化脓性肺炎，急性后期表现为机化性肺炎。肺急性期病变主要分为两型，Ⅰ型为急性纤维素性化脓性肺炎（95%），以大量纤维素渗出、嗜中性白细胞崩解、细胞碎片及巨噬细胞为主；Ⅱ型为急性弥漫性肺泡损伤，病变中可见肺泡上皮增生、脱屑及透明膜形成。与一般大叶性肺炎不同的是，同时出现的纤维素性化脓性支气管炎以及炎性渗出物中单核细胞及巨噬细胞明显。病变分布常为大叶和小叶病变混合存在。肺后期病变表现为渗出物和透明膜机化及间质纤维化严重者可导致蜂窝肺。肺血管病变主要侵犯肺肌性动脉，病变呈灶状分布，为浆细胞、淋巴细胞和组织细胞浸润的非坏死性血管炎，可有内膜纤维化，也可形成动脉瘤。

（二）肺外病理改变

肺外病理改变分为炎症性病变、感染中毒性病变及继发性病变，包括多脏器脓肿形成、间质性肾炎、肾小球肾炎、肌溶解、肌炎以及化脓性纤维素性心包炎等。但军团菌肺炎病理组织学改变没有绝对特异性，因此必须结合病原学检查或其他有肯定意义的检测，才能做出正确诊断。

五、临床表现

（一）症状

1. 常见症状

军团菌感染系全身性疾病，临床表现多样，轻者仅有流感样症状（pontiac 热），重者则表现为以肺部感染为主的全身多脏器损害。军团菌肺炎的潜伏期为 2 ~ 10 天，有前驱症状，如乏力、嗜睡、发热，1 ~ 2 天后症状加重，出现高热、寒战、头痛、胸痛、咳嗽（干咳为主），可伴少量血性痰，重者可有呼吸困难。

2. 非典型症状

非典型症状主要是累及肺外器官所造成的肺外表现，如累及消化道可出现腹泻，呈水样便，无血及黏液，偶有剧烈腹泻伴腹痛、恶心、呕吐，重症者出现胃肠功能衰竭，甚至胃穿孔，偶有肝大、腹膜炎、肛周脓肿及阑尾脓肿。如累及神经系统可出现精神错乱、谵妄、幻觉、定向力障碍、震颤及昏迷，头痛多较重，常见于前额，罕有癫痫发作。此外部分患者出现血尿、急性肾功能衰竭、关节痛、感染性心内膜炎、心包炎、血小板减少性紫癜，偶有溶血性贫血，皮肤损害表现为多形性红斑、弥漫性丘疹、皮下组织感染等。

（二）体征

1. 常见体征

急性面容，高热，相对缓脉，早期患者胸部体征有湿啰音，部分病例可闻及哮鸣音，而仅有部分患者叩诊出现异常浊音界，但实变体征少见。呼吸频率增快，严重者可出现呼吸困难和发绀。

2. 非典型体征

有肺外损害的患者可出现相应受损脏器的体征：有胃肠道损害者可有腹部压痛甚至反跳痛，出现胃肠道穿孔者可有板状腹，腹部压痛反跳痛明显等；有肝损伤者可发现肝大甚至皮肤黏膜黄染，出现血尿或急性肾衰竭者可出现肾区叩压痛；神经系统受损者可有生理反射异常，并出现阳性的病理反射等。

六、实验室检查

（一）常见表现

（1）外周血白细胞明显升高，血沉增快，低钠血症常见。

（2）临床标本中分离培养出军团杆菌可获得可靠的诊断，目前标准培养基为活性炭酵母浸膏琼脂培养基（BCYE）；但由于军团菌生长条件要求严格，目前培养的阳性率较低。

（3）细菌抗原及 DNA 检测对早期快速诊断有重要意义，如应用直接荧光抗体对痰、胸腔积液、气管抽吸物等临床标本直接进行染色，具有高度特异性，但阳性率不高；尿抗原测定是最重要的早期诊断方法之一，国外报告发病 3 天后 80% 的军团菌肺炎患者可以用放射免疫法或酶联免疫法检测出尿军团菌抗原，特异性 100%，取浓缩尿可提高敏感性。应用 PCR 技术检测军团菌 DNA，其敏感性和特异性均很高，但应注意假阳性问题，目前主要用于流行病学研究。

（4）血清特异性抗体检测，为目前应用最广的诊断方法，IgM 抗体通常在感染后 1 周左右出现，而 IgG 抗体在发病 2 周后开始上升，1 个月左右达到高峰。诊断标准为双份血清抗体滴度呈 4 倍或以上增高，或间接荧光抗体（IFA）≥ 1 ∶ 128，或试管凝集试验（TAT）抗体≥ 1 ∶ 160，或微量凝集试验（MAA）抗体≥ 1 ∶ 64。

（二）非典型表现

部分严重患者可出现肝肾功能损害的实验室异常改变，如蛋白尿、转氨酶升高等，少数病例有黄疸。

七、器械检查

（一）常见表现

X 线胸片改变缺乏特异性，主要为肺实质性浸润阴影，少数病例在早期呈间质性浸润阴影。通常为弥漫性斑片状阴影，亦可为结节状、索条状或网状阴影，见于单侧肺段或肺叶，重症可出现多叶受累，少数有空洞形成。部分患者（约 1/3）有胸液，单侧多见。个别病例伴少量心包积液。

（二）非典型表现

X 线异常改变迟于临床症状表现，且肺部病灶吸收较一般肺炎缓慢，达 1 ~ 2 个月，其特征之一为临床治疗有效时 X 线病变常继续进展。少数病例有肺纤维化的表现。

八、诊断

军团菌肺炎临床表现复杂多样、缺乏特异性，而一般细菌培养基中军团菌又不生长，因此应结合患者的综合情况进行诊断。特异性实验室检查是诊断军团菌肺炎的重要依据，但如遇到以下肺炎情况时应考虑由军团菌引起的可能：①用青霉素、头孢菌素、氨基糖苷类抗生素治疗无效时；②痰革兰涂片仅见大量白细胞，罕见细菌时；③腹泻与精神神经症状一并出现时；④低钠血症（排除其他原因）；⑤在肺部阴影多变情况下伴有少量胸腔积液者。

中华医学会呼吸病分会制定了军团肺炎的试行诊断标准，附录如下。军团菌肺炎是一种革兰阴性杆菌 - 军团杆菌引起的肺部炎症。诊断军团菌肺炎的主要依据如下。

（1）临床表现：发热、寒战、咳嗽、胸痛等呼吸道症状。

（2）X 线胸片具有炎症性阴影。

（3）呼吸道分泌物、痰、血或胸腔积液在活性酵母浸膏琼脂培养基（BCYE）或其他特殊培养基培养，军团菌生长。

（4）呼吸道分泌物直接免疫荧光法检查阳性。

（5）血间接荧光法（IFA）检查前后两次抗体滴度呈 4 倍或以上增高，达 1 ∶ 128 或以上；血试管凝集试验（TAT）检测前后两次抗体滴度呈 4 倍或以上增高，达 1 ∶ 160 或以上；血微量凝集试验检测前后两次抗体滴度呈 4 倍或以上增高，达 1 ∶ 64 或以上。

凡具有（1）、（2），同时又具有（3）、（4）、（5）项中任何一项者诊断为军团菌肺炎。注：对于间接荧光抗体试验或试管凝集试验效价仅一次增高（IFA>1 ∶ 256，TAT>1 ∶ 320），同时有临床及 X 线胸片炎症表现的病例可考虑为可疑军团菌肺炎。

九、鉴别诊断

（一）常见表现鉴别诊断

应排除其他原因的肺炎，如其他细菌引起的肺炎、支原体肺炎、鹦鹉热、肺炎衣原体肺炎、Q 热、流行性感冒、病毒性肺炎、肺结核、结核性胸膜炎等。

（二）非典型表现鉴别诊断

有明显神经精神症状和严重呕吐、腹泻者，应与中枢神经系统感染及急性胃肠炎相鉴别。

十、治疗

（一）药物治疗

军团菌肺炎为胞内感染，因此，治疗以红霉素为首选，疗效可靠，视病情 0.5 ~ 1.0 g/ 次，1 次 /6 ~ 8 h，总剂量 2 ~ 4 g/d（儿童每日 50 mg/kg）。其他可供替换的药物有四环素（每次 500 mg，1 次 /6 h）、米诺环素或多西环素（每次 100 mg，1 次 /12 h）；利福平可作为重症肺炎的联合治疗药物（每次 600 mg，1 次 /12 h），此药因易产生耐药性而不应单独使用。近年来，国外应用氟喹诺酮类抗菌药物治疗军团菌肺炎获得良好疗效，如环丙沙星（每次 400 mg，1 次 /8 h）、氧氟沙星（每次 400 mg，1 次 /12 h）、培氟沙星、左氧氟沙星（500 mg/d）等。新型大环内酯类抗生素有更强的抗菌活性和更好的药代动力学特性，今后有望替代红霉素，如克拉霉素（每次 500 mg，1 次 /12 h）、阿奇霉素（每次 500 mg，1 次 /24 h）和罗红霉素（每次 300 mg，1 次 /12 h）。也有作者应用亚胺培南（每日 1 ~ 2 g）、复方新诺明（每日 2 ~ 3 g）和克林霉素治疗成功的报道。抗生素治疗在开始 5 ~ 7 天宜静脉给药（红霉素易引起静脉炎，静脉给药时为每日 1.0 ~ 1.5 g），以后改为口服，疗程 10 ~ 14 天，对免疫功能低下者不少于 3 周，有肺脓肿或空洞者需 3 ~ 4 周或更长。

（二）其他治疗

其他治疗诸如降低体温、止咳、化痰，以及加强呼吸道引流等措施。

（三）少见症状的治疗

由于部分军团菌病患者病程中可出现神经精神症状，腹泻、低钠血症等症状，因此针对这些临床症状应积极给予恰当治疗，如纠正低氧血症、纠正低钠血症等电解质和酸碱平衡紊乱，积极抢救休克、呼吸衰竭、DIC 等；胸腔积液量多时，可穿刺或插管引流。急性肾功能衰竭时，应做血液透析治疗。一般不提倡使用肾上腺皮质激素。

十一、预后

免疫功能正常者病死率 5% ~ 30%，免疫功能低下者达 80%，多死于呼吸衰竭、多器官功能衰竭。早期诊断和治疗者病死率可下降 3 ~ 4 倍，因此早期诊断和治疗十分重要，早期正确治疗者肺功能可完全恢复正常，少数遗留肺纤维化。

第四节　克雷白杆菌肺炎

一、概述

克雷白氏菌肺炎（Klebsiellar pneumonia）是肺炎克雷白杆菌引起的急性肺部炎症，亦称肺炎杆菌肺炎或 Friedlander 肺炎。

肺炎克雷白杆菌呈全球性分布，是革兰染色阴性杆菌肺炎的最重要致病菌。其占革兰染色阴性杆菌感染的比例，在社区获得性肺炎中为 18% ~ 64%，医院内感染为 30%。

大多数克雷白杆菌所致的下呼吸道感染发生年龄在 40 岁以上（平均年龄在 52 岁），其中男性占 90%，与种族、地理位置或季节变换无关。社区获得性肺炎克雷白杆菌肺炎在过度疲劳的中年人和酗酒的老年人中多见。医院内感染则主要为成人或儿童，婴儿多见，常为重症监护病房中的新生儿及免疫功能低下的住院患者。

近年来，肺炎克雷白杆菌的耐药率已显著上升，对第四代头孢菌素 β – 内酰胺酶抑制药复合物也呈升高趋势。目前，在西班牙肺炎克雷白杆菌对第三代头孢菌素的耐药率为 20%，美国肺炎克雷白杆菌对第三代头孢菌素的耐药率约占 20%，我国克雷白杆菌属对第三代头孢菌素的耐药率为 29% ~ 47%。

二、病因和发病机制

克雷白氏菌属属于肠杆菌科家族中的成员克雷伯族。其命名来自德国微生物学家 EdwinKlebs。克雷白杆菌生物学上分为 7 个亚种，肺炎克雷白杆菌是该属中临床上最重要的物种。

宿主抵抗细菌入侵的防御机制包括多形核粒细胞的吞噬作用和大多由补体介导的血清杀菌作用。补体的激活有经典途径和替代途径，后者不需要针对细菌抗原免疫球蛋白存在，是针对肺炎克雷白杆菌的主要激活途径。

克雷白杆菌通过几种途径逃脱宿主先天的免疫机制。荚膜由复杂的酸性多糖组成，这一粗厚的层状结构可避免多形核粒细胞的吞噬。另外，通过抑制补体成分特别是 C3b 的激活，荚膜也可避免血清因子的杀菌作用。细菌分泌的多种黏附分子，可使微生物吸附到宿主细胞。脂多糖通过激活补体，导致 C3b 选择性地在远离细菌细胞膜的脂多糖分子上沉积，从而抑制膜攻击复合物的形成，避免了膜损害和细菌死亡。细菌能通过分泌高亲和力低分子量的铁螯合物，有效地抑制宿主蛋白对铁的利用。

克雷白杆菌在自然界普遍存在，在人类中其在皮肤、咽部或胃肠道形成菌落，也可在无菌的伤口和尿液中形成菌落。

导致菌落形成和感染的因素包括如下方面。

1. 呼吸道与机体防御机制受损

上皮细胞间纤维连接蛋白和气道内免疫球蛋白 IgA 具有防止细菌黏附的功能，在疾病状态下，这些物质被白细胞产生的蛋白酶所破坏，上皮细胞表面的受体暴露，使细菌易于黏附。气管插管可直接损伤咽喉部，且跨越了咽喉部这一重要的防御屏障。气管插管还可削弱气道纤毛清除系统和咳嗽机制，抑制吞咽活动，易使胃液反流至气道，加重对上皮的破坏，使细菌更易黏附定植。

2. 口咽部定植菌随分泌物吸入下呼吸道

口咽部细菌定植与疾病严重程度、抗生素应用、胃液反流、大手术、基础疾病如慢性阻塞性肺疾病等相关。病情越重，定植率越高。一旦有细菌定植，口咽部菌群的误吸，再加上肺部正常清除机制的障碍，可导致肺部感染的发生。

3. 鼻旁窦、食管、胃内细菌等的微量误吸

胃是口咽部革兰阴性定植菌的主要来源。胃液 pH 值与医院获得性肺炎发生率直接相关，pH<3.4，医院获得性肺炎发生率为 40.6%；pH>5.0，医院获得性肺炎发生率则达 69.2%。

4. 细菌生物被膜形成

近年来随着新型生物材料应用的增多，同位素标记研究显示，73% 气管插管导管中发现含有细菌生物被膜（biofilm，BF），其中 29% 为需氧革兰阴性菌，而且细菌浓度达 10^5 cfu/mL。

三、病理

肺部病变为大叶或小叶融合渗出性炎症，渗出液黏稠，可引起肺组织坏死液化形成脓肿，侵犯胸膜发生脓胸。急性期多见胸膜表面有纤维素性渗出，镜下可见肺泡壁充血肿胀，肺泡渗出液黏稠，还可见到肺泡壁坏死，有实质破坏及脓肿形成。慢性期患者有多发肺脓肿伴肺实质显著纤维化，胸膜增厚及粘连。

四、临床表现

常起病急骤，常有咳嗽、胸痛、呼吸困难、发热和寒战。典型的痰液为黏稠血性，黏液样或胶冻样，临床描述为无核小葡萄干性胶冻样痰，量大，有时可发生咯血。社区获得性肺炎与其他肺炎不同，表现为肺的毁损性改变，病情重，起病急，早期即可表现为显著的中毒症状，衰竭和低血压，体温超过 39℃，发生肺脓肿、空洞、脓胸和胸膜粘连的概率增加。医院内感染的症状和其他病原菌感染的类似，临床表现危重。可有呼吸急促和肺实变体征，典型的累及肺上叶中的一叶，社区获得性肺炎常为单侧胸部体征，大多数在上叶。明显的坏死性肺炎或肺不张可引起肺容积明显减少，引起患侧膈肌抬升、呼吸运动减弱。

五、实验室检查

1. 血常规

通常血白细胞计数增多，中性粒细胞核左移，但有时可正常或减少。如发生粒细胞减少，提示预后恶劣。白细胞增多持续存在提示肺脓肿形成。

2. 肝功能检查

肝功能异常或黄疸可见，可能与慢性酒精性肝病有关。

3. 血清学检查

此项检查对克雷白杆菌感染的诊断无用，必须进行病原学检查。

4. 病原学检查

克雷白杆菌典型表现为短粗革兰染色阴性杆菌，通常由荚膜包围表现为透亮区，由于有一很大的多糖荚膜，其菌落表现为非常黏稠。病原菌的鉴别依赖细菌培养，包括呼吸道标本培养、血培养、胸腔积液培养、保护性毛刷纤维支气管镜检查或肺泡灌洗液等。克雷白杆菌是微需氧菌，无须特殊培养条件，可在大多数普通培养基中生长。

耐药检测：检测 ESBL 的方法是根据底物和抑制剂特征设计的，NCCLS 规定同时检测头孢他啶（CAZ）和头孢噻肟（CTX）及其加克拉维酸（CA）的复方制剂，以提高检出率。由于 CA 市面难以买到并极不稳定，目前国内难以推广。同时检测头孢他啶（CAZ）和头孢噻肟（CTX）、头孢吡肟和氨曲南（AZT），只要这四种药物中两种以上抑菌圈直径达可疑标准即可考虑在检测报告单上提示该菌为产 ES-BL 的菌株。叶惠芬等人得出纸片扩散确证法和双纸片协同法检出率相似，但双纸片协同法的缺点是纸中心间距不好控制，Etest ESBLs 初筛试条检测 ESBLs 有一定局限性，纸片扩散确证法适合临床常规测定。杨玉林等人认为 ESBLs 测定复方阿莫西林和头孢曲松（或头孢他啶）之间的距离以 15 mm 为最佳，底物亦可选择两种以上第三代头孢菌素，以提高 ESBLs 的阳性检出率。孙长贵等人则认为三维试验检测敏感性最高，达 95.6%，双纸片协同试验为 86.7%，双纸片增效试验以头孢曲松和头孢噻肟为底物检出率相同，其敏感性与双纸片协同试验相近，为 84.4%，而以头孢他啶为底物敏感性则为 77.1%。关于仪器法，周铁丽等人检测了 48 株肺炎克雷白杆菌中有 24 株 ESBLs 为阳性，用纸片协同法对照结果一致。

检测 102 株大肠埃希菌中，仪器检出 41 株阳性，纸片协同法对照也为阳性，但仪器检测的 61 株阴性菌中，纸片协同法对照有 19 株为阳性。还认为 VITEK AMS 检测 ESBLs 虽然特异性好，但灵敏度低，易造成漏检。

六、器械检查

X 线检查：与其他革兰阴性杆菌比较，克雷白杆菌肺炎的胸部 X 线表现独特。典型的为肺叶实变，常发生在上叶中的一叶，多在右侧，但下叶受累并不少见，50% 患者累及多个肺叶。受累肺叶特征性的放射学表现为凝胶样沉重的痰液引起的叶间裂下垂，但这种表现在其他细菌如流感杆菌、某些厌氧菌、结核杆菌感染也可见到。胸腔积液、脓胸、脓肿形成和胸膜粘连也可见。肺脓肿发生率为 16% ~ 50%，如有空洞形成，特别是存在单侧坏死性肺炎的情况下，应高度怀疑存在克雷白杆菌的感染。在对抗生素治疗无效或疗效欠佳的情况下应进行胸部 CT 检查。可发生于任何肺叶，表现为大叶阴影，密度均匀或有透亮区，病灶肺叶体积增大，叶间裂外凸征。也可表现为斑片状及融合阴影，病灶密度不均匀，边缘模糊，可合并胸腔积液。Moon W.K. 认为克雷白杆菌肺炎表现实性和没有边缘的大小不等的空腔，其实质均是大小不等的脓腔，只是坏死组织和痰液黏稠不易咳出，才表现为大片状均质实性密度影。

影像学表现可分三类型：①单纯肺纹理增多，模糊，这一组与一般的支气管炎难以鉴别，很难做出诊断。②单发的较其他肺炎清晰的大片状、蜂窝状、团片状实变影或伴有液化坏死。累及右上肺叶胸 X 线呈"叶间裂下坠"，于卧位胸片此征象不能显示，而表现为右上肺贴近水平裂的大片状模糊影，水平裂下缘清晰，位置不上移，CT 表现为肺斜裂后突呈"钟乳石征"，增强后病灶呈散在斑片状、条状不规则强化。③多病灶累及多肺叶呈弥漫分布较其他肺炎清晰的大片状、蜂窝状、团片状实变影或伴有液化坏死。

七、诊断

（1）临床起病急，高热、寒战、胸痛，痰液黏稠不易咳出，典型者可呈砖红色、黏稠血性果酱样。患者多为老年人、体弱、免疫力低下者，尤其是患有慢性消耗性疾病、长期酗酒和长期使用糖皮质激素的患者。一旦出现肺部多发脓肿和节段性肺炎，应用氨苄西林无效（此菌对氨苄西林天然耐药），应注意此病可能。

（2）在影像学上单发的较其他肺炎清晰的大片状、蜂窝状、团片状实变影或伴有液化坏死是较典型的影像特点。累及右上肺叶胸 X 线表现为右上肺贴近水平裂的大片状模糊影，"叶间裂下坠"，于卧位胸片此征象不能显示，而表现为右上肺贴近水平裂的大片状模糊影，水平裂下缘清晰，位置移位不明显。CT 表现为肺斜裂后突呈"钟乳石征"。增强后病灶有散在斑片状、条状不规则强化。弥漫分布病灶可有单发病灶的特点，此类患者较前两类患者体弱、病情重。可伴有少量胸腔积液及胸膜增厚。

（3）克雷白杆菌肺炎的影像表现与其他细菌性肺炎相同，仅根据影像鉴别诊断困难，有赖于细菌学检查鉴别。但结合临床和影像学上的典型表现，对部分典型病例可做出正确诊断。

八、鉴别诊断

社区获得性肺炎克雷白杆菌肺炎主要与肺炎链球菌肺炎、军团菌肺炎鉴别。医院内感染应与假单胞菌感染、不动杆菌感染、沙雷菌感染鉴别。主要鉴别依据为病原学检查结果。

九、治疗

（一）抗生素治疗

及早使用有效抗生素是治愈的关键。因克雷白杆菌耐药率较高，目前病死率仍在 20% 左右。

1. 头孢菌素和氨基糖苷类抗生素为首选药物

对重症患者多采用一种头孢菌素和一种氨基糖苷类抗生素联合治疗。头孢菌素首选第三代，常用药物有头孢拉啶、头孢曲松、头孢哌酮。氨基糖苷类可用阿米卡星。氨基糖苷类抗生素在支气管分泌物内的浓度仅为血浓度的 5% ~ 40%，且不易透过稠厚的痰液，因而影响疗效。也可用哌拉西林，分次给药或与氨基糖苷类合用。氟喹诺酮类抗生素如环丙沙星、氧氟沙星有较好效果。亚胺培南－西司他丁、氨曲南、替卡西林＋棒酸也有较好效果。

2. 治疗矛盾和对策

以往氨基糖苷类药物与 β－内酰胺类药物合用曾作为治疗肺炎克雷白杆菌感染的一线药物。但近年来国外的分子生物学研究发现氨基糖苷类抗菌药物钝化酶可修饰抗菌药物分子中某些保持抗菌活性所必需的基团，使其与作用靶位核糖体的亲和力大为降低，导致耐药的产生。这些钝化酶包括氨基糖苷酰基转移酶、氨基糖苷腺苷转移酶或氨基糖苷核苷转移酶和氨基糖苷磷酸转移酶等。这些酶的决定簇即使在没有明显遗传关系的细菌群间也能传播，一种药物能被一种或多种酶修饰，而几种氨基糖苷类药物也能被一种酶所修饰，因此，不同的氨基糖苷类药物间存在不完全的交叉耐药性。氨基糖苷类药物耐药主要有 aac（3）I、aac（3）II、aac（3）III、aac（3）IV、aac（6'）I、aph（3'）VI、ant（3"）I、ant（2"）18 种修饰酶基因。此外细胞膜通透性的降低、细菌的主动外排、核糖体结合位点的改变也可影响氨基糖苷类药物的敏感性。氟喹诺酮类药物同样应用于肺炎克雷白杆菌肺炎治疗，氟喹诺酮类药物可抑制 DNA 拓扑异构酶活性，阻止 DNA 复制、修复，染色体分离、转录及其他功能，从而发挥杀菌作用。DNA 拓扑异构酶 II 又常称为 DNA 旋转酶，其基因突变可引起耐药。大肠埃希菌 gyrA 基因序列上，残基 67 ~ 106 区域常发生突变，因而命名为喹诺酮类药物耐药区（QRDR）。gyrA 突变可造成对喹诺酮类中所有药物交叉耐药。

DNA 拓扑异构酶 IV 的改变，产生对药物的低水平耐药。当拓扑异构酶 II、IV 均发生变化，则耐药程度更大。因此临床治疗效果欠佳时，应注意交叉耐药存在，及时调整药物。

（二）对症和支持治疗

方法包括保持呼吸道通畅、祛痰、止咳、给氧，纠正水、电解质和酸碱失衡，补充营养等。

第五节 大肠埃希菌肺炎

一、概述

大肠埃希菌（escherichia coli，简称大肠杆菌）肺炎是大肠杆菌引起的肺部感染。其在社区获得性革兰阴性杆菌肺炎中发病率仅次于肺炎克雷白杆菌，也是医院内获得性肺炎的主要致病菌之一，占革兰阴性杆菌肺炎的 9% ~ 15%。

大肠杆菌肺炎多发生在住院的衰弱患者，以迅速发展的融合性肺实变、坏死、空洞形成为其特点，常引起脓胸。

二、病因和发病机制

大肠杆菌革兰染色阴性，直短杆状，多数有鞭毛，能运动，某些菌株有荚膜（微荚膜）和周身菌毛。该菌兼性厌氧，营养要求不高，在普通营养琼脂上生长良好，形成较大的圆形、光滑、湿润、灰白色的菌落，在血琼脂上某些菌株可产生溶血，在肠道选择培养基上可发酵乳糖，形成有色菌落。本菌能发酵多种糖产酸产气。

本菌的 K 抗原和菌毛与侵袭力有关。K 抗原能抗吞噬，并有抵抗抗体和补体的作用。大肠杆菌的细胞壁有内毒素活性，其毒性部位在脂类，与所有革兰阴性杆菌产生的内毒素一样，具有内毒素所特有的、相似的病理生理作用，如引起发热、休克、DIC 等。

大肠杆菌是医院内免疫功能低下患者并发革兰阴性杆菌肺炎中常见致病菌之一。大肠杆菌多来自胃肠道感染或泌尿生殖系统感染灶经血源播散到肺部而发生肺炎，少数系由口腔或医院污染源吸入而致病。多数患者原有慢性肺部疾病、糖尿病、肾盂肾炎、胸腹部大手术、全身麻醉或意识障碍，以及长期使用多种抗生素而致菌群失调。

三、病理

大肠杆菌肺炎主要呈现肺下叶的支气管肺炎改变，以两侧病变多见。病程 6 天以上者常有肺小脓肿、胸腔积液甚至脓胸改变。炎症累及气管 – 支气管黏膜较少，肺泡内由浆液和中等量的单核细胞填充。病程早期红细胞渗出多见，后期可见中性粒细胞、巨噬细胞等。可见肺泡壁增厚和坏死病变。部分病例可伴有大肠杆菌引起的胆囊炎、肾盂肾炎或脑膜炎等病变。

四、临床表现

（一）症状

1. 常见症状

常见症状可表现为寒战、发热、咳嗽、咳痰、胸痛、呼吸困难和发绀等。痰常为黏稠或脓性，可有腥臭味。常伴有胃肠道症状，如恶心、呕吐、腹痛、腹泻，严重病例有意识障碍和末梢循环衰竭等。

2. 非典型症状

部分病例可伴有肌痛和胃肠道症状，如恶心、呕吐、腹痛、腹泻等。严重病例可有嗜睡等意识障碍和末梢循环衰竭。

（二）体征

肺部体征可有双侧下肺呼吸音减低并有湿啰音，肺部实变体征少见。40% 患者可伴发脓胸并可见相应体征，多发生在病变严重的一侧。

五、实验室检查及器械检查

1. 血常规

外周白细胞计数正常或轻度增高，中性粒细胞增多。

2. 痰涂片检查

直接涂片后革兰染色镜检，根据细菌的形态和染色性做出初步判断。

3. 分泌物培养

脓液、痰和其他分泌物标本可直接画线接种于血琼脂平板，35 ℃孵育 18 ~ 14 h 后观察菌落形态。根据能发酵乳糖、葡萄糖产酸产气，吲哚形成试验、甲基红反应阳性、枸橼酸盐利用试验阴性即可鉴定大肠杆菌。

4. X 线检查

表现为多叶性肺实变或弥漫性斑片状阴影，以两下叶为主，中等大小的脓腔多见；40% 伴脓胸，多发生在病变广泛的一侧。

六、诊断

有肺炎的症状表现，原有慢性疾病、长期使用抗生素或使用免疫抑制剂病史，伴有消化道症状，甚至精神症状，病情进展快且可并发脓胸，应考虑本病。

X 线检查表现为多叶性肺实变或弥漫性斑片状阴影，以两下叶为主，中等大小的脓腔多见；40% 伴脓胸，多发生在病变广泛的一侧。

最后确诊需依靠病原学检查。痰涂片检查可区分病原体是否革兰阴性染色。两次合格痰培养分离到大肠杆菌 ≥ 10^7 cfu/mL，或采用环甲膜穿刺气管吸引（TTA）、防污染双套冠毛刷采样（PSB）、支气管肺泡灌洗（BAL）和经皮肺穿刺吸引（LA）等防污染下呼吸道标本采样技术采集到的标本分离到大肠杆菌可确诊。胸腔积液和血标本培养出大肠杆菌也可确诊。若肺炎继发尿路感染，且尿路和痰培养大肠杆菌均阳性时，则也有诊断价值。

除了常规的痰培养以及药敏检测确定是否存在多重耐药外，根据现在的研究水平，也可检测基因盒 - 整合子系统。最常用的方法就是聚合酶链反应（polymerase chain reaction，PCR）技术。Ⅱ ina TS 根据整合子的保守末端设计了特异性的寡核苷酸探针，结果发现在近 75%（26/35）临床分离的耐氨基糖苷类抗生素的肠杆菌科细菌中存在整合子，同时设计了针对常见耐药基因的寡核苷酸探针，在这些细菌中发现了一些耐药基因的新的组合，用 PCR 成功地测出了耐药基因在两个保守末端之间的顺序，绘制出了整合子的基因图谱。也有应用 Southern blot 技术的，根据常见基因盒的种类设计探针，经 32p 标记后，与转入尼龙膜的待测耐药菌株的基因组 DNA 酶切片段做 DNA-DNA 杂交，判断细菌有无整合子及相应的基因盒存在，然后根据结果绘制整合子图谱。

七、鉴别诊断

本病与其他细菌肺炎的鉴别诊断主要依靠病原学的确立，有时单靠临床表现鉴别比较困难。

八、治疗

（一）药物治疗

1. 用药方法

（1）初始经验性抗菌药的选择：大肠杆菌在社区获得性肺炎和医院内获得性肺炎中均占有重要地位。尤其是医院内获得性肺炎（HAP）患者应提高警惕。大肠杆菌初始经验性抗生素治疗的关键在于确定患者是否存在多重耐药菌（MDR）病原菌感染的危险因素，后者主要包括延长的住院时间（≥ 5 天），曾在健康护理相关机构住院，以及最近使用过较长时间的抗生素治疗。对没有 MDR 菌危险因素，早发性的 HAP、VAP 和 HCAP 患者，初始经验性抗生素可选择头孢曲松、左氧氟沙星、莫西沙星、环丙沙星、氨苄西林 / 舒巴坦或厄它培南；而对迟发性，有 MDR 菌危险因素的 HAP、VAP 和 HCAP，产超广谱 β - 内酰胺酶（ESBL）的大肠杆菌是常见病原体之一，初始经验性抗生素应选用抗假单胞菌头孢菌素（头孢吡肟、头孢他啶）、碳青霉烯类（亚胺培南、美罗培南）或 β - 内酰胺类 / β - 内酰胺酶抑制剂（哌拉西林 - 他唑巴坦），加用抗假单胞菌喹诺酮类（环丙沙星或左氧氟沙星）或氨基糖苷类（阿米卡星、庆大霉素或妥布霉素）等。对 MDR 病原菌，初始必须接受联合治疗，以保证广谱覆盖和减少不适当初始经验性抗生素治疗的可能性。但应当注意，如果患者新近曾使用过 1 种抗生素治疗，经验性治疗时应避免使用同一种抗生素，否则易产生对同类抗生素的耐药性。所有治疗都必须根据当地抗生素的耐药情况来选择药物，建立自己的最佳经验治疗方案，才能真正做到适当治疗。

初始抗生素的使用剂量和疗程：严重 HAP 或 VAP 患者必须使用充足剂量的抗生素，以保证最大的疗效。ATS 推荐，肾功能正常的成年患者，常用头孢吡肟和头孢他啶的充分治疗剂量是 2 g，q8 h；而美罗培南的治疗剂量（1 g，q8 h）通常要略大于亚胺培南（0.5 g，q6 h，或 1 g，q8 h）；哌拉西林 - 他唑巴坦的剂量不仅每次用药至少要 4.5g，而且每日用药次数为 4 次；在氨基糖苷类药物中，阿米卡星的每日剂量为 20 mg/kg；而喹诺酮类中环丙沙星为 400 mg，q8 h，左氧氟沙星为 750 mg，qd。

（2）给药方式：了解常用抗菌药的药代动力学及药效学特性，有助于选择合适的给药方案。氨基糖苷类和喹诺酮类等药物是浓度依赖性杀菌剂，高浓度的情况下杀菌速度更快。而 β-内酰胺类属于时间依赖性杀菌剂，其杀菌的程度取决于血清浓度高于细菌最低抑菌浓度（MIC）的持续时间。另一个差别是有些抗菌药具有"抗菌药后效应（PAE）"，PAE 是指这些药物在抗菌药浓度低于对细菌的 MIC 之后还能够抑制这种细菌的生长。对于大肠杆菌，使用氨基糖苷类和喹诺酮类药物的 PAE 比较长。β-内酰胺类抗菌药对革兰阴性杆菌没有 PAE 或 PAE 比较短。而碳青霉烯类抗菌药（亚胺培南或美罗培南）显示出有抗菌药后效应。

这些药效学作用导致针对具体药物制定具体给药方案。β-内酰胺类的杀菌作用对浓度的依赖性很弱，PAE 有限，所以如果浓度尽可能长时间地高于对感染病原菌的 MIC 则最为有效。这就需要给药次数多，甚至是连续滴注。另一方面，喹诺酮类和氨基糖苷类因为 PAE 比较长，且为浓度依赖性，所以每日 1 次给药为好。

（3）给药途径：所有患者的初始治疗应当静脉用药，临床有效和胃肠道功能正常的部分患者可以换用口服/肠道给药治疗。喹诺酮类等生物利用度高的药物在此类患者中可以很容易地换用口服药治疗。气管内滴药与雾化吸入给药只在多黏菌素 B 和氨基糖苷类药物有研究。

（4）联合治疗与单药治疗：如果患者可能被 MDR 病原菌感染，则应当采用联合治疗。联合治疗具有协同抗菌作用，可以预防耐药的产生，提供广谱的经验性治疗方案，避免治疗不当和无效。但上述作用仍待长期研究证明。应当尽可能采用单药治疗，因为联合治疗往往价钱昂贵，患者要暴露于不必要的抗菌药，因此增加 MDR 病原菌感染和不良事件的危险性。

（5）疗程：循证医学证据表明，如果经验性抗菌药治疗有效，治疗 6 天就可以达到很好的临床疗效，延长抗菌药治疗时间只会导致耐药菌的定植。如果患者接受了适当的初始抗菌药方案，并有良好的临床反应，感染的临床表现缓解，应努力将抗菌药的疗程从传统的 14～21 天缩短为 7～8 天。如果患者采用的联合治疗方案中包括了氨基糖苷类，只要病情有所改善，可以在 5～7 天后停用氨基糖苷类。

（6）对治疗反应的评价：一旦取得细菌学资料（血、痰培养），就要对初始使用的抗菌药进行调整。这既包括初始治疗未覆盖的致病菌（主要是耐药菌），又包括初始治疗有效，需要降阶梯换用窄谱抗菌药。初始抗菌药治疗无效可能有 3 种原因：①诊断错误：有很多其他原因临床上被误认为是 HAP，如肺栓塞、肺不张、肺泡出血、ARDS、肺肿瘤；②宿主原因：如高龄、机械通气时间长、呼吸衰竭、潜在致死性疾病、双侧肺浸润、抗菌药治疗史等；③病原体因素：初始治疗未覆盖某些耐药菌，如铜绿假单胞菌、不动杆菌属；或其他少见病原体，如结核分枝杆菌、真菌、呼吸道病毒等。另外，在治疗过程中可能出现导致发热的并发症，如鼻窦炎、静脉导管相关感染、伪膜性肠炎、泌尿系感染等。

对于初始治疗无效者，需扩大鉴别诊断的范围，同时重复下呼吸道分泌物细菌培养。如果发现耐药菌或少见致病菌，应根据药敏结果调整抗菌药。如果细菌培养阴性，要考虑其他并发症或非感染性因素。必要时需要更换深静脉插管，并取导管尖端、导管血进行培养，还要行尿培养。影像学检查可以帮助发现治疗失败的原因，如侧位胸片、B 超可发现胸腔积液（通过胸腔积液检查可排除脓胸）；腹部 CT 可帮助发现腹腔内的感染；鼻旁窦 CT 可发现鼻旁窦的气液平面，有助于鼻窦炎的诊断；另外还要特别警惕肺栓塞的可能。如果病原学和影像学检查均未发现异常，可考虑开胸肺组织活检。但在肺组织活检前，可先考虑行纤维支气管镜检查，如果纤维支气管镜检查也无任何阳性发现，可以先经验性地更换抗菌药。

2. 治疗矛盾

表达超广谱 β-内酰胺酶的大肠杆菌，不论由实验室构建或野生，都存在对以下抗生素高的耐药：氨基青霉素类（氨苄西林、阿莫西林）、羧基青霉素类（羧苄西林、替卡西林）、脲基青霉素（哌拉西林）以及窄谱头孢菌素类（头孢噻吩、头孢噻啶、头孢呋辛），同时对 7α-甲氧基头孢菌素类（头孢西丁）和碳青霉烯类（亚胺培南、美罗培南）敏感。对含氧亚氨基的 β-内酰胺类抗生素（头孢他啶、头孢噻肟和头霉素类）的水解能力因酶的基因型而异，同一基因型之间也略有差异。

3. 对策

临床上应保护好易感人群，积极治疗基础病，严格执行消毒与隔离制度，控制环境污染，杜绝医院交叉感染的机会，进一步减少感染的发生率和病死率。抗菌药限制使用可以限制特定耐药菌感染的流行。不同类别抗菌药搭配使用，包括正式的抗菌药轮换，可能有助于降低抗菌药耐药的总发生率。

（二）其他治疗

止咳、祛痰、止痛、止血，适量补充液体，维持水、电解质和酸碱平衡；注意保暖，保证睡眠，提供足够营养和易消化的食物；给氧；积极处理原发病和基础疾病。

对发生肺脓肿、胸腔积液或脓胸的患者应加大抗生素的剂量和疗程，脓胸形成者应进行引流，抗生素胸腔内注射等，防止胸膜增厚和粘连。并发休克、心肺功能不全者，应给予相应处理，必要时给予机械通气等。

第六节　绿脓杆菌肺炎

一、概述

绿脓杆菌（铜绿假单胞菌）肺炎是绿脓杆菌感染所致，常发生于免疫低下或伴有基础疾病患者，是一种严重而又常见的医院内获得性感染。患者病情严重、治疗困难、病死率高，近年来发病率有明显上升趋势，成为医院内获得性肺炎的首位发病病因。

二、病因

绿脓杆菌是假单胞菌属的代表菌种，在琼脂平板上能产生蓝绿色绿脓菌素和荧光素，故称绿脓杆菌。本菌为无荚膜、无芽孢、能运动的革兰阴性菌，形态不一，成对排列或短链状，为专性需氧菌，本菌生长对营养要求不高，在普通培养基上生长良好，最适宜生长温度为 37 ℃，致病性绿脓杆菌在 42℃时仍能生长。菌体 O 抗原有两种成分：一种为内毒素蛋白，是一种保护性抗原；另一种为脂多糖，具有特异性。绿脓杆菌对外界环境抵抗力较强，在潮湿处能长期生存，对紫外线不敏感，湿热 55 ℃ 1 h 才被杀灭。

三、发病机制

（一）基本发病机制

绿脓杆菌在自然界广泛分布，对人类而言，属条件致病菌。绿脓杆菌有多种产物有致病性，其内毒素则在发病上无重要意义。其分泌的外毒素 A（PEA）是最重要的致病、致死性物质，进入敏感细胞后被活化而发挥毒性作用，使哺乳动物的蛋白合成受阻并引起组织坏死，造成局部或全身疾病过程。动物模型表明给动物注射外毒素 A 后可出现肝细胞坏死、肺出血、肾坏死及休克等。绿脓杆菌尚能产生蛋白酶，有外毒素 A 及弹性蛋白酶同时存在时则毒力最大；胞外酶 S 是绿脓杆菌所产生的一种不同于外毒素 A 的 ADP- 核糖转移酶，可促进绿脓杆菌的侵袭扩散。感染产此酶的绿脓杆菌患者，可有肝功能损伤而出现黄疸。

（二）非典型表现发病机制

绿脓杆菌为条件致病菌，完整皮肤是天然屏障，活力较高的毒素亦不能引起病变，正常健康人血清中含有调理素及补体，可协助中性粒细胞和单核细胞－巨噬细胞吞噬及杀灭绿脓杆菌，故亦不易致病；但如改变或损伤宿主正常防御机制，如皮肤黏膜破损、留置导尿管、气管切开插管，或免疫机制缺损如粒细胞缺乏、低蛋白血症、各种肿瘤患者、应用激素或抗生素的患者，在医院环境中常可从带菌发展为感染。烧伤焦痂下，婴儿和儿童的皮肤、脐带和肠道，老年人的泌尿道，常常是绿脓杆菌败血症的原发灶或入侵门户。

四、病理

病理变化主要表现为弥漫性浸润及多发性小脓肿，绝大多数病变在下叶，累及双肺者为半数以上，且常有胸膜改变。镜下可见肺泡腔内有炎性渗出物，其内含有多核粒细胞与单核粒细胞，或主要是单核粒细胞混有坏死的中性粒细胞核碎片，及大量革兰阴性杆菌密集菌丛。肺泡壁明显坏死，小脓肿，局限性出血。菌血症引起的肺炎可见小动脉壁明显坏死与动脉血栓。坏死动脉壁有较多革兰阴性杆菌。

五、病理生理

（一）基本病理生理

在正常人呼吸道防御机制遭到破坏后，绿脓杆菌借助于纤毛运动附着在损伤的呼吸道黏膜上。附着后产生蛋白溶解酶，其中弹性蛋白酶可分解动脉壁弹性蛋白，灭活补体、免疫球蛋白及凝血因子；胶原酶分解胶原纤维，导致基质破坏。其对巨噬细胞膜的附着性小，有的可产生膜外多糖导致巨噬细胞对其吞噬功能减弱，而不能被清除。有研究认为绿脓杆菌表面所产生的糖被膜物，在细菌表面形成生物被膜，进而降低抗生素的渗透性。因此有人提出"呼吸道生物被膜病"的概念。绿脓杆菌肺炎有三种感染途径：内源性误吸、外源性吸入、肺外感染灶播散至肺，以内源性误吸最常见，尤其是院内感染。

（二）非典型表现病理生理

留置导尿管使尿道黏膜受损，在角膜受到损伤或角膜抵抗力降低时，原有心脏病基础上，心脏手术、瓣膜置换术后，绿脓杆菌附着在损伤的尿道黏膜、角膜、心瓣膜上，其产生的弹性蛋白酶可引致组织坏死，并抑制巨噬细胞趋化性。最重要的是外毒素 A，可见于临床分离得到的大部分菌株，其纯化物对哺乳动物具有高度致死性，它抑制易感细胞的蛋白质合成，并引起病变组织发生坏死。

六、临床表现

（一）症状

1. 常见症状

常见症状有咳嗽、咳痰，多数患者咳黄脓痰，少数咳典型的翠绿色脓痰，可以据为诊断特征，咯血少见。有明显中毒症状，高热、嗜睡、乏力、衰竭等败血症样的全身表现。胸闷、气短、进行性发绀，心率相对缓慢。病情恶化时，可发生周围循环衰竭，进入休克状态。原有呼吸功能障碍的患者可发生呼吸衰竭。

2. 非典型症状

由于绿脓杆菌分布广泛，正常人皮肤、手上、医院的床褥、医疗器械，特别是雾化器和人工呼吸器常可分离到该菌。其可通过多种途径传播给人，因此可引起呼吸系统以外的各种并发症或感染。

（1）败血症：绿脓杆菌败血症相对较为多见，患者可有弛张热或稽留热，常伴休克、急性呼吸窘迫综合征（ARDS）、弥散性血管内凝血（DIC）等。

（2）心内膜炎：绿脓杆菌引起的心内膜炎常发生在原有心脏病基础上、心脏直视手术所装的人工瓣膜或静脉吸毒者的自然瓣膜上。炎症可发生在各个瓣膜，但以三尖瓣为多见。如发生在左心瓣膜有赘生物生长，则预后严重。

（3）尿路感染：绿脓杆菌所致尿路感染占院内感染尿路分离菌的第二位，特别常见于有过泌尿科操作的、尿路梗阻的或接受广谱抗生素的患者。40% 的绿脓杆菌败血症的原发病为尿路感染。

（4）中枢感染：绿脓杆菌脑膜炎或脑脓肿的临床表现与其他细菌性中枢感染相同，但预后较差，病死率在 60% 以上。

（5）消化道感染：消化道绿脓杆菌感染是败血症的重要入侵门户之一，可在消化道的任何部位产生病变，可引起婴幼儿腹泻，成人盲肠炎、直肠脓肿。

（6）其他：绿脓杆菌还可引起角膜溃疡或角膜炎、中耳炎和乳突炎、鼻窦炎、多发性椎体骨髓炎等。

（二）体征

1. 常见体征

肺部体征无特殊，与一般肺炎相同。因其病变为支气管肺炎，故啰音多为散在性。部分融合成较大片浸润者，也可出现叩浊及管状呼吸音等实变体征。

2. 非典型体征

绿脓杆菌败血症皮肤出现坏疽性深脓疱为其特征性表现，周围环以红斑，皮疹出现后 48 ~ 72 h，中心呈灰黑色坏疽或有溃疡，皮疹可发生于躯体任何部位，但多发于会阴、臀部或腋下，偶见于口腔黏膜，疾病晚期可出现肢端迁徙脓肿。绿脓杆菌性角膜溃疡由于绿脓杆菌能分泌荧光素及绿脓色素，所以附着在溃疡面上的大量黏性分泌物呈淡绿色，成为本病的特征之一。绿脓杆菌所致尿路感染、蜂窝织炎和骨髓炎、外耳炎、心内膜炎体征与其他细菌所致类似，但预后较差，病死率高。

七、实验室检查

（一）常见表现

1. 血常规

发病时白细胞往往在正常范围，数天后升高，可见幼稚细胞。白细胞 >20 × 10^9/L 仅占 15%。中性粒细胞大多增高，嗜酸粒细胞也可增高，但对诊断无特异性。值得注意的是，白细胞的计数与预后有关，白细胞减少者经治疗逐渐升高则预后较好，临床治愈率可达 76%，反之则为 43%。

2. 血液生化

血沉增快，可出现低钾、低钠、低氯血症，此可能与感染时潜在的抗利尿激素分泌失调综合征有关。可出现肝肾功能损害。

3. 病原学检查

（1）痰涂片：痰涂片是简单快速的检查方法，肉眼观察呈翠绿色或黄绿色，有铜绿假单胞菌的特殊气味。涂片后进行革兰染色，可初步分辨革兰染色阳性与阴性菌，这对痰培养结果得出前指导抗生素的使用有一定的价值。

（2）痰细菌培养：痰细菌培养是诊断病原体的主要方法。虽然痰从口咽部咳出时常被上呼吸道正常菌群污染，培养结果不能真正代表肺部感染的致病菌，但是通过改进痰液留取方法和培养方法，仍对临床诊断有重要价值。痰培养前涂片检查如每低倍视野鳞状细胞 <10 个，白细胞 >25 个，则痰标本来自下呼吸道可能性大。痰定量培养法以菌浓度 >10^6 cfu/mL 为有意义的培养界阈。防污染下呼吸道分泌物标本分离到绿脓杆菌是诊断绿脓杆菌肺炎比较可靠的证据。

（二）非典型表现

与其他细菌引起感染实验室检查类似，取感染部位标本，如脓液、血、尿、皮疹、穿刺物或渗出液等进行细菌培养，根据微生物特性进行鉴定，可确立诊断。

八、器械检查

（一）常见表现

X 线胸片：最常见表现为弥漫性、双侧支气管肺炎，可累及多肺叶，以下叶常见。病变呈直径为 0.5 ~ 2 cm 结节状浸润影或呈融合性斑片状浸润，其间可见多发性小脓腔，也可伴发少量胸腔积液，但极少有脓胸。

（二）非典型表现

绿脓杆菌引起呼吸系统以外的各种并发症或感染，可行相关的骨关节照片、心脏 B 超等检查，但其表现与其他细菌所致类似。

九、诊断

一般而言，临床上如有下列情况应考虑绿脓杆菌肺炎：①有慢性肺部疾病史且久咳不愈，痰量多且为黄绿脓痰或脓血痰；②有较长期糖皮质激素、抗生素治疗史，出现发热、呼吸道症状加重；③胸部 X 线提示肺部病变广泛，两肺弥散结节状、网状改变或小脓肿形成；④连续两次痰培养检出单一或优势绿脓杆菌。

绿脓杆菌肺炎虽具有某些临床及 X 线特点，但确切的诊断仍有赖于病原学检查。绿脓杆菌可作为正常菌群的一部分寄生于上呼吸道，应用抗生素治疗或危重患者均可有绿脓杆菌生长。因此，普通痰培养发现绿脓杆菌往往难以确定为肺部感染的病原。经普通气管镜吸取下呼吸道分泌物也并不可靠，因气管镜经口腔或鼻腔时，其头部已被污染。故单一痰培养阳性尚不足以诊断绿脓杆菌肺炎；必须视菌落多少，连续培养的多次结果，以及临床情况包括患者的致病条件、病情发展与X线变化等进行综合判断而定。

十、鉴别诊断

（一）常见表现鉴别诊断

1. 金黄色葡萄球菌肺炎

本病咯血痰者多见，胸片可表现为一个肺段或一个肺叶有实变征，有时可为小叶样浸润，浸润中可有一到多个透明区。其鉴别可通过痰涂片、痰和血培养检查。

2. 其他革兰杆菌肺炎

发病诱因与临床特点与绿脓杆菌肺炎相似，鉴别主要靠病原学检查。痰涂片革兰染色可与肠杆菌科细菌加以鉴别，绿脓杆菌菌体较长，着色均匀，头尾相接，配对出现；肠杆菌科菌体较宽，多呈双极着色。此法简单迅速，准确率在80%以上。

3. 军团菌肺炎

以高热、痰中带血，相对缓脉为常见表现，有时也可与绿脓杆菌肺炎混淆，但军团菌肺炎对红霉素治疗有效。可通过病原学检查、血清间接免疫荧光抗体测定，或支气管灌洗液直接荧光抗体检查加以鉴别。

（二）非典型表现鉴别诊断

与其他细菌引起的呼吸系统以外的感染做鉴别，鉴别主要靠病原学检查。

十一、治疗

（1）选择敏感有效抗生素是本病治疗的中心环节：在病原培养及药敏试验未有结果前，可根据经验选用适当抗生素。

①用药方法：对绿脓杆菌作用较强的抗菌药物有半合成青霉素，如羧苄西林、阿洛西林和哌拉西林，其中以哌拉西林为最常用。头孢菌素中以头孢他啶、头孢哌酮的作用较强。其他 B – 内酰胺类药物中亚胺培南（泰能，Imipenem）及氨曲南（Aztreonam）；氨基糖苷类如庆大霉素、妥布霉素、阿米卡星；氟喹诺酮类如氧氟沙星、环丙沙星及氟罗沙星等。具体用法可参考表5–1。

表 5–1　治疗绿脓杆菌肺炎抗生素选用

首选	次选	备注
头孢他啶 1~2g 98h	单用头孢他啶或头孢哌酮 + 舒巴坦或环丙	环丙沙星
或	沙星	
头孢哌酮 + 舒巴坦 1 ~ 2g q8h	或伊米培南 – 西斯他丁或美罗培南或氨曲	或
或	南	
		伊米培南 – 西斯他丁
眼拉西林、替卡西林 3 gq4 ~6h	疗程至少 14~21 天青霉素过敏者可选	或
或		
环丙沙星 200 ~ 400mg q12h		氨曲南
或		或
伊米培南 – 西斯他丁 0.5~1g q8h		加氨基糖苷类
或		疗程 14~21 天
氨曲南 2g 96~8h		
加		
庆大霉素或妥布霉素或阿米卡星疗程 14~		
21 天		

②治疗矛盾：临床上应用氨基糖苷类抗生素治疗时应该注意，阿米卡星和妥布霉素对绿脓杆菌虽然有较好效果，但由于此类抗生素具有相当的肾毒性及耳毒性，而绿脓杆菌性肺炎又多见于老年人或有较严重基础疾病患者，这些患者或多或少已有一定肾功能受损，因而在很大程度上限制了它们的使用。

③对策：对老年人或有较严重基础疾病患者或已有一定肾功能受损患者，可先考虑使用半合成青霉素、头孢菌素或其他 β – 内酰胺类药物，如对上述药物过敏或必须选用氨基糖苷类和氟喹诺酮类的患者使用时应减量并密切观察肾功能变化，一旦出现肾脏受损加重应即时停用。

（2）绿脓杆菌性肺炎均发生于有严重基础疾病或免疫功能低下者，故在抗感染的同时应加强对基础疾病的治疗，加强局部引流和全身支持治疗，提高免疫功能。如注意热量供应和蛋白质补充，糖尿病患者应积极控制血糖，重症患者或粒细胞减少者可间断输注新鲜血或白细胞。

十二、预后

一般而言，绿脓杆菌肺炎患者的预后取决于对抗菌药物治疗的反应与疾病的严重程度，如病变范围、机体反应性，有无合并败血症、呼吸衰竭，以及机体免疫防御功能的重建等有关。ICU 内的绿脓杆菌肺炎患者，由于感染菌株耐药率高、基础状况和免疫功能低下等原因，病死率通常高于普通病房内的绿脓杆菌性肺炎患者。研究也发现，绿脓杆菌性肺炎呈多叶病变或弥漫性浸润者的病死率明显高于单叶病变者。

第七节　流感嗜血杆菌肺炎

一、概述

流感嗜血杆菌肺炎是由流感嗜血杆菌引起的肺部炎症，易发生在 3 岁以下婴幼儿，常并发化脓性脑膜炎。国外研究表明流感嗜血杆菌引起小儿肺炎占 23% ~ 45%，而在国内学龄前期儿童引起的肺炎中占 33.8% ~ 34.3%。近年来成人的发病率呈日益增长的趋势（多发生在具有基础疾病的成人），据统计 10% ~ 20% 的社区获得性肺炎由流感嗜血杆菌引起，这可能与细菌分离技术的提高、耐药菌株的增加、细菌毒力的改变及免疫抑制药物的使用等因素有关。

二、病因

流感嗜血杆菌简称流感杆菌，又名费佛杆菌（Pfeiffer's bacillus），是无芽孢、无动力的革兰阴性短小杆菌，新分离菌株呈球杆状、球状或短链状，陈旧培养物中则呈多形性。细菌为需氧菌，营养要求高，需依赖新鲜血液中的 X、V 生长因子，故在普通琼脂平板上不能生长，而在巧克力琼脂平板上生长良好，给予 5% ~ 10%CO_2 可促进生长。流感嗜血杆菌抵抗力弱，对一般消毒剂敏感，干燥时易死亡，加热 50 ~ 55 ℃经 30 min 即被杀死。根据荚膜多糖抗原的不同，现已发现 Sp90 个血清型，在人类引起疾病的多为 20 种血清型。根据有无荚膜分为定型和不定型（NTHi）两类，有荚膜菌株根据荚膜特异抗原的不同又可分为 a 至 f 6 个血清型。b 型流感嗜血杆菌（Hib）主要引起儿童（尤其 <2 岁）严重的侵袭性感染，约 90% Hi 脑膜炎的菌株为 b 型。b 型菌株荚膜的多核糖基核糖醇磷酸酯（PRP）具有抑制细胞吞噬功能，因而其毒力增强。临床 Hib 引起的肺炎最多见，f 次之。但近来的研究显示，25% 成人体内有无荚膜菌株的抗体。在慢性阻塞性肺病患者中，无荚膜型菌株和肺炎链球菌常在急性上呼吸道病毒性感染基础上引起基础疾病急性加重。

人类是流感嗜血杆菌的唯一宿主，其多寄居于正常人的上呼吸道，仅在呼吸道局部或全身免疫防御机制损害时才侵入下呼吸道导致肺炎，秋冬季节为发病的高峰，常发生于上呼吸道感染后。婴幼儿急性支气管炎时痰中可分离出该菌，成人常在慢性阻塞性肺疾病患者的痰中培养出该菌，可在原有疾病基础上发展为严重的支气管肺炎。

三、发病机制

（一）基本发病机制

流感嗜血杆菌的致病力与多种毒力因子有关，除内毒素外，流感嗜血杆菌还能产生组胺，使支气管平滑肌收缩，分泌黏液，上皮细胞的渗透性增加，并能破坏纤毛运动。致病性流感嗜血杆菌具有 IgA 蛋白酶，能水解呼吸道黏膜的分泌型 IgA 而发挥致病作用。通常情况下，寄殖的流感嗜血杆菌并不致病。细菌自口咽部吸入气管或支气管后即被纤毛运动排出体外。同时，呼吸道黏膜分泌物中的分泌型 IgA 可以保护机体免受感染。但当机体抵抗力降低、免疫功能不完善时即可造成感染，发生流感嗜血杆菌肺炎，甚至败血症、化脓性脑膜炎而危及生命。本病易发生于 6 个月～5 岁的婴幼儿，这与机体的免疫防御状态有关。大多数母乳培养的婴儿可以从母体中获得抗流感嗜血杆菌荚膜多糖抗体而得到被动免疫力，但随婴儿年龄增长而逐渐减弱甚至消失，年长儿和成年人由于免疫系统已健全，感染后获得了保护性抗体。因此，小于 6 个月的婴儿及年长儿、成年人流感嗜血杆菌肺炎较少见。成人流感嗜血杆菌肺炎的发生常伴发于糖尿病、肾病综合征、丙种球蛋白缺乏、酒精中毒或应用抗肿瘤化疗药物、免疫抑制药物者；在慢性阻塞性肺疾病、肺囊性纤维化及长期吸烟人群中，由于局部防御机制受损，流感嗜血杆菌易侵犯下呼吸道发生肺炎。

（二）非典型表现发病机制

多数流感嗜血杆菌的鼻咽部感冒难以识别，且多发生于 5 岁以下儿童。b 型菌株偶可侵入局部，引起会厌炎、肺炎、口腔蜂窝组织炎或通过血液直接从鼻咽部播散引起脑膜炎。细菌的密度（血液细菌的复制，经血液证实的细菌数 $>10^3$ 菌数 $/mm^3$，而不是原发感染局部生长的细菌）是发生脑膜炎的必要条件。b 型菌株本身的致病力主要归因于 PRP 包膜的抗吞噬活性。无荚膜菌株极少产生菌血症性感染，但可引起上呼吸道病变（中耳炎、鼻窦炎）及下呼吸道病变（肺炎、慢性支气管炎恶化等）。

四、病理

（一）基本病理变化

病理变化主要表现为支气管黏膜上皮坏死，部分黏膜与支气管分离，细支气管及周围淋巴细胞及中性粒细胞浸润，引起细支气管炎，侵犯肺泡并在肺泡内生长繁殖，引起肺毛细血管扩张、充血，肺泡水肿、渗出，中性粒细胞聚集吞噬，活动增强，伴随炎性渗出物的产生而导致肺实变。婴幼儿初期患者开始常为气管－支气管感染，后发展成化脓性支气管炎。成人患者病变多呈支气管肺炎表现，大叶性分布亦不少见，甚至可见两叶或两叶以上肺受累。其可发生于任何部位，以下叶多见，病变融合引起肺组织坏死，甚至出现空洞，形成肺脓肿，延及胸膜则形成胸腔积液和脓胸。

（二）非典型表现病理变化

脑膜炎病理改变呈化脓性炎症改变，大脑表面炎性渗出，脑脊液被一层脓液覆盖，脑膜表面血管极度充血，常有血管炎，包括血管壁坏死、栓塞、破裂、出血。可出现硬脑膜下积液、脑积水、脑脓肿等。会厌炎、眼内炎均可出现充血、水肿及化脓性炎性渗出的改变。

五、病理生理

（一）基本病理生理

病原体入侵肺脏，引起肺泡腔内充满炎症渗出物，肺泡壁充血水肿而增厚，支气管黏膜水肿，管腔狭窄，从而影响换气和通气功能，导致低氧血症及二氧化碳潴留，为增加通气及呼吸深度，出现代偿性的呼吸与心率增快。由于病原体作用，重症常伴有毒血症，引起不同程度的感染中毒症状。缺氧、二氧化碳潴留及毒血症可导致循环系统、消化系统、神经系统的一系列症状以及代谢性和呼吸性酸中毒及水、电解质平衡紊乱。

（二）非典型表现病理生理

脑膜炎时可表现出视盘水肿等颅内高压，严重脑水肿可形成脑疝，呼吸节律改变而导致中枢性呼吸衰竭。急性会厌炎由于高度充血水肿可使气道完全阻塞，呼吸困难，甚至窒息，表现出严重缺氧、发绀。

六、临床表现

（一）症状

1. 常见症状

本病两个高发年龄组为 6 个月～5 岁的婴幼儿和具有基础疾病的成人，起病前有上呼吸道感染史，婴幼儿发病多急骤，寒战、高热、咽痛、痉挛性咳嗽、咳脓痰、呼吸急促、发绀，迅速出现呼吸衰竭和末梢循环衰竭，累及胸膜者可出现胸痛。常并发于流感病毒或葡萄球菌感染时，全身中毒症状重。成人慢性疾病继发感染时，起病缓慢，发热，咳嗽加剧，咳脓性痰。免疫功能低下患者亦有急性起病，其表现与急性肺炎相仿。老年患者多表现为低热，呼吸道症状不典型，伴有食欲减退或精神不佳。

2. 非典型症状

（1）脑膜炎：婴幼儿较多见，危害最大，其发病率仅次于流行性脑膜炎。在未实施 Hib 偶联菌苗预防之前，美国 CDC 曾报道，当流脑散发时，由 Hib 所引起的脑膜炎在细菌性脑膜炎中占第一位；北京儿童医院资料表明其占化脓性脑膜炎的 28.9%。多数病例发生在 2 个月～2 岁婴幼儿，成人病例较少。常并发于中耳炎、鼻窦炎、支气管炎、肺炎及宿主抵抗力下降时。呈散发性，多数患者具有明显的前驱症状，先有上呼吸道感染、支气管肺炎，经数日或 1～2 周出现头痛、呕吐等脑膜刺激征。其病死率在发达国家为 5% 左右，在发展中国家则可高达 40%。流感嗜血杆菌脑膜炎可能并发硬脑膜下积液、脑积水、脑脓肿等，<6 个月婴儿易患脑室膜炎。该病可能造成单侧或双侧耳聋，病后发生的视力丧失、瘫痪等一般为暂时性的。

（2）急性会厌炎：以突发会厌水肿为其特点，导致喘鸣、呼吸困难，病变进展迅速，可完全阻塞呼吸道，成人则表现为咽痛、进行性吞咽困难，必须立即进行气管切开及抗菌治疗。

（3）败血症：在 2 岁以下的儿童中，本菌是引起无局部病灶败血症的主要病原体之一。在年长儿童和切除脾脏后的成人及癌肿化疗后的患者也可患此病。

（4）流感嗜血杆菌感染引起的眼内炎：无荚膜流感嗜血杆菌引起的结膜炎可造成流行，表现为患眼红、烧灼感，或伴有畏光、流泪。国外文献报道即使及时给予玻璃体内细菌敏感性抗生素治疗，视功能仍严重受损。

（5）流感嗜血杆菌在女性生殖泌尿道的寄生率很低（<1%），但能频繁地传播，具有很强的潜在的致病力，由于孕妇体内缺乏血清特异性抗体——抗荚膜多糖抗体（抗 PRP 抗体），易发生绒膜羊膜炎、产后子宫内膜炎、阴道炎、宫颈炎或败血症等，围生期新生儿 Hi 感染的主要表现是败血症和/或肺炎、结膜炎，50% 由未定型菌株引起，母－婴间垂直传播可能在宫内或经产道时已发生，传播率 >50%。

（6）流感嗜血杆菌还可引起蜂窝组织炎、骨髓炎及心内膜炎、化脓性关节炎等。起病突然，发病迅速。

（二）体征

1. 常见体征

胸部体征有支气管肺炎征，呼吸音低，叩诊呈浊音，听诊可闻及支气管呼吸音、湿性啰音。少数患者并发脓胸、脑膜炎与败血症，可有胸腔积液体征。

2. 非典型体征

并发脑膜炎患儿可出现脑膜刺激征，严重者出现谵妄、神志不清，10% 儿童有单侧或双侧耳聋，应做听力监测，其他如视力丧失、脑神经麻痹、瘫痪等一般为短暂性。急性会厌炎可见吸气性呼吸困难，鼻翼翕动和三凹征。体检咽部充血发红，会厌水肿，但必须强调的是儿童进行口腔内检查时可促发心脏呼吸骤停，故只能在手头备有立即能建立呼吸通道的手段时才能进行此项检查。眼内炎时可出现结膜充血，中等量黏脓性分泌物，还可并发卡他性边缘性角膜浸润或溃疡。

七、实验室检查

（一）常见表现

1. 血常规

外周血白细胞总数增高，中性粒细胞增多。重症患者白细胞计数可减低。

2. 病原体分离

正确诊断决定于检出病原菌，由于本菌营养要求高，故咽分泌物、痰、气管吸出液送检细菌培养时，除接种普通琼脂平板外，应常规接种于巧克力琼脂平板，以提高检出率。痰培养有流感嗜血杆菌生长，对儿童患者可能有一定的价值，但对成人患者则无临床意义。下呼吸道分泌物细菌培养，阳性结果虽不能确诊，但临床意义较大，胸腔积液或血液培养的阳性结果对流感嗜血杆菌肺炎并发菌血症或败血症等具有更大诊断价值。痰涂片革兰染色检查有利于与肺炎链球菌肺炎的鉴别。在需氧培养中，混有金黄色葡萄球菌时，往往在愈靠近金黄色葡萄球菌处，流感嗜血杆菌菌落生长愈大，远离者较小，且不透明，呈灰白色。这一现象是金黄色葡萄球菌合成 V 因子，并在菌落周围扩散所致，称作"卫星现象"。这一特点有助于对此菌的鉴定。

3. 血清学检查

常用的主要有对流免疫电泳（CIE）、协同凝集（CoA）、乳胶凝集（LA）以及外膜蛋白（OMP）抗原、抗体的 ELISA 法等。当细菌浓度大于 100 cfu/mL 时，乳胶凝集试验即呈阳性，假阳性很少。细菌为苛养菌，营养要求高，所需时间长，阳性率低。除此之外，近年来国际上流行的免疫组化方法如单克隆抗体、DNA 探针和 PCR 技术等方法检测患者体液（如痰、血、尿等）中的流感嗜血杆菌抗原，具有敏感、特异、简便、快速的特点，对疾病的早期病原学诊断、指导临床治疗具有极其重要的意义。

（二）非典型表现

1. 脑脊液检查

开始常中度增高（200 ~ 300 cmH$_2$O），个别因急性脑水肿，脑压可急剧升高（超过 450 cmH$_2$O）。脑脊液细菌涂片见革兰阴性短小杆菌，阳性率达 80%。细菌培养发现流感嗜血杆菌对诊断有价值。应用对流免疫电泳、酶联免疫吸附试验等免疫学方法检测脑脊液中荚膜多糖抗原，可迅速做出病原学诊断。

2. 涂片培养

感染部位的分泌物或脓液及进行涂片及培养可分离出流感嗜血杆菌。

八、器械检查

（一）常见表现

X 线胸片成人患者多表现为支气管肺炎改变，早期变化与急性毛细支气管炎相似，但随着间质炎症的加重，X 线胸片可出现粟粒状阴影，呈两肺下叶浸润，表现为斑片状或多叶性浸润，少数患者呈一叶或多叶节段性肺炎及大叶性肺炎改变。婴幼儿患者则 85% 表现为大叶性或节段性肺炎，肺脓肿多见，少数表现为弥漫性支气管肺炎或细支气管炎，间质水肿明显，呈"绒毛状"改变。早期可见局限性胸膜炎改变或少量胸腔积液。

（二）非典型表现

由于脑膜炎常与鼻窦炎、中耳炎的原发感染灶有关，所以在抗菌治疗开始后，应选择适当的时机行以上部位的 X 光摄片。如怀疑有占位性病变时（脑脓肿、硬膜下积脓）存在时，应做 CT 扫描检查。心包炎心脏 B 超检查可发现心包积液及心包压塞的血流动力学改变。化脓性关节炎时关节摄片可见关节腔内有渗出。

九、诊断

流感嗜血杆菌是引起社区获得性肺炎最常见的致病菌之一，但临床表现缺乏特异性，胸部 X 线征象与其他病原体引起的肺炎相似，目前临床上主要依靠流感嗜血杆菌的分离培养确诊。痰液涂片革兰染色镜检见到短杆状或细小的多形性革兰阴性杆菌有提示诊断意义，并有利于与肺炎链球菌肺炎的鉴别。痰培养有流感嗜血杆菌生长在儿童患者中可能具有一定意义，在成人患者中其意义需结合临床考虑，因为本菌在鼻咽部携带率非常高。应做痰定量培养或避开咽部污染的条件，直接取下呼吸道分泌物培养。胸腔积液或血液培养的阳性结果对流感嗜血杆菌肺炎并发菌血症或败血症、胸膜炎等具有诊断价值（但血培养的阳性率仅为 10%～15%）。上述培养结果行荚膜肿胀试验或免疫荧光试验可确诊及细菌分型更具参考价值。

并发脑膜炎患者脑脊液涂片检查可见极短小的革兰阴性杆菌，有的类似球菌。若在同一涂片上发现形态不同的细菌，或长或圆，或单或双，都应疑为流感嗜血杆菌，除模拟多形杆菌外，其他细菌都无这种多形性。

十、鉴别诊断

（一）常见表现鉴别诊断

本病的鉴别诊断主要是与其他各种病原体所致的肺炎，特别是常见的肺炎球菌肺炎、军团菌肺炎及衣原体肺炎鉴别，主要依据仍然是病原体检查，血清学检查有助于排除军团菌、衣原体感染，有赖于正确采集标本和选择培养基。

（二）非典型表现鉴别诊断

脑膜炎应与其他细菌或病毒引起的脑膜炎鉴别：流感嗜血杆菌脑膜炎主要是化脓性炎症，但起病较其他化脓性脑膜炎缓慢，病程初期仍可有呼吸道症状，经数天至 1～2 周出现脑膜炎症状。脑脊液检查具有鉴别意义，化脓性脑膜炎：糖明显下降，氯化物下降，蛋白明显升高，细胞数升高，以中性粒细胞为主。而病毒性脑膜炎：糖正常，氯化物正常，蛋白升高，细胞数升高，以淋巴为主。结核性脑膜炎：糖明显下降，氯化物下降，蛋白明显升高，细胞数升高，以淋巴增高为主。但脑脊液的细菌涂片及培养是诊断的主要依据。对急性喉痛的患者，口咽检查无特殊病变发现，或口咽虽有炎症但不足以解释其严重症状者，应考虑到急性会厌炎，若发生于儿童则病情常较严重，应密切观察。

十一、治疗

（一）药物治疗

1. 用药方法

流感嗜血杆菌感染的首选药物为氨苄西林，成人剂量 6～12 g/d，分次静脉注射。可酌情选用新型大环内酯类抗生素如阿奇霉素、克拉霉素、阿莫西林 – 克拉维酸、氨苄西林 – 舒巴坦钠等联合 β – 内酰胺酶抑制药的复方制剂，以及多西环素、利福平、氨基糖苷类以及磺胺甲噁唑 / 甲氧苄啶（SMZ/TMP）、喹诺酮类等。

目前针对流感嗜血杆菌脑膜炎，头孢曲松作为首选用药，100 mg/（kg·d），分 1～2 次静注，疗程为 10～12 天，其不良反应为部分患者易出现腹泻，一般不需要停药。此外，氯霉素易于通过血脑屏障，且耐药株较少，剂量 75～100 mg/（kg·d），分 4 次给药，最初可静脉点滴，尽快改为口服。期间应每日或隔日检查末梢血象，出现粒细胞减少要立即停药。一般治疗 26～36 h 可见疗效，大部分第 5 天退热，48 h 仍无好转应复查脑脊液，若怀疑对多种抗生素耐药，可试用 TMP 20 mg/（kg·d）与 SMZ 100 mg/（kg·d），分 4 次口服。氨苄西林毒性小，常用剂量 200～300mg/（kg·d），分 4～6 次静脉滴注，但近年报道耐药菌株逐渐增多，达 5%～10% 以上。皮质类固醇对脑膜炎无治疗作用，但可抑制 TNF-α 和 IL-8 合成，作用是减轻炎症反应，减少耳聋，降低病死率。常用地塞米松 0.4～0.6 mg/（kg·d），连用 4 天。

2. 治疗矛盾

随着抗生素的广泛使用，对氨苄西林耐药的菌株不断出现，其主要耐药机制是细菌产生了质粒介导的 β – 内酰胺酶，由于产酶率的不断增加，其对氨苄西林的耐药率也明显上升。利福平虽然敏感性高，但利福平为第一线抗结核药物，不应滥用，应加以保护。氨基糖苷类敏感性也较高，但其具有耳毒性及肾毒性。由于喹诺酮类药物易产生耐药并交叉耐药严重，因此不主张把喹诺酮类作为一线的药物来应用，且儿童、孕妇和哺乳期妇女都不宜使用。氯霉素虽易通过血脑屏障，但对骨髓的抑制作用使人望而却步，尤其是儿童。

3. 对策

合理选用抗生素是治疗成败及减少并发症的关键。轻中度感染可采用第二代头孢菌素如头孢克洛、头孢呋辛、头孢丙烯；头孢克洛对流感嗜血杆菌的 MIC 值是头孢丙烯的 1/2。中重度感染可采用第三代头孢菌素头孢泊肟、头孢噻肟、头孢曲松及喹诺酮类莫西沙星等，疗效更为确切。极重症感染可应用第四代头孢菌素或碳青霉烯类。根据感染的不同部位及病情的严重性选用药物和给药途径，疗程一般为 7 ~ 14 天左右。氨基糖苷类药物 6 岁以下儿童禁用。不主张喹诺酮类药物用于 18 岁以下儿童，孕妇和哺乳期妇女也不宜使用，由于产生耐药并交叉耐药严重，因此不主张把喹诺酮类作为一线的药物来应用，使用氯霉素时应严密监测外周血象的变化。肾功能不全及老年患者在使用氨基糖苷类、喹诺酮类药物时应监测肾功能的变化，并根据个体的具体情况进行剂量的调整。

（二）预防用药

1. 用药方法

20 世纪 80 年代，流感嗜血杆菌 b 型（Hib）结合疫苗开始广泛应用，30 年间取得了很好的预防效果。目前 Hib 结合疫苗主要开发出 4 种结合疫苗登记注册，在磷酸多核糖核酸（PRP）上分别加白喉类毒素（PHP-D）、破伤风类毒素（PRP-T）、CRM197 蛋白（PRP-CRM 或 HbOC）、脑膜炎球菌外膜蛋白复合物（PRP-OMP）。婴幼儿接种程序因为使用种类而有所差别。推荐 <5 岁儿童全程免疫，因为自然感染治愈后并不总是产生针对 PRP 的保护性抗体，所以流感嗜血杆菌侵入性感染后仍然推荐应用结合疫苗。在欧洲和美国由于推广流感嗜血杆菌联合疫苗（Hib）使得该病感染率下降了 90%。我国初种年龄为 7 ~ 11 个月，用 0.5 mL 菌苗臀部肌内注射，间隔 2 个月后加强注射一次。接种结合疫苗的不良反应很少，25% 有一过性局部轻微疼痛，注射部位红肿，但 24 h 全部恢复正常。有 10% 的儿童接种疫苗后，有局部轻微疼痛。国内亦有报道出现高热惊厥、过敏性皮疹等罕见不良反应。

2. 治疗矛盾

国外研究表明接种疫苗可以防止由 Hib 导致的所有致命肺炎病例的 1/3，还能防止 90% 以上其导致的脑膜炎病例。到 2004 年底已有 94 个国家将 Hib 结合疫苗纳入了国家计划免疫，而和许多发展中国家一样，我国未将其列入其中，原因之一就是对 Hi 感染缺乏有效监测，对其引起的感染性疾病的认识还不够充分和深入。目前存在的问题为：①流感嗜血杆菌在亚洲，包括我国的流行病学资料还很少；②流感嗜血杆菌疫苗接种时间与 DTP（白百破疫苗）和 MMR（麻疹 - 腮腺炎 - 风疹）等同时，需要开发联合疫苗，即一针多苗；③结合疫苗价格较贵。

3. 对策

由于尼古丁为流感嗜血杆菌的营养成分，戒烟为成年人预防本病的措施之一；避免滥用抗生素，防止耐药菌株的产生亦属重要预防措施，尤应引起临床医师重视。

十二、预后

预后与患者的年龄、有无基础疾病或并发症有关。婴幼儿患者病死率为 5%，其中 90% 为多系统病变，如脑膜炎或急性会厌炎。年龄大于 50 岁具基础疾病的成人患者病死率为 30%。婴幼儿患者肺炎吸收后可遗留肺气囊肿或肺大疱改变。

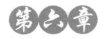

支气管哮喘

第一节　支气管哮喘的病因

支气管哮喘的发病原因极为复杂，至今尚无令人满意的病因分类法，目前多主张将引起支气管哮喘的诸多因素分为致病因素和诱发因素两大类。致病因素是指支气管哮喘发生的基本因素，因此是该疾病的基础，无论在支气管哮喘的发生抑或发作中均起重要作用。诱发因素也可称为激发因素，是指患者在已有哮喘病的基础（即气道炎症和气道高反应性）上促使哮喘急性发作的因素，是每次哮喘发病的扳机。

在哮喘的气道炎症学说提出以前，传统上把哮喘分为外源性（过敏性）和内源性（隐源性）哮喘。现在已经普遍感觉到这种分类法的明显不足和理论上的不合理性。其实哮喘的内因，更多指作为哮喘的易感者的患者本身的"遗传素质"、免疫状态、内分泌调节等因素，但同时也包含精神心理状态，而后者并不是"哮喘易感者"的决定因素，一般作为激发因素起作用。实际上这些因素对外源性或内源性哮喘患者来说都是存在的。周围环境的因素在哮喘的发病过程中既起致病作用，又起激发作用。

一、支气管哮喘的遗传因素

众所周知，支气管哮喘有非常明确的家族性，表明哮喘的发生与遗传有密切的关系，但它属于"多基因病"，环境因素也起重要的作用，因此遗传只决定患者的过敏体质，即是否容易对各种环境因素产生变态反应，是否属于哮喘的易感人群。引起哮喘发病还必须有环境因素，如变应源和激发因素。

哮喘实际上是主要发生在气道的过敏性（即变态反应性）炎症，而变态反应是因免疫功能异常所造成的。许多有过敏性体质（或称特应性）的患者，患者的一级亲属发生各种过敏性疾病（包括过敏性哮喘、过敏性鼻炎、花粉症、婴儿湿疹、荨麻疹等）的概率，比其他无过敏体质的家庭成员高得多。就哮喘病而言，许多哮喘患者祖孙三代，甚至四代均有患哮喘的患者。有人曾经对 150 名确诊的哮喘患者进行了问卷调查，其三代成员共 1 775 人，哮喘患病率高达 18.3%，相当于一般人群的将近 20 倍。文献也报道哮喘家族的哮喘患病率高达 45%。我们最近采用序列特异性引物聚合酶链反应（sequence specific primer polymerase chain react，SSP-PCR）研究了人白细胞抗原（HLA）-DRB 的等位基因在 50 例哮喘患者和 80 例健康对照者间的分布，同时用 RAST 法测定了 50 例哮喘患者的血清总免疫球蛋白 E（TIgE），屋尘螨（d_1）特异性免疫球蛋白 E（sIgE）及其与醋甲胆碱支气管激发试验和 β_2 受体激动剂支气管扩张试验，受试者均为北京及其周边地区的居民。结果显示 HLA-$DR_{6(13)}$，DR52 基因频率在哮喘组明显高于对照组（17% vs 4.3%，P<0.01；50% vs 17.5%，P<0.01），相对危险度（RR）分别为 7.55，4.7。而 $DR_{2(15)}$，DR_{51} 则低于对照组（7% vs18%，P<0.01；2% vs33.8%，P<0.01）。HLA 单体型 DRB113-DRB，在哮喘组也显著高于对照组，具有统计学差异（20% vs4%，P<0.01，RR6.4）。70% DR6（13）及 56% DR_{52} 阳性个体血清 d1 的 sIgE +4 级。27% $DR_{6(13)}$ 及 28% DR_{52} 阴性个体血清 d_1sIgE +4 级。HLA-DRB 等位基因与 TIgE 及气道高反应性（BHR）间无显著相关性。研究提示 $DR_{6(13)}$，DR_{52} 为北京地区哮喘人群的易感基因，而 $DR_{2(15)}$，DR_{51} 可能是哮喘发病的抗性基因。$DR_{6(13)}$，DR_{52} 基因与 d_1sIgE 抗体的产生呈正相关。上述结果表明 HLA-DRB 基因在哮喘患者对某种变应源的特异性免疫应答中起重要作用，也

表明遗传因素在哮喘的发病中的确起十分重要的作用。然而，并非所有具遗传因素者都会发生哮喘，父亲或母亲患哮喘的同一个家庭中，兄弟姐妹数人，并非每人都发生哮喘。因此只能认为遗传因素导致"潜在"性发展为哮喘的过敏性或特应性体质。

遗传因素对哮喘发病的影响可能是通过调控免疫球蛋白 E（IgE）的水平及免疫反应基因，两者相互作用，相互影响的结果，导致气道受体处于不稳定状态或呈高反应性。现已有文献报道，第 11 对染色体 13q 区存在着与特应症发病有关的基因，此外，还发现了其他的染色体异常。

既然遗传因素在哮喘的发病中起着重要作用，那么是不是出生后很快就发作哮喘呢？不一定，其规律目前还不很清楚。下一代可以在出生后的婴幼儿期即发病，也可以到了成年后才发病，也可以在第三代才出现哮喘患者，即所谓隔代遗传。

二、外源性变应源

引起哮喘的变应源与引起变态反应的其他变应源一样，大都是蛋白质或含有蛋白质的物质。它们在变态反应的发病过程中起抗原的作用，可以引起人体内产生对应的抗体。在周围环境中常见的变应源可分为以下几类。

（一）外源性变应源的分类

1. 吸入性变应源

此类一般为微细的颗粒，包括：①家禽、家畜身上脱落下来的皮屑；②衣着上脱落的纤维，如毛毯、绒衣或羽绒服上脱落的毳毛；③经风媒传播的花粉；④飞扬在空气中的细菌、真菌等微生物和尘螨等昆虫，人因吸入昆虫排泄物诱发哮喘也有报道，以蟑螂为多见，有人认为它是华东地区主要变应源之一，有些昆虫例如蜜蜂、黄蜂则经叮刺后诱发 I 型变态反应；⑤尘土或某种化学物质，这些微小物质一旦从鼻孔中吸入，就可能引起过敏性哮喘的发作；⑥油烟；⑦职业性吸入物，例如棉纺厂、皮革厂、羊毛厂、橡胶厂和制药厂的工人吸入致敏性或刺激性气体和灰尘可诱发哮喘。

2. 摄入性变应源

此类通常为食品，经口腔进入，如牛奶、鸡蛋、鱼、虾、蟹及海鲜等，引起过敏反应的药物实际也属这一类。

3. 接触性变应源

此类指某些日用化妆品、外敷的膏药、外用的各种药物。药物涂擦于皮肤，吸收到体内后，即可引起过敏反应。可表现为局部反应，如接触性皮炎，也可导致哮喘发作。

（二）哮喘的常见变应源

严格讲，除了食盐和葡萄糖外，世界上千千万万的物质，都可能成为变应源，但什么人发生过敏，这要看他（她）是否是易感者，对什么过敏。

虽然理论上几乎什么东西都可以引起过敏，但至今比较明确的变应源约有 500 种，能够用特异性免疫球蛋白 E（sIgE）抗体检测出来的变应源约为 450 种。引起哮喘的变应源多由特异性 IgE 介导，因此多为速发型过敏反应。

1. 屋尘和粉尘

此类包括卧室中的灰尘和工作环境中的灰尘，如图书馆的灰尘。粉尘包括面粉厂粉尘、皮革厂粉尘、纺织厂棉尘、打谷场粉尘等。卧室或某些工厂车间的灰尘含大量的有机物，如人身上脱落的毛发、上皮，微生物，小的昆虫尸体，螨及各种衣物的纤维碎屑等。这些有机物都是引起呼吸系统等过敏的重要致敏原。

2. 花粉

花粉是高等植物雄性花所产生的生殖细胞，可引起花粉症，主要分为风媒花和虫媒花两大类。风媒花粉经风传播，虫媒花粉是由昆虫或小动物传播。引起过敏者主要是风媒花粉，其体积小，在风媒花植物开花的季节，空气中风媒花粉含量高，很容易被患者吸入呼吸道而致病。这类花粉春天多为树木花粉，如榆、杨、柳、松、杉、柏、白蜡树、胡桃、枫杨、桦树、法国梧桐、棕榈、构、桑、臭椿等；夏秋季多为杂草及农作物花粉，如蒿、豚草、藜、大麻、葎草、蓖麻、向日葵、玉米等。这些花粉的授粉期一般均在 3 ~ 5 月和 7 ~ 9 月，所以花粉症和花粉过敏的哮喘患者多集中在这两个季节发病。

其中蒿和豚草花粉是强变应源，危害极严重，可引起花粉症的流行。花粉引起人体过敏，是因为它含有丰富的植物蛋白，由于花粉粒体积很小，大多数直径在 20 ~ 40 μm，加上授粉季节空气中花粉含量很高，极易随着呼吸进入人体。当花粉粒被其过敏者吸入后，便和支气管黏膜等组织的相应抗体（特异性 IgE）相结合，产生抗原抗体反应，引起发病。

3. 真菌

真菌有一个庞大家族，约有 10 万多种。它们寄生于植物、动物及人体或腐生于土壤。但无论是哪种生存方式，在繁殖过程中都会把大量的孢子散发到空气中，在过敏患者的周围形成包围圈。常见的致敏真菌为毛霉、根霉、曲霉、青霉、芽枝菌、交链孢霉、匍柄霉、木霉、镰刀菌、酵母菌等。真菌的孢子和菌丝碎片均可引起过敏，但以真菌的孢子致敏性最强。真菌和花粉一样，都富含多种生物蛋白，其中某些蛋白质成分可引起过敏。许多患者的哮喘发作有明确的季节性或在某一季加重，这除了与季节花粉过敏有关以外，还与真菌和气候条件的变化有关。

4. 昆虫

昆虫过敏的方式可分为叮咬过敏、蜇刺过敏和吸入过敏等。引起叮咬过敏的昆虫如蚊、白蛉、跳蚤等，它们通过口部的吸管排出分泌物进入人体皮肤后引起过敏；蜇刺过敏的昆虫主要为蜜蜂、马蜂等，它们通过尾部蜇针（排毒管）蜇刺，并将毒液注入人体而引起过敏；吸入过敏的昆虫主要有蟑螂、家蝇、象鼻虫、娥、螺，而最主要者为尘螨，它是引起哮喘的最常见，也是最重要的变应源。此外，一些昆虫的排泄物、分泌物等经与人体接触后亦可引起皮疹、湿疹等。

螨在分类学上属于蜘蛛纲，目前已知的有约 5 万种，但与人类变态反应有关系的螨仅是少数几种，如屋尘螨、粉尘螨和宇尘螨等。屋尘螨主要生活在卧室内的被褥、床垫、枕套、枕头、沙发里或躲藏在木门窗或木椅桌的缝隙里，附着在人的衣服上，也可与灰尘混在一起，随灰尘到处飘扬。据统计，1 克屋尘内最多可有 2 000 只螨。粉尘螨生长在各种粮食（如面粉）内，并以其为食，因此在仓储粮食内，常有大量的螨生长。宇尘螨为肉食螨，以粮食、屋尘等有机物中的真菌孢子为食料。尘螨的致敏性很强，但引起过敏的原因并不是活螨进入人体内，而是螨的尸体、肢体碎屑、鳞毛、蜕皮、卵及粪便。这些变应源随着飘浮的灰尘被吸入人的呼吸道内而致病。尘螨引起的哮喘发病率极高，据报道，德国 60% 以上的支气管哮喘患者均与尘螨过敏有关。1974 年，国外有人报道儿童哮喘患者的皮试结果，显示对螨的反应阳性率高达 89.4%。尘螨一年到头与哮喘患者缠绵不断，因此对尘螨过敏的患者一般是全年都可发病，但在尘螨繁殖高峰季节，症状常常加重。

5. 纤维

纤维包括丝、麻、木棉、棉、棕等，这类物品常用于服装、被褥、床垫等的填充物或各种织品。患者因吸入它们的纤维碎屑而发病，其中对丝过敏者最多见。

6. 皮毛

皮毛包括家禽和家畜皮毛，如鸡毛、鸭毛、鹅毛、羊毛、驼毛、兔毛、猫毛、马毛等，它们的碎屑可致呼吸道过敏。

7. 食物

米面类、鱼肉类、乳类、蛋类、蔬菜类、水果类、调味食品类、硬壳干果（如腰果、花生、巧克力等）类等食物均可成为变应源，引起皮肤、胃肠道、呼吸系统等过敏。食物过敏大都属 I 型变态反应，即由变应源和特异性 IgE 相互作用而发生。临床可见哮喘患者常伴有口腔黏膜溃疡，有些患儿可出现"地图样"舌或伴有腹痛和腹泻等消化道症状，而食物过敏患儿也常伴有哮喘的发作。

8. 化妆品

化妆品种类很多，成分也较复杂，常用的如唇膏、脂粉、指甲油、描眉物、擦脸油及染发剂等。这些化妆品大部分为化学物质，属于半抗原，不单独引起过敏，但当它们和人体皮肤蛋白质结合后，即可形成全抗原，可引起接触性皮炎，有时也可引起哮喘。

其他可引起过敏者尚有药物、有机溶剂、各种金属饰物等。

三、哮喘发作的主要诱因

引起哮喘发作的诱因错综复杂。作为诱因，主要是指变应源以外的各种激发哮喘发作的非特异因素，包括气候、呼吸道感染、运动、药物、食物和精神等。吸入、摄入或接触过敏源虽然也可激发哮喘的发作，但它主要是作为特异性（即为特应性）的致病因子参与气道炎症和哮喘的发病过程的，有别于非特异（非特应性）的激发因素。

1. 气候

许多哮喘患者对天气的变化非常敏感，气候因素包括气压、气温、风力和风向、湿度、降水量等。气压低往往使哮喘患者感到胸闷、憋气。气压低诱发哮喘发作的原因尚不清楚，可能是低气压使飞扬于空气中的花粉、灰尘及真菌孢子沉积于近地面空气层，增加患者吸入机会之故。气压突然降低可使气道黏膜小血管扩张、充血、渗出增多，支气管腔内分泌物增加、支气管腔变窄、支气管痉挛而加重哮喘。南方初春的黄梅季节就是气压较低、湿度又大的季节，哮喘发病也增加。

气温的影响中温差的变化尤其重要。冷空气侵袭往往发生于季节变化时刻。如华东地区的秋季日平均气温从 25 ℃下降到 21 ℃时，哮喘发作的患者明显增多。初冬季节，寒潮到来，气温突然下降，温差迅速增大，哮喘发作者猛增。在秋天，空气中的花粉要比春季少得多，这时螨类数量虽增加，但气温和湿度并不适合它的大量繁殖。由此可见，秋季哮喘发作的主要原因可能是冷空气刺激具有高反应性气道之故，这也说明哮喘患者对气温的变化特别敏感。

风力的作用与哮喘发作的关系主要有两方面：风力强、空气流动快常导致气温下降，若在秋天或初冬，必定会增加气道的冷刺激；强风时增加了气道的阻力，使本来存在呼气性呼吸困难的哮喘患者更加感到出不来气。风向常常与空气的湿润度有关，初冬时主要刮来自西伯利亚的西北风，途经沙漠地带，因此特别干燥，这对哮喘患者不利，因为哮喘患者的气道比正常人更需要温暖和湿润。

正常人的气道必须有一定的湿度，降水量和空气的湿度直接影响哮喘患者气道的湿润度。但过于潮湿的空气和环境有利于真菌的繁殖，增加了吸入气中变应源的密度，对哮喘患者不利。

空气离子浓度对哮喘的发作也有一定关系。一般情况下空气中的阳离子多于阴离子。空气中的阳离子可使血液碱化，致支气管平滑肌收缩，对健康人和哮喘患者均不利，而阴离子可使支气管纤毛运动加速，使支气管平滑肌松弛，可缓解哮喘的发作。对于正常人来说，阳离子与阴离子的作用基本处于平衡状态。但当气候变化使空气中阳离子浓度增加时，气道处于高反应性的患者就容易发作哮喘。相反如果 1 cm³ 空气中含有 10 万 ~ 100 万个阴离子时就具有防治疾病的作用。国内外已应用阴离子发生器来改善环境气候，防治哮喘等疾病。

环境污染对哮喘发病有密切的关系，诱发哮喘的有害刺激物中，最常见的是煤气（尤其是煤燃烧产生的二氧化硫）、油烟、被动吸烟、杀虫喷雾剂、蚊烟香等。烟雾对已经处于高反应状态的哮喘患者气道来说，是一种非特异的刺激，可以使支气管收缩，甚至痉挛，使哮喘发作。烟雾的有害物质在气道沉积下来以后，可导致慢性支气管炎。慢性支气管炎形成后支气管黏膜增厚，分泌物增多等因素不但可增加气道的刺激，而且可进一步造成管腔的狭窄。这些因素都会加重哮喘患者的病情，而且给治疗造成困难。

2. 运动

由于运动诱发的支气管收缩在哮喘患者中是一种很普遍的问题，人们在运动与哮喘的关系方面做了大量的研究，但仍有很多问题尚待解决。首先，在哮喘患者的运动耐量问题上，人们普遍认为重度的哮喘患者的运动耐量是减低的，但在轻中度的哮喘患者中则有不同意见。有报道认为是减低的，亦有报道认为是与正常无差异的。在临床上，大多数哮喘或变应性鼻炎的患者，运动后常导致哮喘发作或出现咳嗽、胸闷。短跑、长跑和登山等运动尤其容易促使轻度哮喘或稳定期哮喘发作。游泳的影响相对比较轻，因此较适于哮喘患者的运动锻炼。但我们最近的研究发现轻中度哮喘患者的运动耐量与相同日常活动量的正常人是没有差异的。哮喘患者与正常人在无氧阈水平和最大运动量水平上均显示了与正常人相似的氧耗量、分通气量和氧脉搏，由此推论他们具有与正常人相等的运动能力，亦即在哮喘患者中不存在对运动的通气和循环限制。FEV_1是衡量哮喘严重程度的主要指标之一，但我们的研究发现，FEV_1无论以绝对值形式或占预计值的百分比的形式表示，都与运动所能取得的最大氧耗量没有相关关系，表明在轻中度哮喘患者中，疾病的严重程度并不影响其运动耐量。有研究发现，即使是在重度的哮喘患者，下降的运动耐量与控制较差的疾病之间也没有相关性，表明运动能力的下降是多因素的，不能仅仅用疾病本身来解释，在这些因素中，日常活动量起一很重要的作用。然而，运动过程中FEV_1可能会有不同程度的下降，对此，也许可以通过预先吸入 β_2 受体激动剂而得到解决。因此目前大多数研究表明运动锻炼在哮喘患者中是安全而有效的，经过运动锻炼，运动耐量是可以提高的，在完成相同运动时的通气需求是下降的，从而也能预防 EIA 的发生。

3. 呼吸道感染

呼吸道感染一般不作为特应性因子激起哮喘的发作，但各种类型的呼吸道感染，如病毒性感染、支原体感染和细菌性感染都往往诱发哮喘的发作或加重。

呼吸道病毒性感染尤其多见于儿童，好发于冬春季节，以上呼吸道为常见，但可向下蔓延引起病毒性肺炎。病毒感染与支气管哮喘的发作之间确实有着密切的关系，尤其是 5 岁以下的儿童。儿童呼吸道病毒感染引起哮喘发作者高达 42%，在婴幼儿甚至可达 90%。成人虽较少，但也有约 3%。在有过敏体质或过敏性疾病家族史者中，呼吸道病毒感染引起哮喘发作更为多见，尤其男性。引起哮喘发作的病毒种类可因年龄而有所不同。一般来说，成人以流感病毒及副流感病毒较为多见，而儿童则主要为鼻病毒及呼吸道合胞病毒，婴幼儿主要是呼吸道合胞病毒。病毒可作为变应源，通过机体 T- 细胞、B- 细胞的一系列反应，继而刺激浆细胞产生特异性 IgE。特异性 IgE 与肥大细胞上的 IgE 受体结合，长期停留在呼吸道黏膜的肥大细胞上。当相同的病毒再次入侵机体时，即可发生过敏变态反应，损伤呼吸道上皮，增加了炎性介质的释放和趋化性，降低了支气管壁 β 受体的功能，增加了气道胆碱能神经的敏感性，还可产生对吸入抗原的晚相（迟发性）哮喘反应。

病毒的感染大多在冬末春初和晚秋温差变化比较大时发生。一般起病较急，起病初可有发热、咽痛，以后很快出现喷嚏、流涕、咳嗽、全身酸痛、乏力和食欲减退等症状，继而出现气急、呼气性呼吸困难等哮喘的症状，肺部可闻及明显的哮鸣音。文献还报道，持续和（或）潜伏性腺病毒感染，可能影响皮质激素和支气管扩张剂对哮喘的疗效。

呼吸道病毒感染不但可使哮喘患者的气道反应性进一步增高，哮喘发作，而且可引起健康人的气道反应性增高和小气道功能障碍，这种状态一般持续 6 周左右。

气道急性或慢性细菌感染并不引起过敏反应，但由于气道分泌物增多，因此可加重哮喘患者的气道狭窄，使哮喘发作或加重。这时抗菌药物的使用是必要的，而且有效的抗菌治疗往往可收到缓解症状之功。呼吸道细菌性感染虽然也可诱发气道平滑肌痉挛，但较病毒性感染要轻得多。

4. 精神和心理因素

精神和心理状态对哮喘的发病肯定有影响，但这一因素往往被患者和医务人员所忽视。许多患者受到精神刺激以后哮喘发作或加重，而且很难控制。据报道，70% 的患者的哮喘发作有心理因素参与，而在引起哮喘发作的诸多因素中，其中单纯以外源性变应源为主要诱因者占 29%，以呼吸道感染为主要诱因者占 40%，心理因素为主的占 30%。还有的学者报道，在哮喘发作的诱因中过敏反应合并精神因素占 50%。与哮喘有关的精神心理状态涉及非常广泛的因素，包括社会因素、性格因素和情绪因素。社会因素常常是通过对心理和情绪的影响而起作用的。哮喘患者在出现躯体痛苦的同时，伴有多种情绪、心理异常表现，主要为：焦虑、抑郁和过度的躯体关注。因此，往往形成依赖性强、较被动、懦弱而敏感、情绪不稳和自我中心等性格特征，是比较典型的呼吸系统的心身疾病。哮喘儿童的母亲也常呈"神经质性"个性，母亲的焦虑、紧张、唠叨、烦恼的表现影响儿童哮喘的治疗和康复。

精神因素诱发哮喘的机制目前还不清楚，有人认为在可接受大量感觉刺激的人脑海马回部位，可能存在与基因有关的异常。遗传素质或早年环境的影响，造成某些哮喘患者精神心理的不稳定状态。同时精神忧虑或紧张的哮喘患者，生理上气道的敏感性升高，可能与迷走神经兴奋性增强有关。长期的情绪低落、心理压抑可使神经 – 内分泌 – 免疫网状调节系统功能紊乱，引起一系列心身疾病。

精神和心理因素也属于内因，但它有别于遗传背景。精神和心理因素不决定一个人是否成为哮喘的易感者，然而可明显地影响哮喘的发作及其严重程度，对于哮喘常年反复发作的患者来说，这种影响尤其显著。因此许多学者强调哮喘的防治必须采用包括心与身两方面的综合性治疗措施。

5. 微量元素缺乏

微量元素缺乏以缺铁、缺锌较常见，这些微量元素缺少可致免疫功能下降。

6. 药物

药物引起哮喘发作有特异性过敏和非特异性过敏两种，前者以生物制品过敏最为常见，因为生物制品本身即可作为完全抗原或半抗原引起哮喘发作。以往认为阿司匹林引起哮喘发作的机制是过敏，现在普遍认为是由于患者对阿司匹林的不耐受性。非特异性过敏常发生于交感神经阻断药，例如普萘洛尔（心得安）和增强副交感神经作用药，如乙酰胆碱和新斯的明。

第二节　支气管哮喘临床表现与诊断

一、支气管哮喘的临床表现

几乎所有的哮喘患者都有长期性和发作性（周期性）的特点，因此，近年认为典型哮喘发作3次以上，有重要诊断意义。哮喘的发病大多与季节和周围环境、饮食、职业、精神心理因素、运动或服用某种药物有密切关系。过敏性疾病的病史和家族性的哮喘病史对哮喘的诊断也很有参考意义。此外还应注意有无并存呼吸道感染及局部慢性病灶。

（一）主要症状

自觉胸闷、气急，即为呼吸困难，以呼气期为明显，但可以自行缓解或经用平喘药治疗而缓解。典型的哮喘发作症状易于识别，但哮喘病因复杂，其发作与机体的反应性，即遗传因素和特应性素质的个体差异，变应源和刺激物的质和量的不同均可导致哮喘发作症状的千变万化。有些患者表现为咳嗽，称为咳嗽变异性哮喘或过敏性咳嗽，其诊断标准（小儿年龄不分大小）是：①咳嗽持续或反复发作>1个月，常在夜间（或清晨）发作，痰少，运动后加重；②没有发热和其他感染表现或经较长期抗生素治疗无效；③用支气管扩张剂可使咳嗽发作缓解；④肺功能检查确认有气道高反应性；⑤个人过敏史或家族过敏史和（或）变应源皮试阳性等可作辅助诊断。

（二）体征

发作时两肺（呼气期为主）可听到如笛声的高音调，而且呼气期延长的声音，称为哮鸣音，是诊断哮喘的主要依据之一。一般哮鸣音的强弱和气道狭窄及气流受阻的程度相一致，因此哮鸣音越强，往往说明支气管痉挛越严重。哮喘逐步缓解时，哮鸣音也随之逐渐减弱或消失。但应特别注意，不能仅靠哮鸣音的强弱和范围来作为估计哮喘严重度的根据，当气道极度收缩加上黏痰阻塞时，气流反而减弱或完全受阻，这时哮鸣音反而减弱，甚至完全消失，这不是好现象，而是病情危笃的表现，应当积极抢救。

（三）哮喘严重发作

1. "哮喘持续状态"

哮喘严重发作通常称为"哮喘持续状态"，这是指一次发作的情况而言，并不代表该患者的基本病情，但往往发生于重症的哮喘患者，而且与预后有关，可威胁患者的生命。因此哮喘严重发作是哮喘病本身的一种最常见的急症。

以往给"哮喘持续状态"所下的定义是："哮喘严重持续发作达24 h以上，经用常规药物治疗无效"。现在认为这样的定义是不全面的。因为事实上，许多危重哮喘病例的病情发展常常在一段时间内逐渐加剧，因此所有重症哮喘的患者在某种因素的激发下都有随时发生严重的致命性急性发作的可能，而无特定的时间因素。其中一部分患者可能在哮喘急性发作过程中，虽经数小时以至数天的治疗，但病情仍然逐渐加重。也有一些患者在间歇一段相对缓解的时期后，突然出现严重急性发作，甚至因得不到及时和有效治疗而在数分钟到数小时内死亡，这就是所谓"哮喘猝死"。哮喘猝死的定义通常定为：哮喘突然急性严重发作，患者在 2 h 内死亡。其原因可能为哮喘突然发作或加剧，引起气道严重阻塞或其他心肺并发症导致心跳和呼吸骤停。重症哮喘患者出现生命危险的临床状态称为"潜在性致死性哮喘"。这些因素包括：①必须长期使用口服糖皮质激素类药物治疗；②以往曾因严重哮喘发作住院抢救治疗；③曾因哮喘严重发作而行气管切开，机械通气治疗；④既往曾有气胸或纵隔气肿病史；⑤本次发病过程中须不断超常规剂量使用支气管扩张剂，但效果仍不明显。除此以外，在本次哮喘发作的过程中，还有一些征象值得高度警惕，如喘息症状频发，持续甚至迅速加剧，气促（呼吸超过 30 次 / 分），心率超过 140 次 / 分，体力活动和说话受限，夜间呼吸困难显著，取前倾位，极度焦虑、烦躁、大汗淋漓，甚至出现嗜睡和意识障碍，口唇、指甲发绀等。患者的肺部一般可以听到广泛哮鸣音，但若哮鸣音减弱，甚至消失，而全身情况不见好转，呼吸浅快，甚至神志淡漠和嗜睡，则意味着病情危笃，随时可能发生心跳和呼吸骤停。此时其他有关的肺功能检查很难实施，唯一的检查是血液气体分析。如果患者呼吸空气（即尚未吸氧），那么若其动脉血氧分压 <8 kPa（60 mmHg）和（或）动脉血二氧化碳分压 >6 kPa（45 mmHg），动脉血氧饱和度 <90%，则意味着患者处于危险状态，应马上进行抢救，以挽救患者生命。

2. "脆性哮喘"

正常人的支气管舒缩状态呈现轻度生理性波动，第一秒用力呼气容积（FEV_1）和最大呼气流速（PEF）在晨间降至最低（波谷），而午后达最大值（波峰），在哮喘患者，这种变化尤其明显。1977年 Turner-Warwich 报道将哮喘患者的肺功能改变分为三种主要类型：①治疗后 PEF 始终不能恢复正常，但有一定程度的可逆；②用力呼气肺活量（FVC）改变可逆，而 FEV_1 和 PEF 的降低不可逆；③ FEV_1 和 PEF 在治疗前后或一段时间内大幅度地波动，即为"飘移者"，有人将这一类型称为"脆性哮喘"（BA）。其后关于 BA 的定义争论不休。如美国胸科协会（AST），用此概念描述那些突发、严重、危及生命的哮喘发作。最近 Ayres 在综合各种观点的基础上提出 BA 的定义和分型为：

Ⅰ型 BA：尽管采取了正规、有力的治疗措施，包括吸入皮质激素（如吸入二丙酸倍氯米松 1 500 μg/d 以上）或口服相当剂量皮质激素，同时联合吸入支气管扩张剂，连续观察至少 150 d，半数以上观察日的 PEF 变异率 >40%。

Ⅱ型 BA：特征为在基础肺功能正常或良好控制的背景下，无明显诱因突然急性发作的支气管痉挛，3 h 内哮喘严重发作伴高碳酸血症，可危及生命，常需机械通气治疗。经期前哮喘发作往往属于此种类型。

（四）特殊类型的哮喘

1. 运动性哮喘

运动性哮喘也称运动诱发性哮喘，是指达到一定的运动量后引起支气管痉挛而产生的哮喘，因此其发作都是急性的、短暂的，而且大多数能自行缓解。运动性哮喘固然均由运动引起，但运动的种类、运动持续时间、运动量和运动强度均与哮喘的发作有直接关系。运动性哮喘并非说明运动即可引起哮喘，实际上短暂的运动不但不会引起哮喘，而且还可兴奋呼吸，使支气管有短暂的扩张，肺通气功能改善，FEV_1 和 PEF 有短暂的升高。其后随着运动时间的延长，强度的增加，支气管转而发生收缩。虽然运动性哮喘常常兼发于支气管哮喘患者，但与过敏性哮喘不同，其特点为：①发病均在运动后；②有明显的自限性，发作后只需经过一定时间的安静休息即可逐渐自然恢复正常；③无外源性或内源性过敏因素参与，特异性变应源皮试阴性；④一般血清 IgE 水平不高。但有学者认为，运动性哮喘常与过敏性哮喘共存，因此认为运动性哮喘与变态反应（过敏反应）存在着一些间接的关系。

临床表现疑为运动性哮喘者，应进一步做运动前后的肺功能检查，根据运动前后的肺功能变化来判断是否存在运动性哮喘，这种方法也称为运动诱发试验。常用的运动方式有跑步、自行车功率试验和平板车运动试验。如果运动后 FEV_1 下降 20% ~ 40%，即可诊断轻度运动性哮喘，如果 FEV_1 下降 40% ~ 65%，即为中度运动性哮喘，FEV_1 下降 65% 以上，则属重度运动性哮喘。受检患者患有严重心肺或其他影响运动的疾病则不能进行运动试验，试验时要备有适当抢救措施，应在专业医务人员指导下进行。

2. 药物性哮喘

哮喘的发作是由使用某些药物引起（诱发）的，这类哮喘就叫作药物性哮喘。可能引起哮喘发作的药物很多，常见者为：阿司匹林，β 受体阻断剂（包括非选择性 β 受体阻断剂——普萘洛尔、噻吗洛尔和选择性 β 受体阻断剂），局部麻醉剂，添加剂（如酒石黄，是一种黄色染料，广泛用作许多食品、饮料以及药物制剂的着色剂），医用气雾剂中的杀菌复合物（如用作定量气雾剂的防腐剂，例如氯化苯甲烃铵抗氧化剂），用于饮用酒、果汁、饮料和药物作防腐保藏剂（如亚硫酸盐）和抗生素或磺胺药（包括青霉素、磺胺药、呋喃类药）等。个别患者吸入定量的扩张支气管的气雾剂时，偶尔也可引起支气管收缩，这可能与其中的氟利昂或表面活性剂有关。免疫血清、含碘造影剂等除了可引起皮疹、发热、血管炎性反应、嗜酸性粒细胞增多和过敏性休克等全身过敏表现外，也可引起哮喘的发作，但往往被忽略。

药物性哮喘的发生机制与哮喘本身极为相似，首先决定于患者的体质因素，即对某种药物的敏感性。因为这些药物通常是以抗原（如免疫血清）、半抗原或佐剂的身份参与机体的变态反应过程的，没有机体的易感性就不容易发生过敏性反应。但并非所有的药物性哮喘都是机体直接对药物产生过敏反应而引起的，β 受体阻断剂更是如此，它是通过阻断 β 受体，使 $β_2$ 受体激动剂不能在支气管平滑肌的效应器上起作用，导致支气管痉挛，哮喘发作。

3. 阿司匹林性哮喘

阿司匹林又是诱发药物性哮喘中最常见的药物，某些哮喘患者于服用阿司匹林或其他解热镇痛药及非类固醇抗炎药后数分钟或数小时内即可诱发剧烈的哮喘，其表现颇似速发型变态反应，因此以往许多人从药物过敏的角度理解阿司匹林性哮喘，但迄今尚未发现阿司匹林的特异性IgE，也未发现其他的免疫机制参与，变应源皮肤试验阴性。所以近年来普遍认为其可能不是由过敏所致，而是对阿司匹林的不耐受性所致。除阿司匹林以外，吲哚美辛、安乃近、氨基比林、非那西丁、保泰松、布洛芬等解热镇痛药也可引起类似的哮喘发作。这种对以阿司匹林为代表的解热镇痛药的不耐受现象就称为阿司匹林性哮喘。其中约半数合并鼻息肉和鼻窦炎，对于这种现象，过去称为阿司匹林哮喘三联征或阿司匹林三联征。对于这些提法各家意见不一，最近有些学者建议称为阿司匹林性综合征。

阿司匹林性哮喘多发生于中年人，有时也可见于少数儿童患者。在临床上可分为两个时相，即药物作用相和非药物作用相。药物作用相指服用阿司匹林等解热镇痛药后引起哮喘持续发作的一段时间，其临床表现为：服这类药 5 min 至 2 h，或稍长时间之后出现剧烈的哮喘。绝大多数患者的哮喘发作的潜伏期为 30 min 左右。患者的症状一般都很重，常可见明显的呼吸困难和发绀，甚至出现意识丧失，血压下降，休克。药物作用相的持续时间不一，可短至 2 h，也可 1 ~ 2 d。非药物作用相阿司匹林性哮喘系指药物作用时间之外的时间。患者可因各种不同的原因而发作哮喘。

阿司匹林性哮喘发病率各家报道不一，国外报道它在哮喘人群中的发病率为 1.7% ~ 5.6%，但如果用口服阿司匹林作激发试验，则它的发病率可占成人哮喘的 8% ~ 22%。北京协和医院变态反应科于1984 年曾对 3 000 例初诊的哮喘患者进行调查，其结果为：阿司匹林哮喘在哮喘人群中的发病率为2.2%。

由于阿司匹林性哮喘的发病很可能通过抑制气道花生四烯酸的环氧酶途径，使花生四烯酸的脂氧酶代谢途径增强，因而产生炎性介质，即白细胞三烯。后者具有很强的收缩支气管平滑肌作用所致。因此近年研制的白细胞三烯受体拮抗剂，如扎鲁司特（zafirlukast，商品名 Accolate，即安可来）和孟鲁司特钠（montelukast，商品名 Singulair，即顺尔宁）可以完全抑制口服阿司匹林引起的支气管收缩。

4. 职业性哮喘

随着工农业的发展，各种有机物或无机物以尘埃、蒸汽或烟雾三种形式进入生产者的工作环境。如果这些有害物质被劳动者吸入而引起哮喘发作，那么这些有害物质就称为"职业性致喘物"（变应源）。从广义来说，凡是由职业性致喘物引起的哮喘就称为职业性哮喘，但从职业病学的角度，职业性哮喘应有严格的定义和范围。然而，不同国家，甚至同一个国家的不同时期，职业性哮喘的法定含义不同。我国在 20 世纪 80 年代末制定了职业性哮喘的诊断标准，致喘物规定为：异氰酸酯类（如甲苯二异氰酸盐等）、苯酐类、多胺类固化剂（如乙烯二胺、二乙烯三胺、三乙烯四胺等）、铂复合盐、剑麻和青霉素。

职业性哮喘的发生率往往与工业发展水平有关，工业越发达的国家，职业性哮喘发生率越高，估计美国职业性哮喘的发病率为 15%。1988 年美国公共卫生署估计职业性哮喘占整个职业性呼吸系统疾病的 26%。

职业性哮喘的病史有如下特点：①有明确的职业史，因此本病的诊断只限于与致喘物直接接触的劳动者；②既往（从事该职业前）无哮喘史；③自开始从事该职业至哮喘首次发作的"哮喘潜伏期"最少半年以上；④哮喘发作与致喘物的接触关系非常密切，接触则发病，脱离则缓解，甚至终止，典型的职业性哮喘往往是在工作期间或工作后数小时发生气促、胸闷、咳嗽、喘鸣，常伴鼻炎和（或）结膜炎，工作日的第一天（如星期一）症状最明显，周末、节假日或离开工作场所后，上述症状缓解，因此，有人称它为"星期一"综合征。还有一些患者在吸入氯气、二氧化硫及氟化氢等刺激性气体时，出现急性刺激性剧咳、咳黏痰、气急等症状，称为反应性气道功能不全综合征，气道反应性增高可持续至少3个月。

二、支气管哮喘的诊断

支气管哮喘的诊断可以分为非特异性诊断与特异性诊断两类。非特异性诊断亦即不要求明确病因的一般病种诊断，最主要是通过肺功能检查结合临床表现确定，而支气管哮喘的特异性诊断则是属于病因性诊断，最主要是通过变态反检查确定。哮喘诊断的主要程序一般为：病史采集、物理检查、胸部X线检查、肺功能检查和特异性变应源检查等。

（一）哮喘的病史采集

几乎所有的哮喘患者的喘息发作都有长期性、发作性（周期性）、反复性、自限性、可逆性的特点，因此，近年认为典型哮喘发作3次以上，有重要诊断意义。哮喘的发病大多与季节和周围环境、变应源接触、饮食、职业、精神心理因素、运动或服用某种药物有密切关系。过敏性疾病的病史和家族性的哮喘病史对哮喘的诊断也很有参考意义。此外还应注意有无并存呼吸道感染及局部慢性病灶。两肺以呼气期为主的哮鸣音是诊断哮喘的主要依据之一。一般哮鸣音的强弱和气道狭窄及气流受阻的程度相一致，因此哮鸣音越强，往往说明支气管痉挛越严重。哮喘逐步缓解时，哮鸣音也随之逐渐减弱或消失。但应特别注意，不能仅靠哮鸣音的强弱和范围来作为估计哮喘严重度的根据，当气道极度收缩加上黏痰阻塞时，气流反而减弱或完全受阻，这时哮鸣音反而减弱，甚至完全消失，这可能是病情危笃的表现，应当进行血液气体分析，准确判断。

（二）胸部X线检查

哮喘患者常常需要进行胸部X线检查，特别是初诊时。胸部X线检查除一般的胸部平片以外，有时还需要进行胸部CT检查，这些检查对哮喘的诊断、鉴别诊断和估计哮喘病情的严重度有帮助。

哮喘患者的胸部X线表现并没有更多的特异性，常见为肺纹理增多，紊乱和肺气肿（或肺通气过度）征，有些患者可见肺大泡，有时可见气胸、纵隔气肿或肺动脉高压等并发症。但胸部X线检查在哮喘的鉴别诊断方面应为基本，而且重要。胸部X线检查也是长期皮质激素治疗安全性的重要保障之一，特别对患有肺结核的患者，因此皮质激素治疗前和治疗过程的定期胸部X线检查极为重要。

（三）肺功能检查

哮喘患者的气道处于不稳定状态，气道平滑肌的收缩性增加，黏膜和黏膜下层增厚，管腔分泌液增多都可能使气道的功能状态恶化，引起气流阻塞。支气管有效通气管径的缩小可使患者出现喘鸣和呼吸困难，而反映在肺功能上的改变就是通气功能的损害。因此哮喘患者的肺功能检查对于哮喘的诊断和治疗都很重要：①气道激发试验和（或）支气管扩张试验（气道可逆试验）有助于确立哮喘的诊断并与单纯慢性支气管炎鉴别；②支气管扩张试验还有助于估计 β_2 受体激动剂的可能疗效，为药物选择提供参考；③以第～秒用力呼气容积（FEV_1）和最大呼气流速（PEF，也称呼气峰流速）为主要指标，结合肺总量和残气量以及临床症状，特别是夜间哮喘的发作情况等估计哮喘患者病情的严重程度，结合血气分析的结果，尤其是动脉血氧分压（PaO_2），氧饱和度（SaO_2）和二氧化碳分压（$PaCO_2$）等参数估计哮喘急性发作期病情的严重程度；④客观评价药物的临床疗效。哮喘患者的肺功能测定通常包括通气功能、肺动力学和血液气体分析等。

1. 通气功能的测定

（1）哮喘患者呼气流速、气道阻力和静态肺容量测定：喘息症状发作时累及大、小气道，但最主要的病变部位在小支气管，而且是弥漫性的。小支气管的横截面积又远远大于大气道，再加上吸气过程是主动的，呼气过程是被动的，因此呼气阻力一般大于吸气阻力，FEV_1、最大呼气流速（PEF）、用力肺活量（FVC）均明显下降。最大呼气流速 – 容积曲线（F–V 环）测定是哮喘肺功能检查中极为常用也是最重要的部分，因为呼出的气量和相应的瞬间流量形成用力呼气流速 – 容积曲线，它能反映气流在气道里通过的情况和小气道功能状态。

正常人第 1 秒用力呼气容积和用力肺活量之比（FEV_1/FVC）应大于 75%，而哮喘患者在哮喘发作时一般小于 70%。这些参数的检测较为简易，无创伤性，如果操作正确，重复性也比较好，基本设备容易满足，因此在许多医院，包括基层医院都可以进行检查。通过这些检查可以帮助判断急性哮喘发作的严重程度，了解哮喘病情的"可逆性"（实际为处于收缩状态的支气管的可扩张性）以及平喘药物的治疗效果。采用袖珍的呼气流速仪，在家庭中和工作岗位上进行连续多日的昼夜检查，记录最大呼气流速变异的动态变化，对于发现哮喘急性发作的早期征兆和及时治疗有很大的帮助。哮喘发作时呼吸阻力明显增加，有过多的气体潴留在肺内，所以肺残气量和肺总量增加。闭合气量在哮喘发作时不易测量，但在缓解期仍高于正常。静态肺容量测定有助于鉴别阻塞性通气功能障碍抑或限制性通气功能障碍，而且可从肺功能的角度了解肺气肿的程度，因此它对中、重度哮喘的肺功能评价尤其重要。

近年来又根据脉冲振荡（Impulse Oscillometry，IOS）原理研制、开发、生产出新一代肺功能机。脉冲振荡技术也称强迫振荡技术（Forced Oscillation Technique），其主要意义在于比较精确地测定气道阻力，与传统的肺功能机比较，脉冲振荡技术能够更全面、确实地反映呼吸力学的变化，更符合生理，而且不需患者的合作，可用于儿童、老年人和呼吸功能较差的患者。运动心肺功能测定也可有助于早期哮喘的诊断，而且可了解哮喘患者对运动的耐受性，指导患者的运动耐量训练，提高健康水平。

（2）肺动态顺应性测定：顺应性系弹性物体的共同属性，是一个物理学概念。用一句通俗的话来说，肺顺应性就是肺组织顺应呼吸活动而变化的特性，即吸气时肺泡充气，体积增大，呼气时肺泡排气，肺体积出现适度的回缩，这种功能活动与肺组织的弹性关系非常密切，因此肺顺应性实际反映了肺的弹性。在吸气末高肺容积（肺总量位）时肺顺应性最低，而当呼气末肺容积接近残气量位时肺顺应性最高。肺顺应性即为单位压力改变时所引起的容积改变，通常包含肺顺应性、胸壁顺应性和总顺应性，例如：

$$顺应性（C）= \frac{容积改变（\triangle V）}{压力改变（\triangle P）}（L/kPa）$$

$$肺顺应性（CL）= \frac{肺容积改变（\triangle V）}{经肺压}（L/kPa）$$

肺顺应性可分为静态肺顺应性（CLst）和动态肺顺应性（CLdyn）两种。静态肺顺应性是指在呼吸周期中，气流暂时阻断（1 ~ 2 秒）时所测得的肺顺应性，相当于肺组织的弹力（实际还包含肺泡表面张力）。动态肺顺应性系指在呼吸周期中气流未阻塞时所测得的肺顺应性，受肺组织弹力和气道阻力的双重影响。当哮喘患者做快速呼吸时，与已狭窄的各级支气管相连的肺泡不能及时充气，肺容积相对减少，故动态顺应性下降，而静态顺应性仍可正常。

（3）通气分布不均匀：哮喘发作时吸入的气体在肺部的分布极不均匀，存在着明显的呼气延缓和减低区。这种情况在哮喘缓解期和慢性阻塞性肺疾病患者也同样存在。通气不均的现象对于吸入疗法的影响比较大，因为临床医师让患者进行吸入治疗时总是希望有比较多的药物能到达病变部位，结果适得其反，药物到达通气功能正常部位反而多于通气差的部位，通气越差，药物分布越少。

综上所述，哮喘患者肺功能检查时的常用指标是肺活量（VC，实际临床上更多测量用力呼吸肺活量，即 FVC），FEV_1 和 PEF。FEV_1 和 PEF 是用于观测用力呼气流量的两个最常用的参数。每天不同时间测定的 PEF 之间的变异率提供了一个评价哮喘稳定性和（或）严重度的合理指数，其测定设备简单，方便，患者可自行操作，而且与 FEV_1 有良好的相关性，测定结果的重复性也好，因此使用广泛。但评判气流阻塞严重度的最佳单一指标是 FEV_1。FEV_1/VC 的比值是一个观测早期气流阻塞的敏感指标，由于该比值能区别限制性和阻塞性气道疾病，因此更多用于诊断。

PEF 测定最好每日 2 ~ 3 次定时测定，其意义为：①根据最大呼气流速的绝对值评估气流阻塞的程度，其值越低，气流阻塞就越严重；②根据每天监测并计算出的最大呼气流速的变异率估计哮喘病情的稳定性，一般来说，变异率越小，病情越稳定；③根据使用某种药（如吸入药）前后最大呼气流速绝对值和变异率的变化，评估该药的疗效。因此实际测定时应计算最大呼气流速占预计值的百分率和最大呼气流速的变异率，其计算公式如下：

$$\frac{正常（预计）值 - 实测值}{正常（预计）值} \times 100，即为实测值相当正常（预计）值的百分数$$

每日最大呼气流速变异率由下列公式计算：

$$\frac{每日最高值 - 最低值}{最高值} \times 100，即为当天最大呼气流速变异率$$

2. 弥散功能

弥散功能常用一氧化碳弥散量来表示。单纯哮喘，无并发症的患者的肺弥散功能一般是正常的，但严重哮喘患者可降低。

3. 动脉血气体分析

哮喘发作后，通过动脉血气分析可对哮喘急性发作的严重程度进行判断。在轻度或中度发作时，动脉血二氧化碳分压接近正常或略有下降，甚至表现呼吸性碱中毒，而氧分压则下降，此主要由于肺内通气/血流比例异常所致。当病情继续加重时，缺氧更严重，而且可出现动脉血二氧化碳分压升高，这时就需要采用急救措施以挽救生命。

4. 气道激发试验

气道激发试验是检验气道对某种外加刺激因素引起收缩反应的敏感性，并根据其敏感性间接判断是否存在气道高反应性。气道激发试验分特异性气道激发试验和非特异性气道激发试验两类，特异性气道激发试验时吸入的是不同浓度的变应源溶液，非特异性气道激发试验则吸入不同浓度的气道收缩剂。它们的共同特点都是在吸入前后，做肺通气功能检查或观察气道阻力的变化，以寻找或确定变应源，并评估气道（主要为支气管）对某种特异性变应源或非特异性刺激物的反应性（即敏感程度）。其中，主要观察指标仍然为表示肺通气功能状态的 FEV_1 或 PEF。

（1）特异性气道激发试验：可根据需要选择变应源，但变应源溶液必须新鲜配制。在临床上可采用鼻黏膜激发试验（nasal mucosa provocation test）和气管内激发试验（bronchial provocation test）两种方法。鼻黏膜激发试验又有鼻吸入试验（nasal inhallation test），即将抗原经由鼻内吸入以激发呼吸道过敏症状；鼻内抗原滴入法（nasal instilation test）和抗原滤纸片鼻黏膜敷贴的激发试验，后者约有60%的阳性反应。气管内激发试验亦分气管内抗原滴入及气管内抗原吸入两种。气管内滴入法目前已很少用，因为操作不便，且抗原分布不均匀。当今主要采用抗原气雾吸入法，即每次试验时让患者吸入定量抗原，然后定时检查肺哮鸣音出现，同时进行 FEV_1 测定，如激发后 FEV_1 下降15%以上，即可认为有阳性反应。目前常用的激发抗原有蒿属花粉、屋内尘土、尘螨等。大约有70%的哮喘患者有阳性反应，其中约有2/3与皮试结果相符，而且皮试反应愈强，则激发的阳性率愈高，症状亦明显。痰中有时还可出现大量的嗜酸性粒细胞。

特异性气道激发试验可能引起较明显的哮喘发作，甚至严重发作，因此必须在严密监护下进行，而且适应证必须严格限制为此，将异性气道激发试验目前只用于研究以前不认识的职业性哮喘或用于确定工作环境中的变应源，即特定环境的过敏性疾病的病因物质或做医学鉴定。一般认为吸入特异性变应源溶液后，患者的 FEV_1 或 PEF 下降20%以上，才能做出基本肯定的诊断，但阴性结果，并不排除职业性哮喘的存在。此外，应该注意有些变应源在特定的工作环境中有致敏作用，而在实验室里却不一定能够引出相似的反应，因为特异性气道激发试验的结果可受吸入变应源的特异性、吸入浓度、吸入量、试验场所以及检测指标等的影响。此外还应指出，特异性气道激发试验可表现早期（速发）、晚期（迟发）和双相哮喘反应。因此试验时应严密观察比较长的时间，以免由于晚期（迟发）反应而引起严重哮喘的发作。

（2）非特异性气道激发试验：常用的气道收缩剂有组胺和醋甲胆碱，也有人用高张盐水、蒸馏水、普萘洛尔。运动激发试验或过度通气激发试验也属于非特异性气道激发试验。但目前临床上应用最多的非特异性气道激发试验仍然为吸入组胺或醋甲胆碱，试验时所用的吸入气道收缩剂浓度从低浓度开始，由低至高，倍倍递增，例如由每 1 mL 含 0.25、0.5、1 mg 起逐渐增加。

目前国际上所用的药物吸入非特异性气道激发试验有两种不同的方法，一种为平静吸入经雾化器产生的雾化液，其浓度从最低起，逐步提高，以使 FEV_1 或 PEF 比试验前降低 20% 时为止，所用药液的累积量即表示气道对该刺激物的反应性。累积量越少，表明气道对该刺激物的敏感性越高，反应性越强。累积量越大，表示气道对该刺激物的刺激越不敏感，反应性越弱。试验时每次吸入某浓度的雾化液 2 min，若吸入后测定的 FEV_1 或 PEF 的减少不足试验前的 20%，则再吸入浓度大 1 倍的溶液，进行同样的试验，直至 FEV_1 或 PEF 降至基础值（试验前的测定值）的 20% 为止。另一种方法在日本及澳大利亚较广泛应用，即将不同浓度的气道收缩剂放入一种由电脑控制的容器里，该仪器能全自动地转换浓度并记录气道阻力。受检者含住接口器做平静呼吸，当气道阻力成角上升时即可终止，从记录曲线即可计算出气道反应性。这种方法患者操作较为方便和省力，但曲线稳定性稍差，仪器费用较贵。非特异性气道激发试验诱发哮喘发作的程度较轻，持续时间较短，但仍须严密监护。用日本气道高反应仪进行气道激发试验时，最后一管装有支气管扩张剂，在试验结束后，让患者吸入即可解除支气管痉挛状态。

组胺或醋甲胆碱吸入激发试验时的气道反应性阳性的判断指标是：使 FEV_1 或 PEF 降低 20% 时，组胺的累积量为小于 7.8 moL，醋甲胆碱累积量为小于 12.8 moL。

（3）运动激发试验（exercise provocation test）：对于运动性哮喘的患者可采用运动激发试验，如登梯试验、原地跑步试验、蹲起试验、蹬自行车试验、仰卧起坐试验等。只要达到一定的运动量，患者即可有喘息。同时肺功能试验显示 FEV_1、最大呼气中期流速（MMEF）、PEF、气道阻力（Raw）、功能残气量（FRC）及用力肺活量（FVC）等均有一定的变化。

5. 支气管舒张试验

支气管舒张试验也称支气管扩张试验或气道阻塞可逆性试验，是哮喘的重要诊断手段之一，因此在临床上得到广泛的应用，但应该指出，支气管舒张试验阴性不能作为否定哮喘诊断的依据，特别是重症哮喘患者或哮喘合并慢性支气管炎的患者。另一方面，10% 的慢性阻塞性肺疾病（COPD）患者的支气管舒张试验也可为阳性。由于支气管舒张试验所用的是 β_2 受体激动剂，因此从另一角度来说，支气管舒张试验也是检验收缩或痉挛的支气管对 β_2 受体激动剂的效应，如果吸入 β_2 受体激动剂以后，FEV_1 明显增加，这就表明患者的支气管平滑肌对 β_2 受体激动剂有着良好的效应，在治疗过程中可比较重用这类药物。

支气管舒张试验的适应证是 FEV_1 的基础值小于 70% 的预计值。试验时先测定基础的 FEV_1 或 PEF，然后用定量雾化吸入器（MDI）吸入 β_2 受体激动剂（如沙丁胺醇的制剂喘乐宁，喘宁碟）200 ~ 400 g，吸入 15 ~ 20 min 后，再次测定 FEV_1 或 PEF，其后按下列公式计算 FEV_1 或 PEF 的改善率：

$$FEV_1（或 PEF）改善率 \% = \frac{吸药后 FEV_1（或 PEF）- 吸药前 FEV_1（或 PEF）}{吸药后 FEV_1（或 PEF）} \times 100\%$$

如果改善率 ≥ 15%，则为试验阳性，即表明原来处于收缩状态的支气管可能重新舒张。

对于 FEV_1 的基础值大于预计值 70% 者，一般先进行支气管激发试验，阳性者再进行支气管舒张试验，如果均为阳性，则表明气道处于高反应状态。

对于支气管舒张试验阴性者，有时为了进一步确定气道阻塞是否真的是不可逆的，可进一步进行口服泼尼松试验，即每日口服泼尼松 20 ~ 30 mg，连服 1 周，其后复查 FEV_1 或 PEF，如 1 周后它们的改善率 15%，仍可认为支气管舒张试验阳性。对于基础 FEV_1 过低者，吸入 β_2 受体激动剂后，除计算其改善率外，还应考虑 FEV_1 改善的绝对值，当改善率 15%，FEV_1 的绝对值增加超过 200 mL 时，支气管舒张试验才是真正的阳性，如果只有改善率达到 15%，而增加的绝对值不足 200 mL，这时的支气管舒张试验可能为假阳性，因为肺通气功能差的患者，只要 FEV_1 稍微有所增加，其改善率就可达到 15%。这时 FEV_1 的这一点点增加对通气功能的改善并无太大的帮助。

6. 动脉血气分析

哮喘急性发作，特别是严重发作时应当进行动脉血气分析，以分析血液中的酸碱度和 PaO_2、$PaCO_2$ 和 HCO_3^- 以及机体氧合状态（即了解机体有没有缺氧）。这对了解哮喘患者的通气功能状态是极为重要的，而且可指导危重患者的抢救。

（四）变应源检查

1. 特异性变应源的体内诊断

鉴于大部分支气管哮喘是由于抗原抗体作用的结果，而过敏性抗体 IgE 对于皮肤及黏膜下组织的肥大细胞有极强的亲和力，故可利用患者的皮肤或黏膜进行特异性变应源的检查，以明确病因。

皮肤试验包括斑贴试验、抓伤试验、点刺或挑刺试验、皮内试验等。目前在国外多用点刺试验，其优点为疼痛比皮内试验轻，方法较简便，容易得到儿童的合作，结果亦相当可靠，但所用抗原的浓度要比皮内试验者高出 100 倍。各种试验均应用氯化钠溶液或抗原的溶媒作阴性对照，同时用 0.1 mg/mL 的磷酸组胺作阳性对照。但部分患者仍然可以出现假阴性或假阳性。

2. 阿司匹林耐受性试验

对高度怀疑但一时不能确诊的阿司匹林不耐受性哮喘的患者，可以在备好必要的急救条件的情况下进行口服激发试验：即口服阿司匹林从 15 mg 开始，依次逐渐增加口服剂量，如：37.5、75、150、225 mg 等，各剂量间隔 3 h。如果肺功能检查 FEV_1 下降 20% ~ 25%，其结果即可判定为试验阳性，对阿司匹林性哮喘的诊断有价值。一般敏感者常在口服阿司匹林 30 mg 以下即表现为阳性。

3. 食物激发试验（food provocation test）

由食物过敏引起哮喘者较少，但部分患者食物诱因与吸入性诱因同时并存。在致敏食物中容易引起哮喘者有牛奶、葱、蒜、香菜、韭菜、酒、醋、鱼、虾、螃蟹、蛤蚌、牛肉、羊肉、辣椒、胡椒等。此类食物往往带有一定的异味，故它的致敏可能兼有食入和吸入双重性质。由于食物抗原的皮肤试验灵敏度较差，必要时亦可进行食物激发试验，即令患者空腹 4 h 以上，而且就试前 48 h 停用一切可疑致敏的食物及种种平喘药、激素、抗组胺药物等。激发前先为患者测量脉搏、呼吸、肺部听诊及肺功能测定，然后令患者食用激发性食物，例如生蒜 2 ~ 3 瓣或饮酒 20 ~ 30 mL。然后定时观测患者呼吸、脉搏、肺部体征及肺功能，对比激发前后的变化以做出判断。一般食物激发的阳性症状出现较慢，维持时间则较长。

4. 职业性激发试验（occupational provocation test）

本试验适用于职业性哮喘患者，根据患者工作中可疑的致敏诱因，采用不同的职业性变应源，让患者模拟职业性操作，进行试验。常用的职业性致敏原有甲苯二异氰酸酯（TDI）、特弗隆（teflon）、粮食粉尘、鱼粉、脱粒机粉尘、洗涤剂粉尘、油漆涂料等。亦可令患者进入工作现场，操作一段时间，然后观察患者的临床表现及肺功能变化。

5. 特异性变应源的体外诊断

由于特异性变应源的体内诊断受许多因素的影响，故近年来趋于将体内试验改为体外试验，以期一次采血即可完成多种微量的特异性体外试验。这样做既能节省患者时间，又可减少患者痛苦及危险性，亦不受抗原品种的限制。现有的特异性体外诊断方法有：①特异性免疫沉淀反应——琼脂单相或双相扩散试验；②肥大细胞脱颗粒试验；③特异性荧光免疫反应；④特异性酶标免疫吸附试验；⑤特异性体外白细胞组胺释放试验；⑥特异性淋巴细胞转化试验；⑦特异性放射变应源吸附试验等。

（五）哮喘的诊断标准

（1）反复发作喘息、气急、胸闷或咳嗽，多与接触变应源、冷空气、物理和化学性刺激、病毒性上呼吸道感染、运动等有关。

（2）发作时在双肺可闻及散在或弥漫性，以呼气相为主的哮鸣音，呼气相延长。

（3）上述症状可以治疗缓解或自行缓解。

（4）症状不典型者（如无明显喘息或体征）应至少具备以下一项试验阳性：

①支气管激发试验或运动试验阳性。

②支气管舒张试验阳性（FEV_1 增加 15% 以上，且 FEV_1 增加绝对值 >200 mL）。

③最大呼气流量（PEF）日内变异率或昼夜波动率 ≥ 20%。

（5）除外其他疾病所引起的喘息、气急、胸闷和咳嗽。

（六）支气管哮喘的分期

根据临床表现支气管哮喘可分为急性发作期和缓解期。缓解期系指经过治疗或未经治疗，症状、体征消失，肺功能恢复到急性发作前水平，并维持 4 周以上。哮喘患者的病情评估应分为两个部分。

1. 哮喘病情严重度的评估

许多哮喘患者即使没有急性发作，但在相当长的时间内总是不同频度和（或）不同程度地出现症状（喘息、咳嗽、胸闷），因此需要依据就诊前临床表现、肺功能对其病情进行估价，见表 6-1。在治疗过程中还应根据症状和肺功能变化重新进行严重度的评估，以便及时调整治疗方案（表 6-2）。

表 6-1　治疗前哮喘病情严重程度评估

病情	临床特点
间歇发作	症状 < 每周 1 次
	短暂发作
	夜间哮喘症状 ≤ 每月 2 次
	FEV_1 或 PEF ≥ 80% 预计值
	PEF 或 FEV_1 变异率 <20%
轻度持续	症状 ≥ 每周 1 次，但 < 每天 1 次
	发作可能影响活动和睡眠
	夜间哮喘症状 > 每月 2 次
	FEV_1 或 PEF ≥ 80% 预计值
	PEF 或 FEV_1 变异率 20% ～ 30%
中度持续	每日有症状
	发作可能影响活动和睡眠
	夜间哮喘症状 > 每周 1 次
	FEV_1 或 PEF 变异率 60% ～ 80% 预计值
	PEF 或 FEV_1 变异率 >30%
重度持续	每日有症状
	频繁发作
	经常出现夜间哮喘症状
	体力活动受限
	FEV_1 或 PEF ≤ 60% 预计值
	PEF 或 FEV_1 变异率 >30%

注：一个患者只要具备某级严重度的一个特点则可将其列入该级之中。

表 6-2　治疗中哮喘严重度的分类

治疗中患者的症状和肺功能	现行分级治疗		
	一级间歇发作	二级轻度持续	三级中度持续
	严重度		
一级：间歇发作	间歇发作	轻度持续	中度持续
症状少于每周 1 次			
短暂急性发作			
夜间症状不多于每月 2 次			
二级：轻度持续	轻度持续	中度持续	重度持续
症状多于每周 1 次，但少于每日 1 次			
夜间哮喘多于每月 2 次，但少于每周 1 次			
两次发作之间肺功能正常			
三级：中度持续	中度持续	重度持续	重度持续
每天均有症状			
急性发作可能影响活动和睡眠			
夜间症状至少每周 1 次			
60% <FEV_1<80% 预计值，或			
60% <PEF <80% 平素最高值			
四级：重度持续	重度持续	重度持续	重度持续
每天均有症状			
经常发生急性发作			
经常出现夜间症状			
FEV_1 ≤ 60% 预计值，或			
PEF ≤ 80% 平素最高值			

2. 哮喘急性发作时严重程度的评价

哮喘急性发作是指气促、咳嗽、胸闷等症状突然发生，常有呼吸困难，以呼气流量降低为其特征，常因接触变应源等刺激物或治疗不当所致。其程度轻重不一，病情加重可在数小时或数天内出现，偶尔可在数分钟内即危及生命，故应对病情做出正确评估，以便给予及时有效的紧急治疗。哮喘急性发作时严重程度的评估见表 6-3。

表 6-3　哮喘急性发作时严重程度的评估

临床特点	轻度	中度	重度	危重
气短	步行、上楼时	稍事活动	休息时	
体位	可平卧	喜坐位	端坐呼吸	
讲话方式	连续成句	常有中断	单字	不能讲话
精神状态	可有焦虑，尚安静	时有焦虑或烦躁	常有焦虑、烦躁	嗜睡或意识模糊
出汗	无	有	大汗淋漓	
呼吸频率	轻度增加	增加	常 >30 次 / 分	
辅助呼吸肌活动及三凹征	常无	可有	常有	胸腹矛盾运动
哮鸣音	散在，呼吸末期	响亮、弥漫	有亮、弥漫	减弱乃至无
脉率	<100 次 / 分	100~120 次 / 分	>120 次 / 分	脉率变慢或不规则

临床特点	轻度	中度	重度	危重
奇脉	无，< 10 mmHg	可有，10~25 mmHg	常有，>25 mmHg	无，提示呼吸肌疲劳
使用 β_2 受体激动剂后 PEF 占正常预计值或本人平素最高值 %	> 80%	60% ~ 80%	<60%，或 < 100 L/min，或作用时间 <2 h	
PaO$_2$（吸空气）	正常	> 60 mmHg	< 60 mmHg	
PaCO$_2$	< 45 mmHg	≤ 45 mmHg	> 45 mmHg	
SaO$_2$（吸空气）	>95%	91% ~95%	≤ 90%	
pH				降低

3. 控制水平的分级

这种分级方法更容易被临床医师掌握，有助于指导临床治疗，以取得更好的哮喘控制。控制水平的分级见表 6-4。

表 6-4 控制水平分级

	完全控制（满足以下所有条件）	部分控制（在任何 1 周内出现以下 1~2 项特征）	未控制（在任何 1 周内）
白天症状	无（或 ≤ 2 次 / 周）	>2 次 / 周	出现≥ 3 项部分控制特征
活动受限	无	有	
夜间症状 / 憋醒	无	有	
需要使用缓解药的次数	无（或 ≤ 2 次 / 周）	>2 次 / 周	
肺功能（PEF 或 FEV）	正常或≥正常预计值 / 本人最佳值的 80%	< 正常预计值（或本人最佳值）的 80%	
急性发作	无	≥每年 1 次	在任何 1 周内出现 1 次

4. 相关诊断试验

肺功能测定有助于确诊哮喘，也是评估哮喘控制程度的重要依据之一。对于有哮喘症状但肺功能正常的患者，测定气道反应性和 PEF 日内变异率有助于确诊哮喘。痰液中嗜酸性粒细胞或中性粒细胞计数可评估与哮喘相关的气道炎症。呼出气一氧化氮（FeNO）也可作为哮喘时气道炎症的无创性标志物。痰液嗜酸性粒细胞和 FeNO 检查有助于选择最佳哮喘治疗方案。可通过变应源皮试或血清特异性 IgE 测定证实哮喘患者的变态反应状态，以帮助了解导致个体哮喘发生和加重的危险因素，也可帮助确定特异性免疫治疗方案。

（七）支气管哮喘的鉴别诊断

哮喘的病理生理学改变包括三个特征：①气流受限，但可经支气管舒张剂治疗而逆转；②气道对各种刺激的高反应性；③气流受限呈周期性或发作性。这一组功能性改变的发病机制最可能为局限于气道的炎症过程。

哮喘急性发作时，患者都会有不同程度的呼吸困难。呼吸困难的第一个症状就是气促，患者的主诉就是胸闷、憋气、胸部压迫感。症状的出现常常与接触变应源或激发因素（如冷空气、异味等）有关，也常常发生于劳作后或继发于呼吸道感染（如气管炎）之后。但任何原因引起的缺氧也可出现类似症状。由此可见，胸闷、憋气不是哮喘所特有，不是它的专利，应该注意区别，以免导致误诊和误治。非哮喘所致的呼吸困难可见于下列几种情况：

1. 慢性支气管炎和 COPD

慢性支气管炎常发生于吸烟或接触粉尘及其他刺激性烟雾职业的人，其中尤以长期吸烟为最常见的病因。因此患者多为中老年人，大多有长期咳嗽、咳痰史，每每在寒冷季节时症状加剧。一个人如果每年持续咳嗽 3 个月以上，连续 2 年，并排除其他可引起咳嗽、咳痰的原因者，即可诊断为慢性支气管炎。病程较长的慢性支气管炎患者的气道也可造成气流的受限，可合并肺气肿、发生通气功能障碍，而且常易发生急性呼吸道细菌或病毒感染。慢性阻塞性肺疾病（COPD）的患者与哮喘患者一样，运动常常引起症状的发作，但两者有区别。COPD 患者一般是在运动或劳作后发生喘息和呼吸困难，而哮喘患者通常是在运动过程发展中症状发作或加重。

2. 心源性哮喘

本病大多数发生于老年人，特别是原有高血压病、冠心病者，也常见于风湿性心脏病、心肌病的患者。他们的心功能太差，肺循环瘀血。这时，即使肺通气功能正常，也会因肺循环障碍、肺泡与其周围的毛细血管的气体交换不足而缺氧。急性左心功能不全（常见与急性广泛心肌梗死）还可出现喘息症状（医学上称为心源性哮喘），特点为夜间出现阵发性呼吸困难，不能平卧，咳嗽频数，且有多量血性泡沫痰，与哮喘有别。心源性哮喘是非常严重的病症，如治疗延误，往往危及患者的生命，应紧急诊治。

3. 肺癌

大部分肺癌发生于支气管腔内，肿瘤的生长增大必将导致支气管腔的狭窄，造成通气功能障碍。位于气管腔内的癌症，对气流的影响更为严重，可以引起缺氧，使患者喘息，甚至误诊为哮喘。发生于大气道的肺癌常常引起阻塞性肺炎。当感染或肺炎形成以后，患者的气促、咳嗽、喘鸣等症状更加明显，有时还会造成混淆。但是肺癌引起的咳嗽、喘息症状往往是逐渐形成，进行性加重，常有咯血丝痰或少量血痰的现象，平喘药物治疗无效。此外，发生于气管内的正气管癌也可引起呼吸困难，但这时的呼吸困难为吸气性呼吸困难，即空气吸不进肺，而哮喘的呼吸困难是呼气性呼吸困难，即肺里的气体不容易排出。

4. 胸腔积液

胸腔积液常常由结核病引起，液体积存于肺外一侧或双侧的胸膜腔内。少量的积液不会引起呼吸困难，但如果积液量较多，就可能使肺受压迫，因而出现通气和换气障碍。患者得不到足够的氧气，从而出现胸闷、气短、憋气等症状。胸腔积液与哮喘的鉴别诊断比较容易，胸部透视或摄胸部 X 线片就可区分。当然，两者的症状也不同。结核性胸膜炎的患者一般有发热、胸痛的症状，而哮喘患者除非并发感染，通常无发热，除非合并气胸，否则无胸痛。胸腔积液引起的呼吸困难经胸腔穿刺，积液引流以后症状很快缓解，而平喘药无效。

5. 自发性气胸

病程长的哮喘患者，由于肺气肿和肺大泡的形成，偶可在哮喘急性发作时并发气胸，使呼吸困难的症状突然加重。患者和医务人员如果忽略了并发气胸的可能性，误认为是哮喘发作加剧，而反复使用平喘药物，就必将延误治疗。并发气胸时的特征是出现胸部重压感，大多为单侧性，吸气性呼吸困难，且平喘药物治疗无效。通过医师仔细地检查或者胸部 X 线检查即可及时做出诊断，关键在于不失时机地检查治疗。

6. 肺栓塞

肺栓塞是肺动脉被某种栓子堵住，以致血流不通的严重病症。肺栓塞的早期症状都是显著的胸闷、憋气、呼吸困难，这些症状可使患者坐卧不安，极为难忍。血气分析显示明显的低氧血症，但一般肺部听不到哮鸣音，平喘药无效，这些都是与哮喘明显不同之处。进一步的确诊须借助与核素的肺通气/灌注扫描和肺动脉造影等。

7. 弥漫性肺间质纤维化

这是一组病因极其复杂的疾病综合征，大部分患者病因不清楚，如所谓特发性肺间质纤维化，少数患者的病因较清楚，最常见为系统性红斑狼疮、类风湿性关节炎、系统性进行性硬皮病、皮肌炎、干燥综合征等。弥漫性肺间质纤维化患者的病情变化可急可缓，突出症状是进行性呼吸困难，因此多数患者主诉胸闷、憋气，也可表现刺激性干咳嗽。但这些症状一般无季节性，其发作性的特点也不突出，除非并发感染。肺无哮鸣音，但有时可听到爆裂音。肺功能检查显示限制性通气功能障碍。这些特点均与哮喘不同。

8. 高通气综合征

这是一组由于通气过度，超过生理代谢所需要的病症，通常可由焦虑和某种应激反应所引起，因此过度通气激发试验也可引起同样的临床症状。过度通气的结果是呼吸性碱中毒，从而表现呼吸深或快、呼吸困难、气短、胸闷、憋气、心悸、头昏、视物模糊、手指麻木等症状。严重者可出现手指，甚至上肢强直、口周麻木发紧、晕厥、精神紧张、焦虑、恐惧等症状。这组综合征不同于哮喘，它并不由器质性疾病所引起，因此各种内脏的功能检查一般都正常，也无变应源。症状的发作无季节性，肺无哮鸣音。只有过度通气激发试验才能做出本病的诊断，醋甲胆碱或组胺吸入均不能诱发本病症。吸入皮质激素和支气管扩张剂均不是本综合征的适应证。

（八）支气管哮喘的并发症

多数哮喘患者的病程是可逆的，但有少数患者由于气道慢性过敏性炎症持续存在，反复发作，造成不可逆的病理变化，肺功能损害严重，或者由于急性严重发作，气道阻塞严重，抢救不及时，或者由于某些药物使用不当等情况，均可引起急性、慢性或治疗性的并发症，常见为：

1. 肺气肿和肺心病

哮喘患者因气道过敏性炎症持续存在，并对外界的各种特异的或非特异的刺激产生高反应性。这种患者的支气管系统极容易发生收缩，以至痉挛，造成气道阻塞。气流阻塞如果长期得不到控制，肺残气也越来越多，结果使肺体积不断增大，肺泡结构受破坏，这就形成肺气肿。其后随着肺气肿的加重，肺泡里淤积的气体造成的肺泡内压力也不断增加，肺泡周围的血管受到压迫，血液流通障碍，从而造成肺循环阻力增高，压力增大，形成慢性肺动脉高压。肺动脉高压的形成使从周围血管来的静脉血回到心脏发生困难，同时使心脏（主要是右心室）负担加重，结果有心室壁肥厚、心室增大。由于长期的超负荷工作，右心室慢慢就发生疲劳，有心功能不全、慢性肺源性心脏病（简称肺心病）。

2. 呼吸衰竭

哮喘合并呼吸衰竭时，与慢性阻塞性肺疾病（COPD）没有区别，一般都属于Ⅱ型呼吸衰竭（即有缺氧，而且有动脉血二氧化碳分压的增高）。但哮喘严重发作时的呼吸衰竭一般为Ⅰ型呼吸衰竭（即只有缺氧，没有动脉血二氧化碳分压的升高），而且往往合并过度通气。

3. 呼吸骤停

本病指哮喘患者的呼吸突然停止的严重并发症。发生这样的并发症前，病情一般并不太重，也没有预兆，大半发生于患者咳嗽或进食时，也可在轻微活动后。本病大半在家中发生，因此家属应及时救治。如果没有及时进行人工呼吸，常导致在送往医院前就继发心跳停止造成死亡。呼吸骤停的原因可能和发病时的神经反射有关。这种并发症发生的机会非常少见，但应警惕再次发生的可能。

4. 气胸和纵隔气肿

这两种情况都是肺结构受到严重的破坏，肺气肿进一步发展为肺大泡的结果。气胸有多种类型，如张力性气胸、交通性气胸和闭合性气胸等。其中最危险者为张力性气胸。因为这时胸膜的破口形成活瓣样，当患者吸气时，由于外界的大气压高于胸腔内的负压，因此外界的空气很容易进入胸腔。而当患者呼气时，胸膜的活瓣将破口关闭，胸腔里的气体不能排出，因此胸腔内的压力猛长，不但很快将同侧肺完全压瘪，而且可把纵隔向对侧推移，引起纵隔摆动，甚至可压迫对侧肺，因此患者可以突然死亡。对于这种情况，应当马上抢救，刻不容缓。对于其他两种类型的气胸和纵隔气肿也应积极治疗，以尽快使肺复张，恢复其肺功能。不管哪一类型的气胸，如果没有及时处理，肺受压的时间过长，都可能使肺复张困难。这就等于进行了没有开胸的"肺切除"。

5. 过敏性支气管肺曲菌病（ABPA）

少数支气管哮喘病例可以并发过敏性支气管肺曲菌病，表现为乏力、消瘦、咳嗽、盗汗、杵状指、吐痰中出现褐色小块状分泌，真菌培养有烟曲菌生长。胸片显示游走性肺浸润。患者血中对烟曲菌的特异性 IgE 滴度增商，用烟曲菌抗原给患者作皮肤试验可出现双相反应，即先在 15 min 时出现速发反应，继而在 6~8 h 后出现延迟反应。此并发症在支气管哮喘患者中虽然症状典型的不多，但有人报告支气管哮喘患者的痰液中出现曲菌菌丝的病例不少，约有 10% 的患者痰中可找到菌丝。

6. 心律失常和休克

严重哮喘发作本身可因缺氧等而引起心律失常和休克，但平喘药物，尤其是氨茶碱和异丙肾上腺素如果用量过多或注射速度过快也可引起上述不良反应。即使当前应用的选择性 B: 受体激动剂大量静脉给药时也可发生。氨茶碱静脉注射速度太快、量过多会产生血管扩张。哮喘患者发作比较严重的哮喘时，往往丢失较多的水分，造成一定程度的脱水，其血容量相对不足，如果血管明显扩张就容易造成低血容量休克，甚至引起死亡，必须引起高度警惕。为此必须注意：①平喘药物不能过量，尤其老年人或原有心脏病的患者，注射时更要小心，最好先采用吸入疗法；②静脉注射氨茶碱剂量首次应用不超过每千克体重 5 mg，注射速度要慢，不少于 15 min，如果已有脱水表现，宜改用静脉滴注；③患者应该吸氧。

7. 闭锁肺综合征

β_2 受体激动剂本来是扩张支气管的平喘药，但如果哮喘患者用药过多，过于频繁，就可能起不到平喘作用，就好像呼吸道和外界隔绝，被"关闭"或"锁"起来一样。发生闭锁肺综合征主要因素是应用异丙肾上腺素过量或在治疗中因心动过速而不适当地使用了普萘洛尔（心得安）引起。普萘洛尔是一种 β_2 受体阻断剂，阻断 p: 受体激动剂的作用，本身又可使支气管痉挛加剧，造成"闭锁状态"。异丙肾上腺素应用过量，它的代谢产物在体内积聚，也会发生普萘洛尔样的 β_2 受体的阻断作用，可发生类似的后果。此外，应用利舍平或大量普拉洛尔（心得宁）后也有类似作用。因此哮喘合并冠心病、高血压者应当慎重使用这类药物。

8. 胸廓畸形

哮喘患者尤其是年幼时起病或反复发作者，往往引起胸廓畸形，最常见是桶状胸、鸡胸、肋骨外翻等胸廓畸形。严重者可能对呼吸功能有些影响。

9. 生长发育迟缓

有人认为哮喘病儿长期口服皮质激素者可以出现生长迟缓，但吸入糖皮质激素是否引起生长迟缓，目前看法不一。多数认为规范化使用适量的吸入皮质激素不会引起发育障碍。如上所述，哮喘本来是一种可逆的气道疾病，但如果诊断不及时，治疗不适当，可逆的病变就可能转变为不可逆的病变，而且可以产生各种各样的并发症，甚至导致患者死亡。由此可见哮喘的规范化治疗是极为重要的。

第三节　支气管哮喘的治疗

一、哮喘治疗常用药物简介

哮喘治疗药物分为控制药物和缓解药物。①控制药物：每天需要长期使用的药物，主要通过抗炎作用使哮喘维持临床控制，包括吸入糖皮质激素（简称激素）、全身用激素、白三烯调节剂、长效 β_2 受体激动剂（LABA，须与吸入激素联合应用）、缓释茶碱、色苷酸钠、抗 IgE 抗体及其他有助于减少全身激素剂量的药物等；②缓解药物：按需使用的药物，这些药物通过迅速解除支气管痉挛从而缓解哮喘症状，包括速效吸入 β_2 受体激动剂、全身用激素、吸入性抗胆碱能药物、短效茶碱及短效口服 β_2 受体激动剂等。

1. 激素

激素是最有效的控制气道炎症的药物。给药途径包括吸入、口服和静脉应用等，吸入为首选途径。

（1）吸入给药：吸入激素的局部抗炎作用强，通过吸入给药，药物直接作用于呼吸道，所需剂量较小。通过消化道和呼吸道进入血液药物的大部分被肝脏灭活，因此全身性不良反应较少。吸入激素可有效减轻哮喘症状、提高生活质量、改善肺功能、降低气道高反应性、控制气道炎症、减少哮喘发作的频率和减轻发作的严重程度、降低病死率。多数成人哮喘患者吸入小剂量激素即可较好地控制哮喘。过多增加吸入激素剂量对控制哮喘的获益较小而不良反应增加。由于吸烟可降低激素的效果，故吸烟者须戒烟并给予较高剂量的吸入激素。吸入激素的剂量与预防哮喘严重急性发作的作用之间有非常明确的关系，所以，严重哮喘患者长期大剂量吸入激素是有益的。

吸入激素在口咽部局部的不良反应包括声音嘶哑、咽部不适和念珠菌感染。吸药后及时用清水含漱口咽部，选用干粉吸入剂或加用储雾器可减少上述不良反应。吸入激素的全身不良反应的大小与药物剂量、药物的生物利用度、在肠道的吸收、肝脏首过代谢率及全身吸收药物的半衰期等因素有关。通常成人哮喘患者每天吸入低至中剂量激素，不会出现明显的全身不良反应。长期高剂量吸入激素后可能出现的全身不良反应包括皮肤瘀斑、肾上腺功能抑制和骨密度降低等。吸入激素可能与白内障和青光眼的发生有关，现无证据表明吸入激素可增加肺部感染（包括肺结核）的发生率，因此伴有活动性肺结核的哮喘患者可以在抗结核治疗的同时给予吸入激素治疗。

①气雾剂给药：临床上常用的吸入激素有4种，包括二丙酸倍氯米松、布地奈德、丙酸氟替卡松等。一般而言，使用干粉吸入装置比普通定量气雾剂方便，吸入下呼吸道的药物量较多。

②溶液给药：布地奈德溶液经以压缩空气为动力的射流装置雾化吸入，对患者吸气配合的要求不高，起效较快，适用于轻中度哮喘急性发作时的治疗。

（2）口服给药：适用于中度哮喘发作、慢性持续哮喘吸入大剂量吸入激素联合治疗无效的患者和作为静脉应用激素治疗后的序贯治疗。一般使用半衰期较短的激素（如泼尼松、泼尼松龙或甲泼尼龙等）。对于激素依赖型哮喘，可采用每天或隔天清晨顿服给药的方式，以减少外源性激素对下丘脑-垂体-肾上腺轴的抑制作用。泼尼松的维持剂量为每天 ≤ 10 mg。长期口服激素可引起骨质疏松症、高血压、糖尿病、下丘脑-垂体-肾上腺轴的抑制、肥胖症、白内障、青光眼、皮肤菲薄导致皮纹和瘀斑、肌无力。对于伴有结核病、寄生虫感染、骨质疏松、青光眼、糖尿病、严重忧郁或消化性溃疡的哮喘患者，全身给予激素治疗时应慎重并应密切随访。全身使用激素不是一种经常使用的缓解哮喘症状的方法，但严重的急性哮喘是需要的，可预防哮喘的恶化，减少因哮喘而急诊或住院的机会，预防早期复发，降低病死率。推荐剂量：泼尼松龙 30 ~ 50 mg/d，5 ~ 10 d。具体使用要根据病情的严重程度，当症状缓解或其肺功能已经达到个人最佳值，可以考虑停药或减量。地塞米松因对垂体-肾上腺的抑制作用大，不推荐长期使用。

（3）静脉给药：严重急性哮喘发作时，应经静脉及时给予琥珀酸氢化可的松（400 ~ 1 000 mg/d）或甲泼尼龙（80 ~ 160 mg/d），无激素依赖倾向者，可在短期（3 ~ 5 d）内停药；有激素依赖倾向者应延长给药时间，控制哮喘症状后改为口服给药，并逐步减少激素用量。

2. β_2 受体激动剂

通过对气道平滑肌和肥大细胞等细胞膜表面的 β_2 受体的作用，舒张气道平滑肌、减少肥大胞和嗜碱粒细胞脱颗粒和介质的释放、降低微血管的通透性、增加气道上皮纤毛的摆动等，缓解哮喘症状。此类药物较多，可分为短效（作用维持 4 ~ 6 h）和长效（作用维持 12 h）β_2 受体激动剂。后者又可分为速效（数分钟起效）和缓慢起效（30 min 起效）2 种。

（1）短效 β_2 受体激动剂（SABA）：常用的药物如沙丁胺醇（salbutamol）和特布他林（terbutaline）等。

①吸入给药：吸入用短效 β_2 受体激动剂包括气雾剂、干粉剂和溶液等，通常在数分钟内起效，疗效可维持数小时，是缓解轻至中度急性哮喘症状的首选药物，也可用于运动性哮喘。如每次吸入 100 ~ 200 μg 沙丁胺醇或 250 ~ 500 μg 特布他林，必要时每 20 min 重复 1 次。这类药物应按需间歇使用，不宜长期、单一使用，也不宜过量应用，否则可引起骨骼肌震颤、低血钾、心律失常等不良反应。压力型定量手控气雾剂（pMDI）和干粉吸入装置吸入短效 β_2 受体激动剂不适用于重度哮喘发作；其溶液（如沙丁胺醇、特布他林、非诺特罗及其复方制剂）经雾化泵吸入适用于轻至重度哮喘发作。

②口服给药：如沙丁胺醇、特布他林、丙卡特罗片等，通常在服药后 15 ~ 30 min 起效，疗效维持 4 ~ 6 h。如沙丁胺醇 2 ~ 4 mg，特布他林 1.25 ~ 2.5 mg，每天 3 次；丙卡特罗 25 ~ 50 μg，每天 2 次。使用虽较方便，但心悸、骨骼肌震颤等不良反应比吸入给药时明显。缓释剂型和控释剂型的平喘作用维持时间可达 12 h，特布他林的前体药班布特罗的作用可维持 24 h，可减少用药次数，适用于夜间哮喘

患者的预防和治疗。长期、单一应用 β_2 受体激动剂可造成细胞膜 β_2 受体的向下调节，表现为临床耐药现象，故应予避免。

③贴剂给药：为透皮吸收剂型。妥洛特罗（tulobuterol），分为 0.5 mg、1 mg、2 mg 3 种剂量。药物经皮肤吸收，因此可减轻全身不良反应，每天只需贴敷 1 次，效果可维持 24 h。

（2）长效 β_2 受体激动剂（LABA）：舒张支气管平滑肌的作用可维持 12 h 以上。目前常用的吸入型 LABA 有 2 种。沙美特罗（salmeterol）：给药后 30 min 起效，平喘作用维持 12 h 以上。推荐剂量 50 μg，每天 2 次吸入。福莫特罗（formoterol）：给药后 3 ~ 5 min 起效，平喘作用维持 8 h 以上。平喘作用具有一定的剂量依赖性，推荐剂量 4.5 ~ 9 μg，每天 2 次吸入。吸入 LABA 适用于哮喘（尤其是夜间哮喘和运动诱发哮喘）的预防和治疗。福莫特罗因起效迅速，可按需用于哮喘急性发作时的治疗。联合吸入激素和 LABA，具有协同的抗炎和平喘作用，可获得相当于（或优于）应用加倍剂量吸入激素时的疗效，并可增加患者的依从性、减少较大剂量吸入激素引起的不良反应，尤其适合于中至重度持续哮喘患者的长期治疗。临床上不推荐长期单独使用 LABA 治疗哮喘，LABA 应该与吸入激素联合使用。

3. 白三烯调节剂

本病主要是通过对气道平滑肌和其他细胞表面白三烯受体的拮抗，抑制肥大细胞和嗜酸性粒细胞释放出的半胱氨酰白三烯的致喘和致炎作用，产生轻度支气管扩张和减轻变应源、运动和二氧化硫（SO_2）诱发的支气管痉挛等作用，并有一定的抗感染作用。可减轻哮喘症状、改善肺功能、减少哮喘的恶化。但其作用不如吸入激素，也不能取代激素，但可减少中至重度哮喘患者每天吸入激素的剂量，并可提高吸入激素治疗的临床疗效，尤适用于阿司匹林哮喘、运动性哮喘和伴有过敏性鼻炎哮喘患者的治疗。扎鲁司特 20 mg，每天 2 次；孟鲁司特 10 mg，每天 1 次；异丁司特 10 mg，每天 2 次。

4. 茶碱

茶碱具有舒张支气管平滑肌作用，并具有强心、利尿、扩张冠状动脉、兴奋呼吸中枢和呼吸肌等作用。低浓度茶碱具有抗炎和免疫调节作用，可作为症状缓解药。

（1）口服给药：用于轻至中度哮喘发作和维持治疗。剂量为每天 6 ~ 10 mg/kg。口服控（缓）释型茶碱后昼夜血药浓度平稳，平喘作用可维持 12 ~ 24 h，尤适用于夜间哮喘症状的控制。联合应用茶碱、激素和抗胆碱药物具有协同作用。但本品与 β_2 受体激动剂联合应用时，易出现心率增快和心律失常，应慎用并适当减少剂量。

（2）静脉给药：氨茶碱加入葡萄糖溶液中，缓慢静脉注射 [注射速度不宜超过 0.25 mg/（kg·min）] 或静脉滴注，适用于哮喘急性发作且近 24 h 内未用过茶碱类药物的患者。负荷剂量为 4 ~ 6 mg/kg，维持剂量为 0.6 ~ 0.8mg/（kg·h）。由于茶碱的"治疗窗"窄以及茶碱代谢存在较大的个体差异，可引起心律失常、血压下降，甚至死亡，临床上应监测其血药浓度，及时调整浓度和滴速。茶碱有效、安全的血药浓度范围应在 6 ~ 15 mg/L。影响茶碱代谢的因素较多，如发热、妊娠，抗结核治疗可以降低茶碱的血药浓度；而肝脏疾患、充血性心力衰竭以及合用西咪替丁或喹诺酮类、大环内酯类等药物均可影响茶碱代谢而使其排泄减慢，增加茶碱的毒性作用，应酌情调整剂量。多索茶碱的作用与氨茶碱相同，但不良反应较轻。双羟丙茶碱的作用较弱，不良反应也较少。

5. 抗胆碱药物

吸入抗胆碱药物，如溴化异丙托品和噻托溴铵等，可阻断节后迷走神经传出支，支气管哮喘通过降低迷走神经张力而舒张支气管。现有气雾剂和雾化溶液两种剂型。经 pMDI 吸入溴化异丙托品气雾剂，常用剂量为 20 ~ 40 μg，每天 3 ~ 4 次；经雾化泵吸入溴化异丙托品溶液的常用剂量为 50 ~ 125 μg，每天 3 ~ 4 次。噻托溴铵为长效抗胆碱药物，对 M_1 和 M_3 受体具有选择性抑制作用，仅需每天 1 次吸入给药。抗胆碱药物与 β_2 受体激动剂联合应用具有协同、互补作用，对有吸烟史的老年哮喘患者较为适宜，但妊娠早期妇女和患有青光眼或前列腺肥大的患者应慎用。

6. 抗 IgE 治疗

抗 IgE 单克隆抗体（omalizumab）可应用于血清 IgE 水平增高的哮喘患者，目前主要用于经过吸入糖皮质激素和 LABA 联合治疗后症状仍未控制的严重哮喘患者。

7. 其他治疗哮喘药物

（1）抗组胺药物：口服第二代抗组胺药物（H_1 受体阻断剂）如酮替芬、氯雷他定、阿司咪唑、氮革司丁、特非那丁等具有抗变态反应作用，在哮喘治疗中的作用较弱，可用于伴有变应性鼻炎哮喘患者的治疗。药物的不良反应主要是嗜睡。阿司咪唑和特非那丁可引起严重的心血管不良反应，应谨慎使用。

（2）其他口服抗变态反应药物：如曲尼司特（tranilast）、瑞吡司特（repirinast）等可应用于轻至中度哮喘的治疗。其主要不良反应是嗜睡。

二、哮喘治疗原则

从理论上讲，支气管哮喘的预防比治疗更为重要，但由于哮喘的致病因素和诱发因素都非常复杂，各种因素常互相交错，而且往往是多重性的，再加上绝大多数患者还没有建立"预防为主"的坚定信念，导致预防措施难以起到主导的地位，在这种情况下，哮喘的治疗就显得尤为重要。但我们认为应当坚持"防中有治，治中有防"的基本原则。

（1）哮喘的治疗必须规范化，任何哮喘治疗方案都应把预防工作放在首位，为此应当尽可能地让患者了解"自己"，了解病因，了解药物。

（2）所有患者应尽最大可能地避免接触致病因素和诱发因素，对于特应性哮喘患者，采用脱敏疗法来提高患者对变应源的耐受性，也应作为预防措施来看待。

（3）以吸入肾上腺皮质激素（简称激素）为主的抗感染治疗应是哮喘缓解期的首要治疗原则，以达到控制气道的慢性炎症，预防哮喘的急性发作的目的。

（4）哮喘急性发作时，治疗的关键是迅速控制症状，改善通气，纠正低氧血症。

（5）强化对基层医师的培训，对哮喘患者的医学教育是哮喘防治工作的主要环节。

三、哮喘治疗目标

哮喘是一种对患者及其家庭和社会都有明显影响的慢性疾病。气道炎症是所有类型的哮喘的共同病理、症状和气道高反应性的基础，它存在于哮喘的所有时段。虽然目前尚无根治办法，但以抑制气道炎症为主的适当的治疗通常可以使病情得到控制。哮喘治疗的目标为：①有效控制急性发作症状并维持最轻的症状，甚至无任何症状；②防止哮喘的加重；③尽可能使肺功能维持在接近正常水平；④保持正常活动（包括运动）的能力；⑤避免哮喘药物治疗过程发生不良反应；⑥防止发生不可逆的气流受限；⑦防止哮喘死亡，降低哮喘死亡率。哮喘控制的标准如下：①最少（最好没有）慢性症状，包括夜间症状；②最少（不常）发生哮喘加重；③无须因哮喘而急诊；④基本不需要使用 β_2 受体激动剂；⑤没有活动（包括运动）限制；⑥ PEF 昼夜变异率低于 20%；⑦ PEF 正常或接近正常；⑧药物不良反应最少或没有。

四、哮喘治疗方案的组成

哮喘的治疗可以根据采用不同治疗类型的可能性、文化背景、不同的医疗保健系统通过不同途径进行，一般应包括六个部分，即：

（1）患者教育，并使哮喘患者在治疗中与医师建立伙伴关系。

（2）根据临床症状和尽可能的肺功能测定评估和监测哮喘的严重度。

（3）脱离与危险因素的接触。

（4）建立个体化的儿童和成人的长期的治疗计划。

（5）建立个体化的控制哮喘加重的治疗计划。

（6）进行定期的随访监护。

五、长期治疗方案的确定

1. 以哮喘的严重程度选择治疗药物

哮喘治疗方案的抉择基于其在治疗人群中的疗效及其安全性。药物治疗可以酌情采取不同的给药途径，包括吸入、口服和肠道外途径（皮下、肌内或静脉注射）。吸入给药的主要优点是可以将高浓度的药物送入气道以提高疗效，而避免或使全身不良反应减少到最低程度。哮喘治疗应以患者的严重程度为基础，并根据病情控制变化增减（升级或降级）的阶梯治疗原则选择治疗药物（表6-5）。

表 6-5 哮喘患者长期治疗方案的选择 *

严重度	每天治疗药物	其他治疗选择 ***
一级 间歇发作哮喘 ***	不必	
二级 轻度持续哮喘	吸入糖皮质激素（≤ 500 μg BDP 或相当剂量）	缓释茶碱，或 色甘酸钠，或 白三烯调节剂
三级 中度持续哮喘	吸入糖皮质激素（200~1 000 ug BDP 或相当剂量），加上长效吸入 β_2 受体激动剂吸入糖皮质激素（500~1 000 ug BDP 或相当剂量），加上缓释茶碱，或吸入糖皮质激素（500~1 000 μg BDP 或相当剂量），加上吸入长效 β_2 受体激动剂，或吸入大剂量糖皮质激素（>1 000 μg BDP 或相当剂量），或吸入糖皮质激素（200~1 000 μg BDP 或相当剂量），加上白三烯调节剂	
四级 重度持续哮喘	吸入糖皮质激素（>1 000 μg BDP 或相当剂量），加上吸入，长效 β_2 受体激动剂，需要时可再加上一种或一种以上下列药物： 缓释茶碱 白三烯调节剂 长效口服 β_2 受体激动剂 口服糖皮质激素	

注：*各级治疗巾除了规则的每日控制治疗以外，需要时可快速吸入 β_2 受体激动剂以缓解症状，但每日吸入次数不应多于 3 ~ 4 次；

** 其他选择的缓解药包括：吸入抗胆碱能药物、短作用口服 β_2 受体激动剂、短作用茶碱；

*** 间歇发作哮喘，但发生严重急性加重者，应按巾度持续患者处理。

2. 以患者的病情严重程度为基础

根据控制水平类别选择适当的治疗方案。哮喘患者长期治疗方案可分为 5 级。对以往未经规范治疗的初诊哮喘患者可选择第 2 级治疗方案，哮喘患者症状明显，应直接选择第 3 级治疗方案。从第 2 级到第 5 级的治疗方案中都有不同的哮喘控制药物可供选择。而在每一级中都应按需使用缓解药物，以迅速缓解哮喘症状。如果使用含有福莫特罗和布地奈德单一吸入装置进行联合治疗时，可作为控制和缓解药物应用。如果使用该分级治疗方案不能够使哮喘得到控制，治疗方案应升级，直至达到哮喘控制为止。当哮喘控制并维持至少 3 个月后，治疗方案可考虑降级。建议减量方案：①单独使用中至高剂量吸入激素的患者，将吸入激素剂量减少 50%；②单独使用低剂量激素的患者，可改为每日 1 次用药；③联合吸入激素和 LABA 的患者：按 2010 年 2 月 18 日美国 FDA（U. S. Food and Drug Administration）在长效 β_2 受体激动剂治疗哮喘的安全通告中的建议：LABA 应该短期应用，一旦哮喘得到有效控制，则应该停止使用 LABA。也就是,如果哮喘患者应用 ICS 和 LABA 联合治疗哮喘,哮喘达到完全控制后,就需要降阶梯治疗,应用单一的 ICS 吸入治疗,而不再继续使用 LABA 吸入治疗。

若患者使用最低剂量控制药物达到哮喘控制 1 年,并且哮喘症状不再发作,可考虑停用药物治疗。上述减量方案尚待进一步验证。通常情况下,患者在初诊后 2 ~ 4 周回访,以后每 1 ~ 3 个月随访 1 次。出现哮喘发作时应及时就诊,哮喘发作后 2 周至 1 个月内进行回访。

六、哮喘急性发作期的治疗

哮喘急性发作的严重性决定其治疗方案,表 6-3 为根据检查时所确定的哮喘急性发作严重度而制定的指南,各类别中的所有特征并不要求齐备。如果患者对起始治疗不满意,或症状恶化很快,或患者存在可能发生死亡的高危因素,应按下一个更为严重的级别治疗。

(一)哮喘急性发作的一般治疗

一般来说,如果患者突然咳喘、胸闷、气促,而且进行性加重,平时所用的常规平喘药效果不明显时就应该到医院进一步检查,包括肺功能和血气分析等。不失时机进行治疗,以尽快缓解症状,纠正低氧血症,保护肺功能。

哮喘轻度急性发作者,可用沙丁胺醇(舒喘灵)或间羟舒喘宁(喘康速)气雾剂作吸入治疗,每次吸 200 μg(2 揿),通常可在数分钟内起作用,也可口服 β₂ 受体激动剂,如特布他林(博利康尼)每次 2.5 mg,每日 3 次,通常在服药 15 ~ 30 min 起效,疗效维持 4 ~ 6 h,但心悸、震颤稍多见。如果急性发作或每天用药次数、剂量增加,表示病情加重,就需要合用其他药物,如舒弗美等。中度哮喘急性发作者,气促明显,稍活动即气促加重,喜坐位,有时焦虑或烦躁,出汗、呼吸快、脉率达 120 次/分,喘鸣音响亮。吸支气管舒张剂后,仅部分改善症状,因此往往需要联合使用丙酸倍氯米松或布地奈德气雾剂吸入,每次 250 μg,每 12 h 或 8 h 一次,有较强的局部抗炎作用。吸入皮质激素的疗效仍不满意者,需改用口服泼尼松每次 10 mg,每日 3 次,一般用 3 ~ 4 d,然后停用口服泼尼松,改用吸入皮质激素(在完全停用口服泼尼松以前即应开始辅以吸入皮质激素)。

中度哮喘急性发作者:常有夜间哮喘发作或症状加剧,因此常常需要使用长效缓释型茶碱,如舒弗美 200 mg(1 片),每 12 h 一次。也可用控释型 β₂ 受体激动剂如全特每次 4 ~ 8 mg,每 12 h 一次。此外,长效 β₂ 受体激动剂,如丙卡特罗(美喘清,普鲁卡地鲁)每次 25 μg(小儿每次每千克体重 1.25 μg),沙美特罗(施立稳)每次吸入 50 μg,也可口服班布特罗,每晚 10 mg,能有效防治夜间哮喘发作和清晨加剧。有时可吸入可必特治疗,尤其是使用压缩空气吸入该药时效果更明显,优于单纯吸入 β₂ 受体激动剂。

重度急性发作或危重患者,气促更严重,静息时气促也很明显,焦虑烦躁或嗜睡,大汗淋漓,呼吸困难,呼吸 >30 次/分,脉率 >120 次/分,发绀,用支气管扩张剂效果不明显。此时必须立即送医院。这时吸入 β₂ 受体激动剂或糖皮质激素的效果均不明显,往往需在医院急诊室观察,并静脉滴注皮质激素和氨茶碱,一般还必须吸氧等。危重患者伴呼吸衰竭者还应酌情进行插管,并进行机械通气。

(二)机械通气的适应证

哮喘患者急性重度发作,经支气管扩张剂、激素、碱剂和补液等积极治疗,大部分可得到缓解,但仍有 1% ~ 3% 病情继续恶化,发生危重急性呼吸衰竭。动脉血气分析提示严重缺氧和二氧化碳潴留伴呼吸性酸中毒,如不及时抢救,即会危及生命。这时,由于气道阻力很高,胸廓过度膨胀,呼吸肌处于疲劳状态。因此,若注射呼吸兴奋剂(尼可刹米等),通气量的增加很有限,相反呼吸肌兴奋可能加重呼吸肌疲劳,氧消耗量和二氧化碳的产生也随之增多,不但效果极差,而且会适得其反,加重病情,故只有及时采用机械通气,方能取得满意疗效。

机械通气的指针是:①呼吸心跳停止;②严重低氧血症,$PaO_2 < 7.98$ kPa(60mmHg);③ $PaCO_2 > 6.67$ kPa(50 mmHg);④重度呼吸性酸中毒,动脉血 pH<7.25;⑤严重意识障碍、谵妄或昏迷;⑥呼吸浅而快,每分钟超过 30 次,哮鸣音由强变弱或消失,呼吸肌疲劳明显。

危重哮喘患者在机械通气时仍应当强化抗气道炎症的治疗,静脉滴入糖皮质激素是必不可少的,甚至常常需要较大剂量。在这种严重的状态下吸入支气管扩张药往往是无效的，勉强为之，有时还可增加气道阻力，加重呼吸困难。静脉使用氨茶碱是否有效，一直有争议。至于辅助机械通气的方式应根据患者的反应和血气分析的跟踪监测及时调整。因为这时患者的气道阻力和气道内压和肺泡压显著增高，因此采用控制性低潮气量辅助呼吸（MCHV）或压力支持（PSAV）较为合理。用 MCHV 时呼吸机参数为：通气频率 6 ~ 12/min，潮气量 8 ~ 12 mL/kg，这些参数约为常规预计量的 2/3。也有报道，在机械通气时让患者吸入氦（80%）—氧（20%）混合气，可使气道内压降低，肺泡通气量增加，改善低氧血症，降低 $PaCO_2$。呼气末正压（PEEP）的治疗是否合适尚有许多争论。因为严重哮喘发作时已存在内源性呼气末正压（$PEEP_1$），肺泡充气过度，呼气末胸膜腔内压增高，小气道陷闭，气道阻力增加，呼气流速减慢，肺泡压增高，呼气末肺泡压可高于大气压。此时若进行气道正压通气（CPAP）或 PEEP 通气，虽可提高气道内压力，使之超过肺泡压，部分地克服气道阻力，减少呼吸功，从而改善通气，但内源性压力和外源性压力的相加必使肺泡进一步膨胀，导致气胸等气压性损伤，因此应用时必须非常慎重。同时，正压通气可能影响静脉血回心，使心排血量减少，血压下降，组织灌注不足，因此在正压通气前应充分补液，扩充血容量。机械通气过程注意气道湿化，防止气道内黏液栓的形成。

（三）防止特异性和非特异性因素的触发

这是一个要时刻注意的问题，即使在哮喘急性发作时也应该让患者脱离变应源的接触，如治疗药物的选择，病室环境的布置和消毒都应当在详细了解患者的过敏史和哮喘发作诱发因素后周密地安排。除了避免和清除患者所提供的明确的触发因素以外，一般来说，含乙醇的药物（如普通的氢化可的松）、来苏消毒液、挥发性杀虫剂均不宜使用。急性发作的哮喘患者更不宜安排在新装修的病室内，也不宜在其病室内摆设奇花异草。

七、脱敏疗法

脱敏疗法是特异性脱敏疗法的简称，是针对引起病变的过敏物质的一种治疗方法，即用变应源制成的提取液（即为浸出液），定期给对相应变源皮肤试验阳性的患者进行注射，以刺激体内产生"封闭"抗体（又名阻断抗体）。"封闭"抗体和特异性 IgE 抗体一样，也具有识别变应源的功能。当相同变应源再次进入体内，"封闭"抗体与肥大（嗜碱粒）细胞表面的 IgE 竞争和变应源结合，然后变成复合物而被网状内皮系统清除掉，变应源和附着于肥大（嗜碱粒）细胞表面的 IgE 的结合少了，哮喘的发作也就得以避免或减轻，但有些患者的病情改善和"封闭"抗体的形成没有关系。脱敏疗法的"封闭"抗体的学说近年来已发生动摇，有些学者发现"封闭"抗体（主要是 IgG）在身体外虽证实能和特异性变应源相结合，但在体内却不能和进入黏膜的变应源相结合，且血清中"封闭"抗体并不确切反映是来源于局部的"封闭"抗体，而仅提示免疫刺激（注射变应源）的结果，只是一种免疫伴随现象，与病情改善程度缺乏相关性。因此有人认为脱敏疗法能使患者血清中的 IgE 生成受到抑制，IgE 量减少，肥大细胞不再继续致敏，病情也就减轻。脱敏疗法还可使释放炎性介质细胞的反应性减弱等。从而减少或阻止过敏性疾病的发作，这就叫作脱敏疗法，而这种专门配制的脱敏液即为"特异性脱敏抗原"。这种疗法目前主要用于呼吸道疾患，诸如过敏性鼻炎、支气管哮喘等。

脱敏疗法的适应证主要为：①哮喘患者对某些吸入变应源的皮肤试验阳性和（或）血清特异性 IgE 升高；②皮肤试验虽呈阴性，但病史中强烈提示由某变应源诱发哮喘或经抗原激发试验证实，或血清中查到该特异性 IgE，或者特异性嗜碱性粒细胞脱颗粒试验和组胺释放试验均呈阳性；③经一般平喘药物治疗后效果不理想，而当地已证实用某种变应源提取物做脱敏疗法有效；④对药物、食物过敏的患者，一般用避免方法而不用脱敏疗法，无法避免或不能替代者可考虑用脱敏疗法。

脱敏疗法应用于防治哮喘已历半个世纪，既往国内外多数学者持肯定态度，认为可减轻再次接触变应源后的过敏反应，甚至可长期控制哮喘发作。小儿的效果较成人显著，外源性哮喘效果更好。根据国内报道，用脱敏疗法疗程 2 ~ 4 年，成人哮喘总有效率达 79.8%，小儿哮喘总有效率为 95%，2 年治愈率为 61.3%。一般经脱敏疗法后，哮喘病情减轻，发作次数减少，平喘药物用量也减少，皮肤敏感性下降，部分患者变应源的皮肤试验由阳性转变为阴性或反应性降低，引起休克器官的耐受性也提高。特异性 IgE 抗体先上升，以后下降到低于原来水平，特异性 IgG 升高而嗜碱性粒细胞敏感性下降。但脱敏疗法有一定的局限性，因此各国学者的评价不尽相同，有些学者对脱敏疗法的钟爱程度不高。有人认为，如果哮喘全年发作，表明气道过敏性炎症持续存在，脱敏疗法不能使之恢复，这时宜选用吸入抗过敏性炎症药物来替代本法。

八、哮喘诊断治疗中应注意的事项

（1）哮喘患者就诊时通常有三种情况：主诉某些与哮喘有关的症状，但没有经过必要的检查，诊断尚不明确；哮喘急性发作；哮喘经过有效治疗而处于缓解期。对于第一类患者，医师的首要任务是进行胸部 X 线、肺功能、变应源等的系统检查，以确定诊断，并了解肺功能受损情况和哮喘的严重程度，是否具有变应体质，主要变应源是什么。这些基本病情的了解对患者长期的治疗方案的制定，对病情变化的随访都是非常重要的。第二类患者首先应给予紧急处理，缓解症状，改善肺功能，不要勉强进行过多的检查。其他必要的检查可等症状缓解以后进行。第三类患者可以进行全面的诊断性检查，但重要的是要仔细分析患者的病情变化，导致病情进行性发展的因素，对各种药物治疗的反应，调整治疗方案。

（2）在哮喘的诊断依据中，最主要是临床的典型症状体征和肺功能检查的结果。变应源的确定不是哮喘的主要诊断依据，变应源阳性是哮喘诊断的有利旁证和治疗方案设计的重要根据，但变应源阴性不能否定哮喘的诊断。胸部 X 线检查虽然意义不很大，但也必不可少，因为该检查对于了解肺部的并发症和鉴别诊断非常重要。

（3）哮喘的治疗应当尽量按"哮喘防治指南"规范化进行，而且治疗过程应根据症状和肺功能的变化，适时重新评估，调整治疗方案。

（4）哮喘的治疗药物很多，用药的途径也比较特别。大量的研究证明吸入疗法（包括糖皮质激素和支气管舒张药）既有效，而且全身不良反应少，因此是首选的用药途径。但不应滥用吸入途径，如地塞米松不同于丙酸倍氯米松、布地奈德和氟替卡松，不能作为吸入药物。茶碱类药物也不能用于吸入治疗。

定量雾化吸入器（MDI）便于携带，使用方便，因此在临床上广泛使用。但肺功能很差的体弱和重症患者及其不容易合作的幼儿，往往使用困难，很难真正把药吸到下呼吸道，因此疗效差。对于这些患者，建议使用适当类型的储雾器，使由 MDI 释出的药物暂时漂浮在储雾器内，从容吸入。碟式和干粉制剂不含氟利昂，不对气道产生刺激，也不污染大气，使用也比较方便。哮喘急性发作时，或喘息症状比较明显时，通过以压缩空气或高流量氧为动力的射流式雾化吸入装置吸入 β_2 受体激动剂或抗胆碱药可望得到较快的效果。

（5）在哮喘的治疗中，对患者的科普教育，让患者了解什么是哮喘，处方药的作用和可能出现的不良反应，吸入药物及其器械的正确使用都是疗效的基本保证。

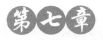

弥漫性肺部疾病

第一节　肺泡蛋白沉积症

肺泡蛋白沉积症（PAP）是指肺泡和细支气管腔内充满不可溶性富磷脂蛋白质物质的一种罕见的特发性肺脏疾病。临床上以隐袭性渐进性气促和双肺弥漫性阴影为其特征。PAP为罕见病，好发于中青年，男性多于女性。

一、病因和发病机制

PAP的发病机制尚不明确，多数学者认为是各种原因导致表面活性物质清除失败所致。其发病机制可能与以下机制相关：①循环抗粒单核集落刺激因子（GM-CSF）抗体中和GM-CSF引起的GM-CSF相对缺乏；②遗传性PAP；③继发于恶性肿瘤（血液系统多见）和系统性炎症疾病的PAP；④特异性外源性或职业性暴露史致PAP。

二、临床表现

成人原发性PAP的临床表现是多变的、非特异性的。典型表现为渐进性的呼吸困难，轻中度咳嗽，咳白黏痰或块状痰，乏力，胸痛，体重减轻也较常见。少数患者可能会出现急性症状，包括发热，偶有咯血。查体多正常，少数报道称可出现肺部爆裂音，重者可见杵状指、发绀等表现。临床症状及查体通常与影像学表现不匹配。

三、辅助检查

（一）实验室检查

PAP患者常规实验室检查通常正常。部分患者抗GM-SCF抗体增高，有诊断价值。血清乳酸脱氢酶常增高，但无诊断价值。

（二）呼吸生理学检测

最常见的是限制性通气功能障碍，用力肺活量和肺总量下降，而弥散功能的下降最为显著。

（三）影像学表现

典型的PAP胸片表现是由两侧肺门向外扩散的弥漫性边缘模糊的羽毛状或细小结节状阴影，常融合成片，形成蝴蝶样分布，酷似心源性肺水肿。CT可呈现网状结节、磨玻璃样或铺路石样高密度影，有时可见支气管充气征及特征性的"地图样"表现（图7-1）。通常无胸腔积液和淋巴结肿大。

四）支气管肺泡灌洗

PAP 患者的支气管肺泡灌洗液（BALF）肉眼观呈牛奶状或泥浆样，细胞甩片含有大量的颗粒状的非细胞的嗜酸性脂蛋白样物质，肺泡巨噬细胞增大，呈空泡状外观。电镜扫描可见类圆形小球体状板层小体（图 7-1 左下和右下）。

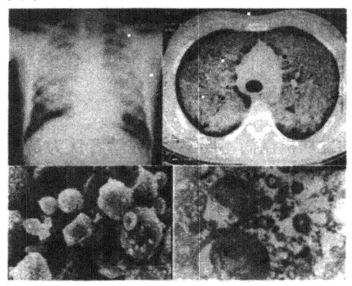

图 7-1　左上为胸部 X 线，可见双肺弥漫磨玻璃样高密度影；右上为高分辨 CT，可见肺内"铺路石"样高密度影；左下为 BALF 沉淀扫描电镜，肺泡内沉淀物外观呈小球状；右下为 BALF 沉淀透射电镜，肺泡内小球状沉淀物切面呈板层状"洋葱皮"样结构

（（五）经纤支镜肺活检和开胸肺活检

病理活检可发现肺泡腔内有大量无定型颗粒状的嗜酸性物质沉积，PAS 染色阳性。

四、诊断

虽然病史、体格检查、放射学、生理检测可提示 PAP，最有价值的诊断检测是测定抗 GM-SCF 抗体的血清滴度。CT 扫描和支气管镜的特征性发现可以基本确诊该病。经支气管活检或者开胸肺活检行病理检查可确诊 PAP。

五、治疗

目前对于 PAP 的治疗还没有有效的药物，在全麻下进行序贯全肺灌洗仍是目前唯一能够改善患者症状和氧合的治疗方法。另外有文献报道，应用 GM-CSF 治疗及器官移植对部分患者有一定疗效，但是不能治愈，复发率高。

六、预后

约 20% ~ 25% 的 PAP 患者可以自行缓解，大部分患者需要治疗。部分患者经全肺灌洗后病情可以改善或痊愈，但少数患者需进行反复灌洗，病情进行性发展。国外有报道称该病 5 年存活率为 75%±8%。

第二节　结节病

结节病是一种多系统多器官受累的肉芽肿性疾病，常侵犯肺、双侧肺门淋巴结，临床上 90% 以上有肺的改变，其次是皮肤和眼的病变，浅表淋巴结、肝、脾、肾、骨髓、神经系统、心脏等几乎全身每个器官均可受累。本病为一种自限性疾病，大多预后良好，有自然缓解的趋势。

一、病因和发病机制

病因尚不清楚。曾对感染因素（如细菌、病毒、支原体、真菌类等）进行观察，未获确切结论。对遗传因素也进行过研究，未能证实。近年有作者以 PCR 技术在结节病患者中发现结核杆菌 DNA 阳性率达 50%。因此提出结节病是分枝杆菌侵入组织的结果，但许多实验未证实此论点。现多数人认为细胞免疫功能和体液免疫功能紊乱是结节病的重要发病机制。在某种（某些）致结节病抗原的刺激下，肺泡内巨噬细胞（Am）和 T_4 细胞被激活。被激活的 Am 释放白细胞介素 -1（IL-1），IL-1 是一种很强的淋巴因子，能激发淋巴细胞释放 IL-2，使 T_4 细胞成倍增加并在淋巴激活素的作用下，使 B 淋巴细胞活化，释放免疫球蛋白，自身抗体的功能亢进。被激活的淋巴细胞可以释放单核细胞趋化因子、白细胞抑制因子和巨噬细胞移行抑制因子。单核细胞趋化因子使周围血中的单核细胞源源不断地向肺泡间质聚集，结节病时其肺泡内浓度约为血液的 25 倍。在许多未知的抗原及介质的作用下，T 淋巴细胞、单核细胞及巨噬细胞等浸润在肺泡内，形成结节病早期阶段——肺泡炎阶段。随着病变的发展，肺泡炎的细胞成分不断减少，而巨噬细胞衍生的上皮样细胞逐渐增多，在其合成和分泌的肉芽肿激发因子等的作用下，逐渐形成典型的非干酪性结节病肉芽肿。后期，巨噬细胞释放的纤维连接素（Fn）能吸引大量的成纤维细胞（Fb），并使其和细胞外基质黏附，加上巨噬细胞所分泌的成纤维细胞生长因子（GFF），促使成纤维细胞数增加；与此同时，周围的炎症和免疫细胞进一步减少以致消失，而导致肺的广泛纤维化。

总之，结节病是未知抗原与机体细胞免疫和体液免疫功能相互抗衡的结果。由于个体的差异（年龄、性别、种族、遗传因素、激素、HLA）和抗体免疫反应的调节作用，视其产生的促进因子和拮抗因子之间的失衡状态，而决定肉芽肿的发展和消退，表现出结节病不同的病理状态和自然缓解的趋势。

二、临床表现

结节病的临床表现视其起病的缓急和累及器官的多少而不同。胸内结节病早期常无明显症状和体征。有时有咳嗽，咳少量痰液，偶见少量咯血；可有乏力、发热、盗汗、食欲减退、体重减轻等。病变广泛时可出现胸闷、气急，甚至发绀。可因合并感染、肺气肿、支气管扩张、肺源性心脏病等加重病情。如同时结节病累及其他器官，可发生相应的症状和体征。如皮肤最常见者为结节性红斑，多见于面颈部、肩部或四肢。也有冻疮样狼疮、斑疹、丘疹等。有时发现皮下结节。侵犯头皮可引起脱发。大约有 30% 的患者可出现皮肤损害。眼部受损者约有 15% 的病例，可有虹膜睫状体炎、急性色素层炎、角膜 - 结膜炎等，可出现眼痛、视力模糊、睫状体充血等表现。有部分患者有肝和（或）脾肿大，可见胆红素轻度增高和碱性磷酸酶升高，或有肝功能损害。纵隔及浅表淋巴结常受侵犯而肿大。如累及关节、骨骼、肌肉等，可有多发性关节炎，X 线检查可见四肢、手足的短骨多发性小囊性骨质缺损（骨囊肿）。肌肉肉芽肿可引起局部肿胀、疼痛等。约有 50% 的病例累及神经系统，其症状变化多端。可有脑神经瘫痪、神经肌病、脑内占位性病变、脑膜炎等临床表现。结节病累及心肌时，可有心律失常，甚至心力衰竭表现，约有 5% 的病例累及心脏，亦可出现心包积液。结节病可干扰钙的代谢，导致血钙、尿钙增高，引起肾钙盐沉积和肾结石。累及脑垂体时可引起尿崩症，下视丘受累时可发生乳汁过多和血清乳泌素升高。对腮腺、扁桃体、喉、甲状腺、肾上腺、胰、胃、生殖系统等受累时，可引起有关的症状和体征，但较少见。结节病可以累及一个脏器，也可以同时侵犯多个脏器。

三、实验室和其他检查

（一）血液检查

活动进展期可有白细胞减少、贫血、血沉增快。有 1/2 左右的患者血清球蛋白部分增高，以 IgG 增高者多见，其次是 IgG、IgM 增高较少见。血浆白蛋白减少。血钙增高，血清尿酸增加，血清碱性磷酸酶增高。血清血管紧张素转化酶（SACE）活性在急性期增加（正常值为 17.6 ~ 34 U/mL），对诊断有参考意义，血清中白介素 -2 受体（IL-2R）和可溶性白介素 -2 受体（sIL-2R）升高，对结节病的诊断有较为重要的意义。也可以 α_1-抗胰蛋白酶、溶菌酶、β_2-微球蛋白（β-MG）、血清腺苷脱氢酶（ADA）、纤维连接蛋白（Fn）等升高，在临床上有一定参考意义。

（二）结核菌素试验

约 2/3 结节患者对 100 U 结核菌素的皮肤试验无反应或极弱反应。

（三）结节病抗原（Kveim）试验

以急性结节患者的淋巴结或脾组织制成 1:10 生理盐水混悬液体为抗原。取混悬液 0.1 ~ 0.2 mL 做皮内注射，10 天后注射处出现紫红色丘疹，4 ~ 6 周后扩散到直径 38 mm，形成肉芽肿，为阳性反应。切除阳性反应的皮肤做组织诊断，阳性率为 75% ~ 85% 左右。有 2% ~ 5% 假阳性反应。因无标准抗原，故应用受限制，近年逐渐被淘汰。

（四）活体组织检查

取皮肤病灶、淋巴结、前斜角肌脂肪垫、肌肉等组织做病理检查可助诊断。在不同部位摘取多处组织活检，可提高诊断阳性率。

（五）支气管肺泡灌洗液试验

结节病患者支气管肺泡灌洗液（BALF）检查在肺泡炎阶段淋巴细胞和多核白细胞明显升高，主要是 T 淋巴细胞增多，CD_4^+、CD_4^+/CD_8^+ 比值明显增高。此外，B 细胞的功能亦明显增强。BALF 中 IgG、IgA 升高，特别是 IgG1、IgG3 升高更为突出。有报道若淋巴细胞在整个肺效应细胞中的百分比大于 28% 时，提示病变活动。

（六）经纤维支气管镜肺活检

结节病 TBLB 阳性率可达 63% ~ 97%，0 期阳性率很低，Ⅰ 期 50% 以上可获阳性，Ⅱ、Ⅲ 期阳性率较高。

（七）X 线检查

异常的胸部 X 线表现常是结节病的首要发现，约有 90% 以上患者伴有胸片的改变。目前普通 X 线片对结节病的分期仍未统一。1961 年，Scandding 将结节病分为四期（1 ~ 4 期），近年又将其分为五期（0，1 ~ 4 期）。而目前较为常用的仍是 Siltzbach 分期，国内亦采用此分类方法（表 7-1）。

表 7-1　结节病的 Siltzbach 分期

0 期	肺部 X 线检查阴性，肺部清晰
Ⅰ 期	两侧肺门和（或）纵隔淋巴结肿大，常伴右支气管旁淋巴结肿大，约占 51%
Ⅱ 期	肺门淋巴结肿大，伴肺浸润。肺部病变广泛对称地分布在两侧，呈 1~3 mm 的结节状、点状或絮状阴影。少数病例可分布在一侧肺或某些肺段。病灶可在一年逐渐吸收，或发展成肺间质纤维化，约占 25%
Ⅲ 期	仅见肺部浸润或纤维化，而无肺门淋巴结肿大，约占 15%

以上分期的表现并不说明结节病的发展的顺序规律，Ⅲ 期不一定从 Ⅱ 期发展而来。

（八）计算机断层扫描

普通 X 线胸片对结节病诊断的正确率仅有 50%，甚至有 9.6% 胸片正常的人肺活检为结节病。因此，近年来 CT 已广泛应用于结节病的诊断，能较准确估计结节病的类型、肺间质病变的程度和淋巴结肿大的情况。尤其是高分辨薄层 CT，对肺间质病变的诊断更为精确，其层厚为 1 ~ 2 mm。

（九）镓-^{67}（^{67}Ga）肺扫描检查

肉芽肿活性巨噬细胞摄取 ^{67}Ga 明显增加，肺内结节病肉芽肿性病变和肺门淋巴结可被 ^{67}Ga 所显示，可协助诊断，但无特异性。

四、诊断

结节病的诊断决定于临床症状和体征及组织活检，并除外其他肉芽肿性疾病。其诊断标准可归纳为：①胸部影像学检查显示双侧肺门及纵隔淋巴结对称肿大，伴或不伴有肺内网格、结节状或片状阴影；②组织学活检证实有非干酪性坏死性肉芽肿，且抗酸染色阴性；③ SACE 或 SL 活性增高；④血清或 BALF 中 sIL-2R 高；⑤旧结核菌素（OT）或 PPD 试验阳性或弱阳性；⑥ BALF 中淋巴细胞 >10%，且 CD_4^+/CD_8^+ 比值 ≥ 3；⑦高血钙、高尿钙症；⑧ Kveim 试验阳性；⑨除外结核病或其他肉芽肿性疾病。以上条件中，①、②、③为主要条件，其他为次要条件。

五、治疗

因多数患者可自行缓解，病情稳定、无症状的患者不需治疗。凡症状明显的 Ⅱ、Ⅲ 期患者及胸外结节病如眼部结节病，神经系统有结节病侵犯，皮肤、心肌受累，血钙、尿钙持续增高，SACE 水平明显增高等可用激素治疗。常用泼尼松每日 30～60 mg，一次口服（或分次服用），用 4 周后逐渐减量为 15～30 mg/d，维持量为 5～10 mg/d，维持一年或更长。长期服用糖皮质激素应严密观察激素的不良反应，其次可选用氯喹、氨甲蝶呤、硫唑嘌呤等治疗。凡能引起血钙、尿钙增高的药物如维生素 D，列为禁忌。

六、预后

预后与结节病的病情相关。急性起病者经治疗或自行缓解，预后较好；而慢性进行性，侵犯多个器官，引起功能损害、肺广泛纤维化等则预后较差。死亡原因常为肺源性心脏病或心肌、脑受侵犯所致。

第三节 韦格纳肉芽肿

韦格纳肉芽肿（WG）是一个多系统疾病，主要的临床病理特征为呼吸道的肉芽肿炎症和弥漫性坏死性血管炎，肾小球肾炎常见。血管炎主要侵犯小血管、小动脉、毛细血管和小静脉。Chapel Hill 系统性小血管炎命名委员会将 WG 归类于小血管炎，其他还包括 Churg-Strauss 综合征（CSS）和显微镜下多血管炎（MPA），抗中性粒细胞胞浆抗体（ANCA）是所有这三类疾病的特征。韦格纳肉芽肿病的病因仍不清楚，近年来的研究已初步了解到，免疫机制可能在疾病的病理生理中起作用。自引入环磷酰胺和糖皮质激素的联合治疗以来，患者的预后有显著的改善，但疾病的复发和药物的毒性需要进一步的研究。

一、发病机制

对 WG 的病因研究有许多困难。首先是发病率极低，家族性患者稀少，遗传方式难以确定；其次它的免疫功能失调复杂多样。近年来，随着人们对血管炎的重视程度增加，在全世界进行了前所未有的大规模多中心协作；分子生物学的进展又使人们有更多的工具来探讨炎症性疾病的病因和其免疫致病机制。相信不久的将来，人类将克服上述种种困难。

（一）遗传因素

Gencik 研究发现：与正常人相比，在 ANCA 相关的系统性血管炎（AASV）患者中，① HLA-DRBlx13（12.5%vs25.5%，RR=0.4，P<0.05）和 HLA-DBlx0603（3%vs16.8%，RR=0.2，P<0.005）的表达有轻度的降低。在终末期肾病的人群中，HLA-DRBlx04 过度表达（53.5%vs26.1%，RR=3.24，P<0.005）；②染色体 6p 上的几个单体型与 AASV 显著相关。此外，其他学者还证实 WG 与 α1 抗胰蛋白酶（一种强力的蛋白酶 -3 抑制剂）PiZ 等位基因存在着一定的关系。

（二）ANCA

1. ANCA 的意义

ANCA 测定的标准方法是间接免疫荧光法（ILF），是用健康供者酒精固定的中性粒细胞和患者的血清共同孵育。根据中性粒细胞的染色形式，将 ANCA 分为三种类型。

（1）胞质型 ANCA（C-ANCA）：胞质中粗颗粒状染色，细胞的中央部分（中心小叶间）染色增强，通常为蛋白酶 -3（PR3）特异性。

（2）核周型 ANCA（P-ANCA）核和（或）核周区染色，而胞质不染色，通常为髓过氧化物酶（MPO）特异性。

（3）不典型染色（atypical ANCA）既不像 C-ANCA，也不像 P-ANCA 的细胞染色形式。三种 ANCA 染色类型所针对的靶抗原如表 7-2 所示。

表 7-2 ANCA 类型

嗜天青颗粒	特殊颗粒	其他	ANCA 类型
色氨酸蛋白酶			
蛋白酶 -3			C-ANCA
组织蛋白酶			P-ANCA
弹性蛋白酶			P- ANCA
其他酶			
髓过氧化酶			P-ANCA
θ - 葡萄糖醛酸酶			P-ANCA
溶菌酶	溶菌酶		P-ANCA
其他靶抗原			
BPI			
Azuroeidin			C-ANCA
			C-ANCA
	乳铁蛋白		P-ANCA/ 不典型
		α - 烯醇化酶	P-ANCA/ 不典型
		过氧化氢酶	P-ANCA/ 不典型
		HMG-1, HMG-2	P-ANCA/ 不典型
		肌动蛋白	?

注：BPI: 杀菌或渗透性增加蛋白；HMG: 高移动性非组蛋白类染色体蛋白质

2. ANCA 致病依据

目前，有相当多的证据支持韦格纳肉芽肿病是一个自身免疫性疾病，ANCA 可能参与了血管的激活和损伤。如 WG 与抗 PR3 的自身抗体有强的特异关系，抗体效价与临床疾病活动性相关，并可预示复发。疾病对免疫抑制剂治疗反应良好。

但也有不支持的依据。尽管在大部分 WG 患者血清中可检测到抗 PR3 的特异抗体，但仍有少部分患者 ANCA 阴性。其次，在受累组织中，既没有发现自身抗体，也没有自身反应性 T 细胞，没有发现抗 PR3 的免疫复合物。因此，提示即使 ANCA 在 WG 的致病中有一定作用，也不是最基本的作用。

3. ANCA 致病机制

（1）ANCA 与多形核粒细胞（PMN）之间的反应：PMN 在被 ANCA 激活前需其他炎前因子的启动（primed），在细胞表面表达很多胞质抗原，包括 PR3 和 MPO，使细胞获得与自身抗体相互作用的靶抗原。已启动的 PMN 在与 ANCA 相互作用后，是如何被激活的仍有争论。Kettritz 认为细胞表面表达的 PR3 和 MPO 之间的交联是激活的基础，因为 ANCA 的 F（ab'）2 片段能激活已启动的 PMN，而 Fab 片段则不能。其他作者未能证实上述发现，但发现通过抗体与 Fc 受体相互作用也可激活 PMN，Fc γ R Ⅱ a 和 Fc γ Ⅲ Rb 均参与了这个过程。另外，针对 β_2 整合素，特别是 CD18 的封闭抗体能抑制 ANCA 诱导的 PMN 激活。

激活的 PMN 可产生毒性氧基，脱颗粒释放溶酶体酶。另外，它们也可分泌炎症介质如 TNFa，IL-1，IL-8 和 LTB4。激活的 PMN 黏附分子表达增加，这使 PMN 易于结合并穿透内皮细胞层。WG 患者肾活检标本显示肾小球出现激活的 PMN，且激活的 PMN 数目与肾功能损害的程度相关。此外，激活的 PMN 也出现于血液循环中，激活的程度与疾病的活动性相关。

（2）ANCA 与单核细胞之间的相互作用：ANCA 能激活单核细胞，使其毒性氧基，IL-8 和 MIP-1 产生增加。激活前不需要启动，但启动能提高 ANCA 介导的毒性氧基的产生。

（3）ANCA 与内皮细胞之间的关系：内皮细胞是否表达 ANCA 的靶抗原（特别是 PR3）仍有争论。

内皮细胞在炎前因子的刺激下，PR3 表达增加，并从胞质转位到细胞膜上，使 PR3 能与 ANCA 相互作用。PR3-ANCA 能诱导内皮细胞黏附分子的上调和 IL-1、组织因子的表达。内皮细胞与 PR3-ANCA 孵育时，内皮细胞合成前列环素、PAF、IL-8 增加，蛋白渗漏增加，内皮细胞凋亡、脱落和溶解。

（4）综上所述，参与 ANCA 相关血管炎的机制如下：①由于局部感染而释放的细胞因子引起内皮细胞黏附分子的上调，并启动中性粒细胞和（或）单核细胞；②循环中已启动的中性粒细胞和（或）单核细胞在其细胞表面表达 ANCA 抗原；③已启动的中性粒细胞和（或）单核细胞黏附于内皮细胞，随后被 ANCA 激活，激活的中性粒细胞和（或）单核细胞释放毒性氧基和溶酶体酶，它们导致内皮细胞损伤，最终到坏死性炎症；④ ANCA 激活的中性粒细胞和（或）单核细胞脱颗粒释放蛋白酶 3 和髓过氧化物酶，PR3 和 MPO 使内皮细胞激活，损伤甚至凋亡；其次，已结合抗体的 PR3 和 MPO 作为种植抗原，在原位形成免疫复合物，然后再吸引其他中性粒细胞；⑤ ANCA 激活的单核细胞产生 MCP-1 和 IL-8，这些趋化物质的释放可扩大单核细胞和中性粒细胞募集的程度，可能导致肉芽肿形成。

（三）感染

感染因素也可能是 WG 的病因：①很多 WG 患者的初始症状与感染性疾病相似，患者常常因为呼吸道症状就诊；②在 WG 患者中进行的支气管肺泡灌洗显示，患者通常表现为中性粒细胞肺泡炎；③已知有几种感染与某些类型的血管炎相关。在人类，血管炎的发生与乙型肝炎、丙型肝炎、Epstein-Barr 病毒、parvo-B19 和 HIV 感染相关。然而仅有不足 1% 的感染患者发生血管炎，提示宿主的特征决定了疾病的表达；④ Subra 报告两例患亚急性心内膜炎的患者，C-ANCA 均阳性。一例患者经抗生素治疗降低了 C-ANCA 的效价。另一例患者经抗生素和外科治疗使 C-ANCA 消失。

但某些人认为，将持续感染作为血管炎的刺激剂的理论是站不住脚的：①直到今天，气道活检标本的组织病理学研究（包括微生物的特殊染色和细菌、抗酸杆菌、真菌、支原体和呼吸道病毒的培养）都没有能够证实致病微生物的存在；②在乙型肝炎、丙型肝炎相关血管炎的患者中，应用免疫抑制治疗后，病情虽有显著改善，而他们携带的病毒却明显增加。

近年来，发现韦格纳肉芽肿病与两种特殊的微生物相关：微小病毒（parvovirus）B19 和金黄色葡萄球菌。Stegeman 发现鼻腔金黄色葡萄球菌的长期带菌与疾病的复发相关。金黄色葡萄球菌携带者复发率为无携带者的 8 倍。应用 TMP/SMX 后可降低缓解期患者上气道和鼻腔的复发。葡萄球菌产生的超抗原（SAg）可能是 WG 的一个重要的触发因子，SAg 即可激发自身反应 T 细胞，也可激活自身反应性 B 细胞，参与血管炎的病理生理。

（四）肉芽肿形成机制

在其他疾病中，肉芽肿通常是由致敏的 CD_4^+T 细胞（可产生 Th_1 细胞因子）介导的。在 WG 中也出现相似的炎症。有一种假说认为，组织损伤和血管炎是否由畸变（不正常）的 Th_1 免疫反应介导的。有几项研究支持这个假说：在 WG 和相关的血管炎中，细胞因子的产生有定性、定量的异常。在 WG 患者中，血清 IL-1、IL-2、IL-6 和 TNF-α 水平升高，循环单核细胞 TNF-α 的产生增加。应用反转录聚合酶联反应（RT-PCR）、原位杂交和免疫组化技术发现患者肾小球 IL-1 和 TNF-α 的产生增加。最近 Ludviksson 通过研究活动期 WG 患者的外周血淋巴细胞，发现与正常人相比，患者 CD_4^+T 细胞产生的 IFN-γ 水平高 10 ~ 20 倍，TNF-α 的产生也有显著增加。相反，Th_2 细胞因子（IL-4、IL-5 或 IL-10）的水平无显著差异。Ludviksson 还观察到无论是活动期，还是缓解期，患者单核细胞 IL-12 的产生均增加，而 IL-12 为 T 细胞向 Th_1 细胞可产生 IFN-γ 的基本诱导剂。

综上，当 WG 患者暴露于环境刺激（如感染）和（或）自体抗原诱导的过度巨噬细胞 IL-12 反应，引起 Th_1 细胞因子（TNF-α、IFN-γ）产生增加，TNF-α、IFN-γ 可启动并维持肉芽肿性血管病变。此过程可被 ANCA 影响，ANCA 可促进中性粒细胞、内皮细胞和单核细胞的激活。

二、临床特征

超过 90% 的患者因为上呼吸道和（或）下呼吸道症状而第一次就诊。鼻腔和鼻窦黏膜易脆、溃疡、增厚，可有充血、出血。由于鼻软骨的破坏，可出现鼻中隔穿孔和（或）鞍鼻样变形。20% 的患者可出现声门下狭窄，可危及生命。在下呼吸道，WG 能侵犯肺实质、支气管，侵犯胸膜少见。应对所有怀疑 WG 的患者摄胸片，因为大约 30% 的患者仅有 X 线异常，而无任何症状。在肺部受累的患者中，至少 15% 的患者有支气管内的炎症和狭窄，支气管内的病变可表现为咳嗽、喘息、呼吸困难、咯血和肺不张、阻塞后感染引起的症状。

肾小球肾炎是 WG 最严重的疾病表现，它可以在无症状的情况下快速进展到肾衰竭。必须对肾小球肾炎长期保持警惕，因为在 WG 诊断时，仅 20% 的患者有肾小球肾炎，而在疾病过程中有 80% 的患者会发生肾小球肾炎。通过某些实验室检查：蛋白尿、活性的尿沉淀伴有显微镜下血尿和红细胞管型、肾功能减退来判断肾脏是否受累。

WG 主要侵犯上呼吸道、肺和肾脏，但它几乎可以侵犯所有的器官（表 7-3）。其中，较常见的为眼和神经系统。眼部受累表现为巩膜外层炎、巩膜炎、结膜炎、角膜炎、葡萄膜炎、视网膜血管炎、视觉神经炎和球后假性肿瘤。多发性神经炎发生于 15% 的患者，中枢神经系统疾病则为 8%。

表 7-3　韦格纳肉芽肿病器官受累的临床特征

受累器官	初诊时的频率（%）	疾病过程中的频率（%）
上呼吸道	73	92
下呼吸道	48	85
肾脏	20	80
关节	32	67
眼睛	15	52
皮肤	13	46
神经	1	20

三、诊断

（一）ANCA

1. WG 的诊断

ANCA 是针对中性粒细胞和单核细胞核质成分的自身抗体，于 1982 年首次报道，1985 年发现与活动性 WG 有高度相关。70% ~ 90% 的活动性 WG 患者中 C-ANCA 阳性，它的靶抗原是蛋白酶 -3（PR3），一种发现于中性粒细胞嗜天青颗粒中的 29kD 丝氨酸蛋白酶。几项研究证实 C-ANCA 对 WG 具有很高的特异性，范围在 80% ~ 100%。P-ANCA 针对的抗原特异性较广，与很多疾病相关，如 MPA 和 CSS。有时，在某些感染、肿瘤、炎症性肠病、硬化性胆管炎和其他风湿性疾病也会出现 ANCA 阳性。P-ANCA 在 WG 患者中仅 5% ~ 10% 阳性。

ANCA 作为一种诊断实验，其阳性率的高低也受被检人群特征的影响。在普通患者中，ANCA 的阳性率低。当患者出现下列临床特征（表 7-4）时，ANCA 对疾病诊断的敏感性为 95%，特异性为 90%。

表 7-4　ANCA 实验的临床指征

肾小球肾炎，特别是急进性肾炎

肺出血，特别是肺肾综合征

全身性的皮肤血管炎

多发性肺结核

上呼吸道的慢性阻塞性疾病

长期的鼻窦炎、副鼻窦炎或耳炎

声门下气管狭窄

多发性神经炎或其他外周神经病变

眼球后肿块

2. WG 疾病活动性监测

因为 ANCA 效价在疾病过程中会发生变化，活动期高于非活动期。所以，部分作者提出，连续测定 ANCA 效价能用于预测疾病的复发和指导治疗。然而，在一项对患者连续监测 18 个月的研究显示，虽然 44% 的患者 ANCA 效价有四倍的上升，但疾病活动性却没有增加。因此，单一的 ANCA 效价升高不能作为重新开始或增加治疗的指征。一旦 ANCA 升高，必须对患者进行仔细的评价，寻找活动性疾病的客观证据，并经常进行患者的监测。

3. ANCA 应用的注意事项

（1）标准 IIF 仍为 ANCA 最广泛的筛查实验，必须对所有的血清标本进行 IIF，因为 5% ~ 10% 的患者仅 IIF 阳性。

（2）阳性的 IIF 结果必须用抗原特异的 ELISA 证实，至少用抗 PR3 和抗 MPO。特别是 P-ANCA，如果没有 EILSA 证实，诊断特异性低。其次，抗核抗体（ANA）也可引起核染色，IIF 实验不能与其他抗体引起的染色区别，ANCA-ELISA 可克服这种困难。

（3）即使在全身活动性患者，ANCA 实验也可能为阴性，阴性 ANCA 实验不能排除系统性血管炎的诊断，这是 ANCA 实验不能替代活检的主要原因之一。

（二）影像学

胸部 X 线有 2 种最常见的表现：①边界不清楚的浸润影；②单个或多个空洞或非空洞性结节。弥漫性浸润影提示活动性高，其组织病理学为急性肺实质损伤伴肺泡实变和浸润（主要为中性粒细胞），或为弥漫性肺泡出血引起的浸润影。慢性炎性浸润 X 线表现为结节性浸润影。Reuter 认为结节／肿块和肺实质不透亮区与肺部疾病活动程度显著相关，在怀疑肺受累的患者中，高分辨率 CT（HRCT）可作为肺部疾病活动性评分的一个有用的辅助手段。

（三）支气管肺泡灌洗

在高活动性患者中，支气管肺泡灌洗液（BALF）中性粒细胞升高；而低活动性患者中，BALF 淋巴细胞升高或正常。Schnabel 发现在高活动性的患者，中性粒细胞上升到占 BALF 总细胞数的 6% ~ 61%。

在低活动性的患者，淋巴细胞上升到占 BALF 总细胞数的 21% ~ 47%。

（四）活检

WG 的确诊通常是通过血管炎、肉芽肿性炎症和坏死的组织学表现而获得。这些组织学特征呈小片状分布，阳性活检结果的高低与受累的器官部位和活检组织的数量有关。在肺部受累的患者中，开胸肺活检比任何其他组织活检方法更易鉴定出肉芽肿和血管炎，支气管内活检诊断率极低。鼻窦和鼻咽部活检可显示非特异性炎症（50% 的病例），肾脏受累最常见的表现为毛细血管外增殖性肾小球肾炎，可有新月体形成，纤维素样坏死也常见，明显的血管炎在肾活检中少见，肉芽肿更稀少。

四、治疗

（一）环磷酰胺和糖皮质激素

WG 如不治疗，预后较差，中位生存期仅为 5 个月。细胞毒治疗主要应用环磷酰胺和糖皮质激素。每日口服环磷酰胺（HCYC）加糖皮质激素是韦格纳肉芽肿病的标准治疗。在这个方案中，口服环磷酰胺起始剂量通常是 2 mg/（kg·d），待缓解后逐步减量并停药。糖皮质激素（泼尼松）起始剂量为 1 mg/（kg·d），这个剂量持续 1 月，如果有改善，可逐渐减量，直至隔日用药或停药，这个过程通常需 6 ~ 12 月。如果患者病情特别严重，可每日静脉注射甲泼尼松龙 1 000 mg，连续 3 天；环磷酰胺开始为 3 ~ 5 mg/（kg·d），应用 2 ~ 3 天后，减至 2 mg/（kg·d）。在 133 例接受标准方案并随访 6 ~ 24 月的患者中，91% 的患者的病情有显著的改善，75% 取得完全缓解，生存率 80%。标准方案仍为目前治疗活动性 WG 最有效的方案，任何有即刻生命危险的患者，或急进型肾小球肾炎必须采用每日环磷酰胺和糖皮质激素治疗，除非有明显的禁忌证存在。尽管标准方案有明显的治疗效果，但仍有 50% 的患者复发，42% 的患者发生药物相关的毒性反应。在应用环磷酰胺治疗的患者中，有 6% 的患者发生了膀胱移行细胞癌，其他还包括骨髓增殖紊乱和皮肤癌。由于标准治疗不良反应较大，目前有作者推荐环磷酰胺间歇大剂量静脉脉冲治疗（pCYC），以为 pCYC 在疾病的初始缓解方面与 oCYC 等效。尽管间歇应用环磷酰胺可减少某些不良反应，但前瞻性试验显示间歇用药会增加疾病的复发率。由于这个原因，我们仍然推荐每日应用环磷酰胺。

（二）氨甲蝶呤和糖皮质激素

在没有即刻生命危险的患者或有环磷酰胺毒性反应的患者中，推荐应用低剂量氨甲蝶呤（MTX）和糖皮质激素联合治疗 WG。在这个方案中，患者每周应用 MTX 1 次，剂量为 20 ~ 25 mg。泼尼松剂量和用法同标准方案。MTX 用药 1 年，待缓解后逐渐减量并停药。在 42 例患者中，33 例（79%）取得缓解，19 例（58%）复发，中位生存期 29 月。仅 3 例对治疗无反应，3 例死亡，但均与活动性血管炎无关。卡氏肺孢子虫肺炎是此方案最常见的严重副反应，所以我们推荐，在无磺胺类药物过敏史，并接受细胞毒药物和每日糖皮质激素治疗的 WG 患者中，应用 TMP160 mg/SMX800 mg 每周 3 次作为预防性治疗。MTX 也可用于经环磷酰胺诱导获得缓解的患者中作为维持治疗。

（三）其他免疫抑制和细胞毒制剂

作为诱导治疗，这些制剂只用于对环磷酰胺和 MTX 有禁忌证的患者。硫唑嘌呤对 WG 诱导缓解无效，但在那些对环磷酰胺产生毒性反应的患者中，作为维持缓解治疗有效。Mycophenolate mofetil（MMF）2 g 每日联合口服糖皮质激素也可作为标准诱导治疗后的维持治疗。来氟米特的免疫调节活性是由它的一级代谢产物 A77 1726 所产生的，来氟米特作为 WG 的维持治疗已进行了 Ⅱ a 期临床试验。苯丁酸氮芥、环孢素（CYA）、FK506 有效性差异较大，它们也可引起恶性变和肾毒性。

（四）TMP/SMX

几位作者报道 TMP/SMX 对仅有上呼吸道或下呼吸道受累的 WG 患者有效。但也有研究显示，在环磷酰胺和糖皮质激素诱导缓解的患者中，应用 TMP/SMX 仅能显著降低上气道疾病的复发，其他主要器官的复发并无显著差异。因此，TMP/SMX 仅考虑应用于病变局限于上呼吸道的患者，不推荐用于治疗下呼吸道，更不能单独应用于有肾小球肾炎的患者。

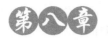

肺部肿瘤

第一节　肺部良性肿瘤

　　肺部良性肿瘤是指生长在气管、支气管和肺实质内的良性肿瘤，包括支气管腺瘤、支气管错构瘤、乳头状瘤、支气管平滑肌瘤、支气管软骨瘤、脂肪瘤、肺纤维瘤、肺黏液瘤、肺化学感受器瘤等所谓的真性肿瘤，也包括一组临床和影像学上酷似肿瘤的肿瘤样病变，如肺炎性假瘤、支气管炎性息肉、淀粉样变性、子宫内膜易位症等。大多数肺部肿瘤为恶性，肺部良性肿瘤少见，美国报道的肺部良性肿瘤仅占所有肺部肿瘤的2%～5%，国内一组1 953例肺部原发肿瘤中，经手术证实的良性肿瘤占12.6%（246例）。良性肿瘤生长缓慢，生长过程中不侵犯周围组织，也不发生远处转移，虽然良性肿瘤本身对健康的危害不大，肿瘤阻塞气道可以导致肺不张、咯血、肺炎等多种并发症。

　　肺部良性肿瘤的症状与肿瘤的生长部位有密切关系。位于气管内的肿瘤，患者表现为刺激性干咳、胸闷、喘鸣，有时有咯血，部分患者因胸闷喘憋被长期误诊为哮喘；X线胸片和胸部CT发现气管内阴影，气管镜检查可以明确诊断。支气管良性肿瘤常出现支气管阻塞导致的症状，如反复发作的同一部位的肺炎、肺不张，胸片和胸部CT往往难以发现支气管肿瘤，支气管镜检查可以明确诊断。位于肺实质的良性肿瘤多无症状，仅偶然被发现，大多数的肿瘤表现为肺内孤立性结节影。胸部X线检查有时难以鉴别肿瘤的良恶性，功能显像的FDG-PET检查对肺内结节病变的诊断有较高的特异性。

一、支气管腺瘤

　　支气管腺瘤是起源于支气管黏液腺体、腺管上皮或黏膜下Kulchitsky细胞一组良性肿瘤，包括支气管类癌、腺样囊性癌和黏液表皮样癌。其占肺部良性肿瘤的50%，肿瘤生长缓慢，但有恶性倾向，目前认为在这一组肿瘤中多数实为低度恶性的肿瘤。

（一）临床特点

1. 支气管类癌

　　支气管类癌来源于支气管黏膜上皮和黏膜下的神经内分泌细胞（Kulchitsky细胞），占支气管腺瘤的80%～90%，大体上类癌分为3种类型：中央型、周围型和微瘤型。中央型最常见，占支气管类癌的60%～80%，肿瘤倾向在支气管内生长，多形成表面光滑、血管丰富的息肉样肿块。微瘤型极少见，其发生常与慢性肺病，特别是支气管扩张或纤维化有关，肿瘤直径不超过4 mm，临床上常没有症状，仅在外科或尸检标本中被发现。

　　此病发病年龄较高，平均56岁。临床表现除了肿瘤阻塞气道导致的症状如发热、咳嗽、咯血、喘鸣或呼吸困难外，部分患者出现类癌综合征，表现为面部潮红、腹泻、哮喘样发作。迁延性病例，右心可发生瓣膜病，如肺动脉狭窄、三尖瓣狭窄或关闭不全。少数患者伴发库欣病、肢端肥大症等内分泌病。

2. 腺样囊性癌

　　腺样囊性癌占支气管腺瘤的10%～15%，仅发生在气管及左右主支气管，尤以气管多见，肿瘤常突入气道，呈息肉样生长，或沿管壁浸润生长，呈弥漫浸润性结节。本病多见于中年人，发病没有性别差异。其恶性程度是腺瘤中最高的，可局部浸润，常见局部淋巴结和肺转移，甚至可以转移到肝、肾。

3. 黏液表皮样瘤

黏液表皮样瘤源于大支气管的黏液腺，临床罕见，约占支气管腺瘤的 2% ~ 3%。其多发生在大支气管内，一般为无蒂肿块。发病早，近半数患者发生在 30 岁以前，平均发病年龄 35 岁。根据肿瘤中黏液细胞、表皮样细胞及中间型细胞的比例不同和异型性差异，组织学上又分为低度恶性型和高度恶性型。低度恶性型生长局限，手术后预后良好，高度恶性型肿瘤罕见，呈浸润性生长，并可发生远处转移。儿童及年轻成人几乎均为低度恶性的黏液表皮样瘤。

（二）诊断

由于支气管腺瘤多发生在大气道，呼吸道症状出现较早，症状依肿瘤生长部位和支气管腔是否阻塞而异。肿瘤引起气道阻塞可以导致阻塞性肺气肿、肺不张、阻塞性肺炎、支气管扩张或肺脓肿。临床上容易误诊为哮喘、慢性支气管炎、支气管扩张。胸部 X 线检查是发现支气管腺瘤的常用手段，除常规的胸部 X 线摄影外，过去常借助体层摄影发现气道内病变，随着 CT 扫描及计算机重建技术的发展，传统的体层摄影技术已让位于胸部 CT 扫描。发生在气管支气管内的肿瘤较小时 X 线检查常难以发现原发肿瘤，但肿瘤导致的阻塞性改变为进一步检查提供依据。肿瘤较大时，X 线检查可以显示大气道内的肿块影，肺实质内的肿瘤则表现为周围型结节或肿块影。通过支气管镜获得肿瘤组织标本是确诊位于大气道的支气管腺瘤的主要方法，但表面覆盖有正常支气管黏膜的肿瘤，由于支气管镜活检深度的限制，有时难以取到真正的肿瘤组织。

（三）治疗

手术切除是治疗支气管腺瘤的主要方法。切除范围取决于肿瘤生长部位和受累及远端肺组织情况。对于恶性程度较低的类癌，在切除肿瘤时应尽可能保留正常肺组织，恶性程度较高的黏液表皮样癌可以行肺叶或全肺切除，并清扫可疑转移的区域淋巴结。术后可以辅助放疗。对于因禁忌证无法手术的中央型腺瘤，可以在气管镜介导下进行肿瘤切除，或植入支架缓解症状。

二、肺错构瘤

肺错构瘤是最常见的肺部良性肿瘤，生长在肺实质，国内报道约占肺内球形病灶的 8%。过去认为肺错构瘤是肺正常组织的不正常组合所构成的瘤样畸形，现在认为是一种良性间叶性肿瘤。

（一）临床特点

肺错构瘤大多位于肺实质内，偶尔可以累及中央气道。位于肺实质的肿瘤多发生在胸膜下肺表浅部位，常为单发病灶，呈球形或椭圆形，边界清楚，有完整的包膜，直径 1 ~ 7 cm，多小于 4 cm。肿瘤由肺内组织成分异常组合而形成，含有多种间叶成分，如软骨、平滑肌、脂肪组织、结缔组织等。肿瘤可发生钙化，多位于中心，分布较均匀，此种钙化结构常见爆米花式或核桃肉样。

此瘤多见于成年人，平均发病年龄为 40 岁，男性多于女性，男、女之比为 2 ∶ 1。肺错构瘤大多位于肺的外周，由于生长缓慢，一般没有症状，多为偶然发现。少数位于中央气道的肿瘤引起刺激性干咳，喘鸣，呼吸困难，发生阻塞性肺炎时出现发热。

典型的 X 线表现为肺野外带的单个圆形或椭圆形结节或肿块，直径多小于 4 cm，肿瘤边缘光滑，可有浅分叶，周围无浸润。肿瘤内可见钙化，多在中心而且分布均匀，典型者呈"爆米花"样，脂肪组织较多者，瘤体内见低密度区。

（二）诊断

肺错构瘤多为偶然经胸部 X 线检查发现，典型的"爆米花"样钙化虽然不是此瘤的特征性表现，但有助于和恶性肿瘤鉴别。支气管镜对大气道内错构瘤诊断有帮助，经胸针吸活检有助于良恶性病变鉴别，多数病例需要手术活检确诊。

（三）治疗

手术切除病灶是唯一的治疗方法。肺错构瘤极少恶变，但有些病灶难与周围型肺癌鉴别，因而对于有肺癌高危因素，疑为肺错构瘤的中、老年人患者应行剖胸手术探查，并切除病灶。大多数肺错构瘤病例可采用肿瘤摘除术，尽量保留正常的肺组织，减少术后并发症。

三、肺炎性假瘤

炎性假瘤是一种境界清楚的炎症增生性肿块，由炎症细胞和梭形间叶细胞以不同比例混合而成，并非真正的肿瘤，其发病机制不清楚。其发病率在肺部良性肿瘤中仅次于肺部错构瘤。

（一）临床特点

肺炎性假瘤的病理学特征是组织学的多形性，肿块内含有排列成条索的成纤维细胞、浆细胞、淋巴细胞、组织细胞、上皮细胞以及内含中性脂肪和胆固醇的泡沫细胞或假性黄瘤细胞，以往文献按假瘤中细胞成分将炎性假瘤分为假乳头状瘤型、纤维组织细胞瘤型、浆细胞瘤型、假淋巴瘤型等。目前新的分类中将假性淋巴瘤归为交界性淋巴增生性病变，其余部分分为纤维组织细胞型和浆细胞肉芽肿型两种类型。本病可发生在任何年龄，多数患者的年龄在 40 岁以下。半数患者常没有任何症状，仅在胸部 X 线检查时偶然发现。部分患者在此前有呼吸道感染病史，表现为咳嗽、咳痰及痰中带血等症状。

（二）诊断

胸部 X 线检查是发现炎性假瘤的主要方法，表现为密度较低而均匀、边缘清楚、轮廓完整的球形阴影，没有特征性表现，可以发生于任何肺叶，但多位于肺的外周，可累及胸膜。10% 的病例缓慢增大。肺炎性假瘤没有特异性诊断方法，纤维支气管镜检查无助于诊断，确定诊断靠开胸肺活检。

（三）治疗

影像学上炎性假瘤很难与恶性肿瘤鉴别，并且部分炎性假瘤可缓慢增大，药物治疗无效，因此，一旦发现应积极采取手术治疗，手术应采用肺楔形切除或肺段切除，尽量保留正常肺组织，手术切除后预后良好。

四、支气管乳头状瘤

支气管乳头状瘤是一种少见良性肿瘤，组织学分为鳞状上皮乳头状瘤、柱状细胞乳头状瘤和混合型。临床上支气管乳头状瘤分单发性和多发性，前者多见，多发性者又称为乳头状瘤病，与人乳头状瘤病毒感染有关。孤立性肿瘤在支气管腔内呈乳头状生长，基底部较宽，多发性肿瘤多见于喉，部分波及气管、支气管，呈疣状或菜花状赘生物。

其常见症状与气道刺激和阻塞有关，表现为咳嗽、咯血、胸闷。哮喘样症状，胸部 X 线检查可能发现阻塞性肺炎、肺不张等气道阻塞的表现。支气管镜检查有助于诊断。

肿瘤位于大气道内可以通过气管镜摘除，无法经气管镜介入治疗时可以考虑手术。部分成人孤立性乳头状瘤可能恶性变，术后注意随访，以便及早发现复发或恶变。

五、肺部其他罕见良性肿瘤

间叶性肿瘤，如黏液瘤、纤维瘤、脂肪瘤、软骨瘤以及其他良性肿瘤如肺硬化性血管瘤、透明细胞瘤、神经鞘瘤、畸胎瘤、副节瘤临床罕见，仅有少量的病例报道，此类肿瘤临床表现没有特异性，术前很难获得确定诊断。手术是此类肿瘤诊断和治疗的主要手段。

第二节 肺转移瘤

肿瘤远处转移是恶性肿瘤的主要特征之一。肺脏有着丰富的毛细血管网，承接来自右心的全部血流，并且由于肺循环的低压、低流速的特点，使得肺成为恶性肿瘤最常见的转移部位之一。此外肿瘤还可以通过淋巴道或直接侵犯等多种方式转移到肺，尸检发现 20% ~ 54% 死于恶性肿瘤患者发生了肺转移，但仅有部分患者在生前被发现（表 8-1）。血供丰富的恶性肿瘤更容易发生肺部转移，如肾癌、骨肉瘤、绒毛膜癌、黑色素瘤、睾丸肿瘤、睾丸畸胎瘤、甲状腺癌等。大多数肺部转移瘤来自常见的肿瘤，如乳腺癌，结、直肠癌，前列腺癌，支气管癌，头颈部癌和肾癌。

表 8-1 原发恶性肿瘤肺内转移情况

原发肿瘤	临床发现（%）	尸检发现（%）
黑色素瘤	5	66~80
睾丸生殖细胞瘤	12	70~80
骨肉瘤	15	75
甲状腺瘤	7	65
肾癌	20	50~75
头颈部肿瘤	5	15~40
乳腺癌	4	60
支气管肺癌	30	40
结肠直肠癌	<5	25~40
前列腺癌	5	15~50
膀胱癌	7	25~30
子宫癌	<1	30~40
子宫颈癌	<5	20~30
胰腺癌	<1	25~40
食管癌	<1	20~35
胃癌	<	20~35
卵巢癌	5	10~25
肝细胞瘤	<1	20~60

一、转移途径

恶性肿瘤肺部转移的途径有 4 种：血行转移、淋巴道转移、直接侵犯和气道转移。血行转移是恶性肿瘤肺部转移的主要方式。肺部有着丰富的毛细血管网，并且位于整个循环系统的中心环节，来自原发病灶的肿瘤栓子，经过静脉系统、肺动脉，很易被肺脏捕获，在适宜的微环境下肿瘤细胞发生增殖，形成转移肿瘤。经血行转移的肿瘤多位于肺野外带以及下肺野等毛细血管丰富的部位，以多发转移病灶多见，少数情况下为孤立病灶。

经淋巴道转移在肺转移瘤中相对少见，肿瘤栓子首先通过血流转移到肺毛细血管，继而侵犯肺外周的淋巴组织，并沿淋巴管播散，临床上表现为肺淋巴管癌病，常见于乳腺癌、肺癌、胃癌、胰腺癌或前列腺癌的转移。原发肿瘤也可以先转移到肺门或纵隔淋巴结，再沿淋巴道逆行播散到肺，这种转移方式少见。

发生在肺脏周围的肿瘤皆有可能通过直接侵犯的方式转移到肺，如起源于胸壁的软组织肉瘤、起源于纵隔的原发瘤、食管癌、乳腺癌、贲门癌、肝癌、后腹膜肉瘤等。恶性肿瘤经气道转移罕见，理论上头颈部肿瘤、上消化道肿瘤以及气管肿瘤有可能通过这种方式转移，但临床上很难证实。

二、临床表现

90% 的肺转移瘤患者有已知的原发肿瘤或原发肿瘤的症状，但 80%～95% 肺部转移瘤本身没有症状。当肿瘤巨大、阻塞气道或出现胸腔积液时会出现呼吸困难。突然出现的呼吸困难与胸腔积液突然增加、气胸或肿瘤内出血有关。气道转移瘤在肺部转移肿瘤中非常罕见，临床上表现为喘鸣、咯血、呼吸困难等症状，常见于乳腺癌、黑色素瘤等。肿瘤侵犯胸壁可以出现胸痛。个别患者在发现肺部转移瘤时没有原发肿瘤的症状，应积极寻找原发肿瘤，特别是胰腺癌、胆管癌等容易漏诊的肿瘤。

淋巴管癌病的患者主要表现为进行性加重的呼吸困难和干咳、发绀，一般无杵状指，肺部体征轻微，常有细湿啰音。

三、影像学检查

　　常规的胸部X线摄影(chest X-ray, CXR)是发现肺部转移瘤的首选方法,胸部CT较CXR的敏感性高,其分辨率是3 mm,而CXR仅能发现7 mm以上的病变,尤其是肺尖、近胸壁和纵隔的病变更容易漏诊。但CT扫描费用较高,特异性较CXR没有增加。如果CXR发现肺部有多发的转移灶,没有必要再进行CT检查,但以下情况应进行CT检查:CXR正常、没有发生其他部位转移的畸胎瘤、骨肉瘤;CXR发现肺内孤立性转移灶或打算进行手术切除的肺部转移瘤。对于高度危险的肿瘤,如骨和软组织肉瘤、睾丸畸胎瘤、绒毛膜癌等,应3 ~ 6个月复查胸部CT,连续随访2年。肺部转移瘤通常表现为多发结节影,由于发生转移的时间不同,结节常大小不等,直径3 ~ 15 mm,或者更大,同样大小的结节,提示是同一时间发生,结节位于肺野外带,尤其是下肺野。小于2 cm的结节常常是圆形的,边界清楚。较大的病灶尤其是转移性腺癌,边缘不规则,有时呈分叶状。4%的转移瘤有空洞,常见于鳞癌,上肺的空洞性病变比下肺多见,但多发性空洞性病变可能是良性病变,如Wegener肉芽肿。出血性转移灶表现为肿瘤周围的晕征,常见于绒毛膜癌,有时也见于血管肿瘤,如血管肉瘤或肾细胞癌。肺部转移瘤的单发结节影少见,占所有单发结节影的2% ~ 10%。容易形成单发结节的肿瘤包括结肠癌、骨肉瘤、肾癌、睾丸癌、乳腺癌、恶性黑色素瘤等。结肠癌尤其是来源直肠乙状结肠的结肠癌,占孤立性肺部转移瘤的1/3。

　　肺淋巴管癌病主要表现为弥漫的网索状、颗粒状或结节状阴影,支气管壁增厚,动脉轮廓模糊,CXR可见Kerley'B线。20% ~ 40%的患者有肺门及纵隔淋巴结肿大,30% ~ 50%的患者有胸腔积液或心包积液。但CXR检查难以发现早期的肺淋巴管癌病,在早期诊断肺淋巴管癌病方面高分辨CT有更大优势。FDG-PET用于鉴别肺部良恶性病变的特异性较CT和CXR高,PET检查能够提供更多的信息。但PET的分辨率不高,直径小于1 cm的病变显像不佳,一些肉芽肿和炎症病变也可能出现假阳性结果。近年来CT与PET联合应用的CT-PET技术已在临床广泛应用,明显提高了恶性肿瘤诊断和鉴别诊断的敏感性和特异性,但目前此项检查的费用较高。

四、组织学检查

　　由于转移瘤主要位于胸膜下,因此经胸针吸活检是组织学检查最常用的方法。其诊断肺部恶性病变的敏感性为86.1%,特异性98.8%,但对肺淋巴管癌病的诊断价值有限。气胸是最常见的并发症,发生率为24.5%,但需要插管的仅6.8%。其他并发症包括出血、空气栓塞、针道转移较少见。气管镜检查可以采用多种手段获取组织标本,如经支气管镜肺活检、气管镜引导下针吸活检、刷检、肺泡灌洗等。对于外周病变,支气管检查的阳性率不到50%,但淋巴管癌病的诊断率较高。电视胸腔镜可以取代开胸肺活检用于肺转移瘤的诊断,并可同时进行手术治疗,并发症少,诊断特异性高。

　　此外,经食管超声引导下的纵隔淋巴结针吸活检、纵隔镜下纵隔淋巴结活检对于诊断肺部转移瘤也有一定的参考价值。

五、治疗

　　手术是肺部转移瘤首选的治疗方法,和不能手术的患者相比,能够手术切除的肺部转移瘤患者的长期生存率明显改善,在满足手术条件的患者中(不论肿瘤类型),预计超过1/3的患者能获得长期生存(>5年)。接受肺转移瘤切除术的患者应满足以下条件:没有肺外转移灶(如果有肺外转移灶,这些转移灶应能够接受手术或其他方法的治疗);患者的机体状态能够耐受手术;转移病灶能够完全切除,并能合理地保护残存的正常肺组织;原发肿瘤能被完全控制或切除。

　　手术方式主要包括胸骨正中切开术、胸廓切开术、横断胸骨双侧胸廓切开术和胸腔镜手术(VATS)。

　　各种手术方式的优劣见表8-2。手术以剔除术为主,病灶切除时使肺膨胀,尽可能保留肺组织,避免肺叶或全肺切除术。

表 8-2 转移瘤切除术比较

手术方式	优点	缺点
胸骨正中切开术	行双侧胸腔探查,疼痛轻	不利于肺门后病灶、左肺下叶病灶的切除。胸骨放疗是胸骨正中切开术的绝对禁忌证
胸席切开术	标准手术方式,暴露好	只能暴露一侧胸腔,疼痛明显;双侧胸腔探查多需分期手术
横断胸骨双侧胸廓切开术	可以行双侧胸腔探查,改进下叶暴露,便于探查纵隔病变及胸腔的情况	切断了乳内动脉,痛苦增加
胸腔镜手术(VATS)	胸膜表面显示清楚,疼痛轻,住院时间短和恢复快,并发症很少	不能触诊肺脏,无法发现从肺表面不能看见的或CT未能查出的病变,可能增加住院费用

　　肺部转移瘤即使在完全切除后仍有一半的患者会复发,中位复发时间是 10 个月,再手术患者的预后明显好于未手术患者,5 年、10 年生存率分别为 44%、29% 及 34%、25%。目前再发肺转移瘤的手术适应证仍无明确的定论,一般认为对于年龄较轻、一般状况较好的患者,如果再发肺转移较为局限,原发肿瘤的恶性程度较低,原发肿瘤已被控制且无其他部位的远处转移,心肺功能能耐受手术的情况下可以考虑再次手术治疗。

　　肺转移瘤患者手术本身的并发症较低,手术死亡率为 0 ~ 4%。能够手术的肺转移瘤患者总的 5 年生存率可以达到 24% ~ 68%,但不同组织类型的肿瘤预后有很大的差异,手术后预后较好的肿瘤为畸胎瘤、绒毛膜癌、睾丸癌,其次是肾癌、大肠癌和子宫癌等,预后较差的是肝癌和恶性黑色素瘤。转移灶切除是否完全对预后也有影响,完全切除患者的 5 年、10 年生存率分别为 36% 和 26%,而不完全切除者则分别为 22% 和 16%。无瘤间期(disease-free interval, DFI)是指原发肿瘤切除至肺转移出现的时间,DFI 越长,预后越好。肿瘤倍增时间(tumor-doubling time,TDT)反映的是转移瘤的发展速率,TDT 也是患者预后的重要预测指标,TDT 越长,预后越好,如果 TDT ≤ 60 天则不应进行手术治疗。

　　除手术以外,对化疗敏感的肿瘤或不能手术的肺部转移瘤仍应进行全身化疗,如霍奇金和非霍奇金淋巴瘤、生殖细胞肿瘤对化疗非常敏感,乳腺癌、前列腺癌和卵巢癌对全身化疗也有较好的反应。软组织肉瘤对化疗不敏感,但联合转移瘤切除术仍能改善患者的预后。除全身化疗外,对于不能手术的患者可以考虑局部栓塞和化疗,由于肿瘤局部药物浓度较高,在减轻化疗引起的全身反应的同时,可以提高治疗局部肿瘤的疗效。

　　放疗对于肺转移瘤患者的长期生存没有益处,对于气道阻塞的患者,放疗可以作为姑息性治疗方法。

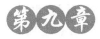

通气调节功能障碍性疾病

第一节 中枢性睡眠呼吸暂停的发病机制和临床表现

一、定义

中枢性睡眠呼吸暂停（CSA）是指鼻气流及呼吸运动均消失 10 秒以上，如鼻气流及呼吸运动明显减少，则称为中枢性睡眠低通气（CSH），CSA 较阻塞性睡眠呼吸暂停（OSA）少见，在睡眠室检查的人群中 CSA 低于 10%，在同一个人中经常可以看到 CSA 和 OSA，正常浅睡（N-REM Ⅰ Ⅱ期）和 REM 睡眠期常能见到持续 5 ～ 15 秒的 CSA。Casskadon 和 Dement 报告 62 岁以上的老年人有 37.5% 可见到 CSA。OSA 患者在气管切开后可见到由 OSA 转为 CSA，说明在解除上气道解剖狭窄后睡眠呼吸暂停仍存在，提示 CSA 与 OSA 有着共同的发病基础，即呼吸调节功能的不稳定性（图 9-1）。

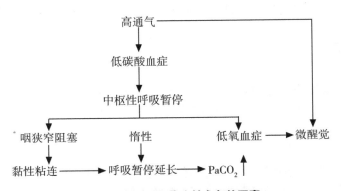

图 9-1 呼吸不稳定性永存的因素

二、中枢性呼吸暂停的后果

中枢性呼吸暂停运动可发生种种后果，并促进呼吸进一步不稳定：①中枢性呼吸暂停直到正常 $PaCO_2$ 增高 4 ～ 6 mmHg，呼吸调节系统的惰性阻止呼吸暂停后呼吸节律的恢复；②中枢性呼吸暂停伴有咽气道的狭窄或阻塞，因此通气的恢复可以打开狭窄或阻塞的气道，克服黏性力和颅面的引力；③并发的低氧血症、高碳酸血症和微醒觉可引起通气过度，随后发生低碳酸血症和进一步的呼吸暂停和低通气。

与上气道狭窄相似，可解释中枢性和阻塞性呼吸暂停（如混合性呼吸暂停）重叠，因此在一些中枢性呼吸暂停患者中，应用经鼻持续气道正压通气（nCPAP）治疗获得成功。中枢性呼吸暂停分为原发性和继发性，伴有高碳酸血症和不伴有高碳酸血症两种，中枢性呼吸暂停开始的作用有：

1. 低碳酸血症

在 N-REM 睡眠期，醒觉驱动的去除到呼吸的恢复，非常重要的是依靠化学刺激特别是 PCO_2 的刺激，如果中枢呼吸暂停引起 $PaCO_2$ 降低到高于呼吸暂停阈值，事实上，在 N-REM 睡眠期，低碳酸血症是大多数非高碳酸血症中枢性呼吸暂停通气运动输出减低的主要原因，低碳酸血症反映高通气，低碳酸血症能由睡眠状态的波动、低氧血症或充血性心力衰竭引起，低碳酸血症也能在实验室由经鼻机械通气引起。

低碳酸血症对通气输出的抑制作用受多种稳定因素调节，在人类睡眠中短暂的高通气很少跟随中枢性呼吸暂停的发生，可能是由于 PCO_2 的减低不足以达到作用于化学受体的水平。低氧血症引起的高通气类似于高通气引起的伴随活动，归因于短期兴奋神经活动的增强。持续的结果逐渐减低了过度呼吸对呼吸停止的刺激。短期呼吸增强引起短暂的低碳酸血症，在保持节律的呼吸方面是非常重要的。中枢性呼吸暂停很少发生在短暂低氧血症终止时，尽管低碳酸血症低于呼吸暂停阈。呼吸短期增强能废除低氧血症的延长。这能解释 20 ~ 25 分钟低氧血症后可发展为周期性呼吸，低氧环境暴露的延长可终止中枢性呼吸暂停的发生。

目前仍不明白，高通气 - 低碳酸血症如何启动呼吸暂停，这可能是睡眠状态的波动或由于继发于睡眠引起的通气 - 血流不匹配，造成短暂的低氧血症，从而导致呼吸暂停开始，呼吸暂停 - 高碳酸血症反复发作，导致和维持呼吸的不稳定性。

总之，在稳定的睡眠期间低碳酸血症和短期呼吸增强之间的平衡决定高通气后呼吸暂停的发生，因此，高通气的持续能决定髓性神经 PC01 降低是否足以引起中枢性呼吸暂停的发展。

2. 上气道反射

中枢性呼吸暂停发生之前，无高通气，咽刺激和在睡眠的狗负压引起咽畸形，可促发中枢性呼吸暂停，这间接证明负压或上气道畸形在人类中枢性呼吸暂停的发展中起作用。例如，中枢性呼吸暂停常发生在仰卧位，能被 nCPAP 逆转。一些学者推测，理论上上气道阻塞或会厌的脱垂可反射废除中枢神经对通气的输出。此反射的存在与人类中枢性睡眠呼吸暂停的病因相关。

三、发病因素

中枢性呼吸暂停的改变受多种生理学或病理学的作用，对中枢性呼吸暂停的调节是影响发展为中枢性呼吸暂停和紊乱的易感性因素。

（一）生理学的影响因素

1. 年龄

文献证明，中枢性睡眠呼吸暂停更常发生于老年人，解释是老年人睡眠状态的不稳定性导致呼吸不稳定性，还不清楚这些影响是否为病理性。换句话说，还不知道在老年人，中枢性睡眠呼吸暂停是否能引起不良后果。

2. 性别

男性更多见，在充血性心力衰竭患者中，男性是发展为中枢性睡眠呼吸暂停的危险因素，解释是女性在 N-REM 睡眠期有更低的低碳酸血症和呼吸暂停阈。换句话说，即女性发展为中枢性睡眠呼吸暂停需要高通气和更低的 $PaCO_2$，这可能是由于男性激素的作用，不像是由于甲羟孕酮的作用。

3. 睡眠状态

睡眠开始时特别容易发展为周期性短暂的呼吸不稳定和中枢性呼吸暂停，这是由于睡眠在醒觉和轻睡间摆动，$PaCO_2$ 水平低于维持呼吸节律的需要。睡眠期的低碳酸血症，即呼吸暂停阈值低可引起中枢性呼吸暂停。呼吸暂停从短暂醒觉和高通气到恢复，一旦睡眠恢复，随后低碳酸血症又可引出呼吸暂停。因此睡眠和呼吸继续摆动直到睡眠稳定，建立一个更高 $PaCO_2$ 点和使 $PaCO_2$ 维持在这个水平之上，这是正常现象，应与能引起临床症状的继发性反复睡眠片断的中枢性睡眠呼吸暂停区别。

中枢性睡眠呼吸暂停很少发生在 REM 睡眠，因 REM 睡眠感觉不到低碳酸血症的发生，但在有神经和肌肉疾病的患者，由于 REM 睡眠引起肋间肌和辅助呼吸肌活力的减低，能出现中枢性睡眠呼吸暂停，在有严重膈肌功能不全的患者，能用潮气量明显降低来解释。中枢性睡眠呼吸暂停可能是呼吸活力减低所致，与高碳酸血症相关，而不是高通气后低碳酸血症的中枢性睡眠呼吸暂停。

（二）病理学的影响因素

多种内科情况有加重发展为中枢性睡眠呼吸暂停的倾向，如充血性心力衰竭、脑血管病和一些内分泌疾患，如甲状腺功能减低或肢端肥大症。

1. 脑血管病与年龄

体重指数相匹配的对照研究显示，脑卒中患者睡眠呼吸暂停更常见，70% 的患者呼吸暂停低通气指数大于 10 次／小时睡眠时间，脑卒中后 40% 睡眠呼吸为中枢性，与半球或脑干受累的患者无区别。由于睡眠呼吸暂停对血压及交感神经活性的影响，在脑卒中后期，睡眠呼吸暂停应予治疗。

2. 充血性心力衰竭

50% 代偿期充血性心力衰竭患者临床有明显的中枢性睡眠呼吸暂停，特征是潮气量规则地逐渐增强 – 逐渐减低的周期性改变，以潮式呼吸最常见，精确的发生机制不完全清楚，充血性心力衰竭患者在白天醒觉时有高通气可能是重要因素，肺水增加和肺顺应性降低也是重要因素。此外，充血性心力衰竭和有中枢性睡眠呼吸暂停的患者在觉醒时对高碳酸血症的化学反应性比无中枢性睡眠呼吸暂停的患者高。

3. 代谢性疾患

有甲状腺功能低减、肾衰竭及肢端肥大症的患者有较高的中枢性和阻塞性睡眠呼吸暂停发生率，这与此类疾病有更高活性化学标记和更高的化学反应有关。

4. 特发性中枢性呼吸暂停

中枢性睡眠呼吸暂停发生在不能确定的基础情况下，这些患者同时存在睡眠的摆动和呼吸不稳定，很多患者最后可能存在中枢性和阻塞性睡眠呼吸暂停，能出现睡眠呼吸暂停低通气综合征的临床表现和不良的健康后果。

四、发病机制和临床表现

中枢性睡眠呼吸暂停与阻塞性睡眠呼吸暂停患者有不同临床表现和发病机制。

（一）睡眠呼吸暂停的临床特点

1. 中枢性

（1）正常体型。

（2）失眠，有嗜睡。

（3）睡眠时有唤醒。

（4）打鼾轻和间歇性。

（5）性功能障碍轻。

（6）抑郁。

2. 阻塞性

（1）通常肥胖。

（2）白天困倦，嗜睡。

（3）很少唤醒。

（4）鼾声大。

（5）性功能障碍。

（6）智力损害。

（7）晨起头痛、夜尿多。

（二）中枢性睡眠呼吸暂停的发病机制

（1）中枢性肺泡低通气综合征（原发、继发）。

（2）呼吸神经肌肉疾病。

（3）呼吸驱动短暂的波动。

（4）睡眠开始时的不稳定性。

（5）继发于高通气引起的低碳酸血症和低氧血症：心肺疾病；心血管疾病；肺充血；中枢神经系统疾患；循环时间延长。

（6）中枢呼吸驱动反射性抑制：食管反流；吸入；上气道塌陷。因此，认识中枢性睡眠呼吸暂停的发病机制和临床表现，对合理治疗这类患者是非常重要的。

第二节 阻塞性睡眠呼吸暂停低通气综合征的发病机制和临床表现

一、定义

阻塞性睡眠呼吸暂停的严重程度是以睡眠呼吸暂停指数（AHI）来判断的。呼吸暂停，定义为气流停止至少 10 秒，根据胸腹式呼吸的存在与否可分为阻塞性或中枢性。芝加哥共识会议提出了低通气的定义，包括 3 个特点之一：气流明显减少大于 50%；气流中度减少小于 50% 并伴有氧去饱和度大于 3%；或气流中度减少小于 50%，伴有脑电图出现微觉醒。传统上，口鼻热敏传感器用以评估气流，但是鼻压力的监测更能检测更小的压力变化。以前，AHI 增加并伴有嗜睡的患者，才被诊断为阻塞性睡眠呼吸暂停综合征。但因为阻塞性睡眠呼吸暂停综合征已经显示为增加心血管疾患的危险因素，许多研究者把无嗜睡但有高 AHI 的患者也归类为这类疾患。因此，关于这类疾病的流行病学情况取决于所使用的定义。

二、发病机制

阻塞性睡眠呼吸暂停的发病机制包括解剖和神经两个因素。即使在清醒时，上气道也可能存在解剖上的狭窄，增大的软组织结构（舌体增大、软腭或侧咽壁的大小）或骨性结构异常（下颌后缩、小下颌）。这样的狭窄在睡眠期间易于使上气道塌陷。

上气道是一个相当复杂的结构，执行不同的生理功能，包括发音、呼吸和吞咽。但人们并没有很好地了解上气道执行这些功能的各种肌肉（超过 24 个）的生物力学关系。上气道能够被再分成 3 个区域：①鼻咽腔（位于鼻甲和硬腭之间的区域）；②口咽腔，它可以再分成腭后（也称腭咽）和舌后区；③下咽部或喉咽部（从舌根部到喉腔）。

使用 CT 或 MR 技术的影像学研究，人们发现了阻塞性睡眠呼吸暂停的发病机制。一般说来，清醒时，睡眠呼吸暂停患者的上气道口径小于正常人，睡眠呼吸暂停患者上气道的形状不同于正常人。在正常人的气道，主要的轴向是水平向两侧；而在呼吸暂停患者，气道两侧直径相对减少，而前后径相对不变。因此，呼吸暂停患者的气道在轴向上更倾向于前后径。呼吸暂停的气道结构逆向影响上气道肌肉的活动，使得在睡眠期间气道易于闭合。

气道的这种侧向狭窄提示，气道的侧面软组织结构在调节气道口径方面可能非常重要。上气道侧面的两个主要结构是侧咽壁和侧咽壁脂肪垫。肥胖和颈围的增加对睡眠呼吸暂停是一个危险因素。体重减低可能引起上气道变的不易塌陷并且改善病态睡眠呼吸。基于这种原因，假设侧壁的咽部脂肪垫可能通过挤压气道导致气道狭窄。但最近的研究证实，在呼吸暂停患者上气道侧壁的狭窄可通过侧咽壁厚度的增加解释，而不是通过侧咽部脂肪垫的压缩所致。影像学研究提示，呼吸暂停患者在最小气道区（软腭后区域）的轴面影像，其气道的面积和宽度都较正常人小；而且，侧咽壁较厚。呼吸暂停患者侧咽壁增厚的基础不清。其他的影像学研究证实，在呼吸暂停患者包绕上气道总的脂肪体积多于正常人，提示颈部脂肪的堆积在阻塞性睡眠呼吸暂停的发病机制中起作用。但是，肥胖通过挤压侧咽壁气道壁对呼吸暂停的产生并不出现。尽管睡眠呼吸暂停患者侧咽壁较大，几项影像学研究已经显示舌体的大小和软腭的面积及长度在这些患者中也较大。上气道这些软组织结构形态增加的发病机制仍不清楚，但可能的病因机制包括由于睡眠期间上气道产生的较大负压所产生的水肿、肥胖和遗传因素。不仅这些软组织结构的大小重要，而且在阻塞性睡眠呼吸暂停的发病机制中，也应重视舌体、软腭和侧咽壁之间的生物力学内在联系。

尽管大多数哺乳动物有刚性的骨骼支持咽腔，但人类上气道的开放主要是通过肌肉活动和软组织结构来维持。人们认为，人类讲话的进化需要大量喉部的活动，形成了没有刚性支持的舌骨和易受攻击的气道。促使咽腔塌陷的因素包括气道内负压（吸气相）和气道外正压（脂肪堆积、小下颌）。相反，咽腔扩张肌的活动和肺容量的增加保持气道开放。因此，扩张力量和塌陷力量（解剖，气道内负压）有一个复杂的内在关系。

上气道不应只考虑静态结构。上气道的大小在呼吸周期中是不同的。在清醒期，呼吸期间上气道的大小的改变，在四个不同的时期不同。在第 1 阶段，在吸气的初始，上气道的面积增加，反映了在吸气开始时上气道扩张肌的活动。在第 2 阶段，在整个吸气的其他阶段，上气道的面积保持相对恒定。所以，负的腔内压（使气道塌陷的力量）和气道扩张肌（使气道扩张的力量）之间出现平衡。第 3 阶段，呼气开始。此时气道扩张肌活动减少，气道增宽。可能是因为在呼吸开始时，腔内呈正压。第 4 阶段，呼气末气道面积迅速减少。腔内正压（在呼气的开始，或 3 阶段）或气道扩张肌的活动（在吸气期间，或第 1 和 2 阶段）均不能保持气道开放。因此，在呼气末，气道尤其易于塌陷。据报道，睡眠呼吸暂停患者的气道闭合出现在呼气相。清醒时，气道扩张肌的活动保护气道，防止塌陷。睡眠呼吸暂停患者在清醒期，通过这些肌肉活动增加来补偿气道的解剖缺陷。这种补偿在睡眠期间丧失。在非快眼动睡眠，吸气相气道扩张肌的张力性和周期性活动减少。这种减少很可能仅次于相关运动神经元活动的减少，导致睡眠期间中枢脑干通路的刺激减少。这种刺激的输入是通过来自于脊细胞分泌的 5-羟色胺做中介的。睡眠期间，这些细胞分泌减少，它在减少上气道扩张肌活动上是至关重要的。气道解剖缺陷补偿的丧失，周围反射的改变也起了一定的作用。在清醒期间，气道内负压通过反射性机械受体反馈环，激活了上气道扩张肌。在非快眼动睡眠，这个反射显著减少，并且的确丧失，归因于睡眠呼吸暂停患者气道扩张肌活动的减少。在快眼动睡眠，气道扩张肌活动的这些改变甚至更明确，尤其是和周期性快眼动睡眠事件相关的气道扩张肌的活动能够完全被抑制。因此，睡眠呼吸暂停患者，这些问题在快眼动睡眠期更突出。

总之，睡眠期间气道扩张肌活动的减少，导致正常人和睡眠呼吸暂停患者气道减小。气道的减小是由于前后以及侧面面积的减少，后者的减少更大。睡眠和包绕在气道侧壁厚度的增加有关，提示侧咽壁在呼吸暂停期间气道闭合的发生起了一定的作用。睡眠期间，呼吸时气道形状的动力学改变不同于清醒时。尤其是，在吸气相维持气道形状相对不变的神经力学机制可能在睡眠期间丧失，导致呼吸周期的吸气相气道变窄。因此，睡眠期间气道的狭窄可能出现在呼吸周期的吸气相和呼气相的后半部分。

三、流行病学和危险因素

睡眠呼吸暂停是一个相当常见的疾病。最大的、最使人信服的是在威斯康星州进行的威斯康星睡眠序列研究。该研究发现 9% 的中年男性和 4% 的中年女性，呼吸紊乱指数（RDI）超过 15 次 / 小时。如果夜间和白天症状包括在睡眠呼吸暂停的定义之内，那么，4% 的中年男性和 2% 的中年女性符合睡眠呼吸暂停综合征。因此，阻塞性睡眠呼吸暂停是常见的临床疾病。

流行病学研究显示，男性是女性的 2 倍。但早期的临床报告提示，男性阻塞性睡眠呼吸暂停的发病率为女性的 8 ~ 9 倍。流行病学研究和临床报告之间显著的性别差异可能是两个因素：①一旦这种疾患被认为男性疾病，医师们可能很少考虑妇女罹患，因此，很少让女性到睡眠疾病中心检查；②男性和女性症状似乎不同，女性可能很少主诉嗜睡，而更多主诉为非特异性疲劳。

阻塞性睡眠呼吸暂停的危险因素：

（1）性别（男女之比为 2：1）。

（2）肥胖（大于 120% 的理想体重）。

（3）颈部大小（颈围）男性 17 英寸（注：1 英寸 =0.025 4 m），女性 15 英寸。

（4）扁桃腺肥大。

（5）鼻中隔偏曲。

（6）下颌后缩，小下颌。

（7）特殊遗传疾病（如 Treacher Collins 综合征，Down 综合征，Apert 综合征，achondroplasia）。

（8）遗传体质（仍然不能解释）。

（9）内分泌疾病（如甲状腺功能减退，肢端肥大症）。

（10）酒精、镇静剂、催眠剂。

成年人其主要危险因素是肥胖。在威斯康星的序列研究中，睡眠呼吸暂停的流行和体重指数的增加相关，呈 3 倍增加。颈部的脂肪起了很大的作用。在人群研究中，颈围（collar size）是阻塞性睡眠呼吸暂停存在的最好指标。大约 30% 的打鼾男性，其颈围大于 17 英寸，有阻塞性睡眠呼吸暂停。因为颈部的关系，颈围的测量将是物理检查的一部分。妇女的颈围调查的很少。但超过 15 英寸时，睡眠呼吸暂停的危险性增加。

肥胖并不是阻塞性睡眠呼吸暂停的唯一危险因素，上气道解剖异常也起了作用，包括软组织异常，如扁桃腺和腺样体肥大。在儿童，它是睡眠呼吸暂停的主要危险因素，尽管正式的流行病学研究在这个年龄段没有进行过。鼻部异常，如鼻中隔偏曲，也增加了睡眠呼吸暂停的危险。结构性骨异常，如小下颌、下颌后缩，也是已知的危险因素。遗传因素也包括在阻塞性睡眠呼吸暂停的危险因素中。特殊的遗传疾病也和睡眠呼吸暂停有关系。包括遗传性颌面疾病，如 Treacher Collins 综合征、Down 综合征、Apert 综合征、achondroplasia。在这些疾病中，上气道存在解剖异常。在这些疾病中，阻塞性睡眠呼吸暂停综合征是常见的并且非常严重。

即使没有特殊的遗传缺陷，遗传因素也起了重要的作用。举例说，睡眠呼吸暂停患者的亲属发生睡眠呼吸暂停的危险大约 2 倍于正常人。危险性的增加不能简单地用肥胖解释。的确，有睡眠呼吸暂停的非肥胖患者的亲属其危险性也增加。但在这些亲属中，存在潜在的结构差异：亲属往往有长、大的软腭和更后缩的下颌和下颚骨。在其他的疾病中，似乎有很多特异性基因，个体的或结合的，可能增加睡眠呼吸暂停的因素。

内分泌疾病也伴随有睡眠呼吸暂停。甲状腺功能减退中，阻塞性及中枢性睡眠呼吸暂停明显增加。甲状腺功能减退的巨舌使睡眠呼吸暂停的发病率增加。以前进行过甲状腺手术的患者，其睡眠呼吸暂停的发病率增加，假定是因为损害了控制上气道的肌肉器官。在肢端肥大症患者，睡眠呼吸暂停也常见并且很严重，可能是因为巨舌伴随有其他上气道结构的改变。

酒精，减少上气道肌肉张力；镇静剂或催眠药，减少微觉醒机制，均会加重阻塞性睡眠呼吸暂停。当对阻塞性睡眠呼吸暂停的患者进行检查时，需要考虑每一个危险因素。重要的是要清楚，一个具体的患者为什么产生睡眠呼吸暂停。尽管对每位患者不需要通过纤维镜技术常规检查上气道和用甲状腺功能检查筛查甲状腺功能减退，但物理检查应进行，尤其是当睡眠呼吸暂停的原因不清楚时。

四、临床表现

阻塞性睡眠呼吸暂停的诊断并不困难。其症状典型，而且主要的危险因素相对明显。有睡眠呼吸暂停的患者有白天和夜间的症状。

阻塞性睡眠呼吸暂停：

（1）大声、习惯性打鼾。

（2）目击的呼吸暂停。

（3）夜间唤醒。

（4）睡眠期间的窒息发作。

（5）夜尿。

（6）不能恢复精力的睡眠、晨起头痛。

（7）过度白天嗜睡。

（8）交通或与工作相关的事故。

（9）易激惹、记忆力差、性格改变。

（10）性欲减退。

通过仔细的睡眠病史的询问能够搞清楚。通常有睡眠呼吸暂停的患者，报告入睡并无困难，尽管有人主诉有失眠。常常有频繁的夜间唤醒和睡眠片断。偶尔，有醒来喷鼻息或窒息，但更经常的是由于排尿而醒来。夜间多尿，部分是阻塞性睡眠呼吸暂停而引起。夜尿很可能和出现在阻塞性睡眠呼吸暂停事件期间的胸膜腔负压增大有关。这些事件牵拉右心房壁并因此增加心房钠尿肽（又称心钠素）的产生。的确，有睡眠呼吸暂停的患者可能由于夜尿而找泌尿科医师。

　　配偶可提供更多的关于出现在睡眠期间的事件信息。为评估有睡眠呼吸暂停的所有患者，对配偶询问患者的病史是重要的一个部分。配偶诉患者有打鼾，鼾声常常已经持续很多年。阻塞性睡眠呼吸暂停的鼾声很大（在相邻的房间也能听到），并且是习惯性的（每夜出现）。声音如此之大以致配偶常常去另一房间睡觉。也有目击到的睡眠呼吸暂停和大的喷鼻息或窒息，出现在呼吸暂停的末端。偶尔，在中止呼吸暂停事件的微觉醒期间，配偶可能目击到患者手臂使劲地胡乱挥动，或其他大的运动。

　　反复出现的呼吸暂停事件，睡眠呼吸暂停患者有严重的睡眠片断，导致慢波睡眠（3 期和 4 期或 delta 睡眠）和 REM 睡眠同年龄匹配组相比较很少。因此，有睡眠呼吸暂停的患者在早晨醒来时并不觉得精力恢复。晨起头痛相对不常见。晨起头痛提示有高碳酸血症，并且是肥胖 - 低通气综合征的一个临床特点。

　　睡眠呼吸暂停患者常常报告在早晨出发时困难。睡眠呼吸暂停患者有白天嗜睡。轻度睡眠呼吸暂停的患者一般感觉在白天疲倦和昏昏欲睡，白天并不睡觉。但在晚上只要坐下来看报纸或看电视，很快入睡。严重睡眠呼吸暂停的患者，在很多情况下都能不合时宜地很快入睡（如面对面谈话、打电话或吃饭时）。因此，他们的睡眠是不能控制的。有睡眠呼吸暂停的患者驾车尤其是个问题，重要的是仔细询问患者是否在驾车或遇红绿灯时入睡。睡眠呼吸暂停患者经常报告在驾车时感觉昏昏欲睡并且必须靠边小睡一会儿，经常在驾车时入睡并且离开马路或出事故。有睡眠呼吸暂停患者的共同特点是在等红绿灯时入睡。一般说来，这些人的嗜睡和睡眠呼吸暂停的严重程度直接相关。一个标准的评分系统（Epworth sleepiness scale）是临床评价嗜睡自我分级的一项有用工具，见表 9-1。

表 9-1　ESS 评分

选择最适用于每种情况的数字：0= 从不打盹；1= 轻微打盹；2= 中度打盹；3= 高度打盹	
情况	评分
坐着或阅读时	
看电视时	
在一个没有吸引力的公共场合（如戏院或会议）	
在车里作为乘客，1 小时没有休息	
在下午躺下休息，当周围情况允许时	
坐着并同某人谈话	
在午饭后安静地坐着，没有喝酒	
在汽车里，若堵车停止几分	

　　一般认为，如超过 10 分则为异常。有睡眠呼吸暂停的患者的 ESS 评分较高，而在治疗后减低。据报道，ESS 评分和通过多次小睡潜伏时间试验测量的病理性嗜睡的程度密切相关。睡眠呼吸暂停患者也有其他的损害，在注意力、记忆力和其他方面都有问题。这些困难常常妨碍他们执行工作。也有报道，这类患者存在社交受限，因为害怕困倦和入睡。睡眠呼吸暂停患者可能易激惹，他们的配偶可能诉患者有性格改变。性功能障碍也常见（例如，即使勃起功能正常，但性欲减少），睡眠呼吸暂停患者也存在夜间心悸或心律失常。阻塞性睡眠呼吸暂停的主要临床特点也反映了其危险因素：肥胖（尤其是上身）、颈围增加（男性大于 17 英寸，女性大于 16 英寸，在环甲膜水平）。狭窄的口咽部（扁桃体增生，软腭、腭垂和舌体肥大，以及侧壁扁桃体周围狭窄）；下颌后缩；小下颌。在严重病例，可出现高血压、心律失常、肺动脉高压、水肿和红细胞增多。有些严重的睡眠呼吸暂停患者可发展为肺动脉高压和右心衰竭。这些患者大多数有肥胖 - 低通气综合征。轻度的睡眠呼吸暂停患者不会出现持续的肺动脉高压。

五、诊　断

阻塞性睡眠呼吸暂停的诊断需要通过多导睡眠图。当患者在睡眠时，记录各种信号，包括脑电、眼动、肌电、呼吸气流、呼吸努力、动脉氧饱和度、鼾声、心电图、下肢肌电。根据此记录，评测呼吸暂停、低通气和鼾声相关的微觉醒等。呼吸紊乱指数是指每小时呼吸暂停加上低通气的数目。一个典型的诊断性多导睡眠研究需要整夜的睡眠记录。发现有睡眠呼吸暂停的患者需要第二夜睡眠研究。在第二夜，决定消除睡眠呼吸暂停事件的 CPAP 的水平。人们已经做出努力，试图把诊断和治疗在一夜完成，即所谓的分夜研究。分夜多导睡眠研究的科学根据，是在一夜的前半部分 RDI 水平高度提示整夜 RDI 的水平；除此之外，分夜研究比两夜研究更节省费用。分夜研究在大约 78% 的患者是有效的。但在某些病例，在选择最佳 CPAP 压力时有困难，需要另一夜来完成研究。

美国睡眠医学学会对成人阻塞性睡眠呼吸暂停低通气综合征推荐了下列诊断标准。

（一）诊断标准

1. 无其他原因解释的过度嗜睡

具有下面 2 项或以上，且不能被其他原因解释：

（1）在睡眠中窒息或憋气。

（2）睡眠中反复唤醒。

（3）不能恢复精力的睡眠。

（4）日间疲劳。

（5）注意力受损。

整夜监测证实在睡眠期间每小时有 5 次或更多的阻塞性呼吸事件。这些事件可能包括阻塞性呼吸暂停、低通气或与呼吸努力相关的微觉醒（respiratory effort related arousals，RERA）。

2. 阻塞性呼吸暂停 – 低通气事件

阻塞性呼吸暂停 – 低通气事件的特点是呼吸短暂的减少或完全停止。同基线相比，睡眠期间有效测量的呼吸幅度明显减少大于 50%。或在睡眠期间有效测量的呼吸幅度明显减少，不能满足上述标准，但氧减饱和度大于 3% 或有微觉醒，事件持续 10 秒或更长。

3. 呼吸努力相关的微觉醒事件

其特点是呼吸努力增加导致睡眠中微觉醒，但不能满足呼吸暂停或低通气事件，定义为呼吸努力相关微觉醒事件。该事件满足以下 2 个标准：

（1）逐渐变负的食管压形式，被突然的压力改变终止（如 1 个较小的负压水平和 1 次觉醒）。

（2）事件持续 10 秒或更长。

（二）严重程度标准

OSAHS 的严重程度包括两个方面，即白天嗜睡的严重程度和夜间监测的严重程度。

1. 嗜睡

（1）轻度：在需要一点注意力的活动中，出现不想要的嗜睡或不自主睡眠事件，如看电视、读书或乘车旅行。症状仅产生轻微的社会或职业功能损害。

（2）中度：在需要一些注意力的活动中，出现不想要的嗜睡或不自主睡眠事件，如音乐会、会议或演出。症状产生中度的社会或职业功能损害。

（3）重度：在需要注意力集中的活动中，出现不想要的嗜睡或不自主睡眠事件，如吃饭、说话、行走或驾车。症状产生显著的社会或职业功能损害。

2. 睡眠相关阻塞性呼吸事件

（1）轻度：5 ~ 15 次 / 小时。

（2）中度：15 ~ 30 次 / 小时。

（3）重度：>30 次 / 小时。

（三）相关特点

（1）打鼾。

（2）肥胖。

（3）高血压。

（4）肺动脉高压。

（5）睡眠片断。

（6）睡眠相关心律失常。

（7）夜间心绞痛。

（8）胃肠反流。

（9）生活质量受损。

（10）失眠。

（四）易患因素

（1）肥胖，尤其上身肥胖。

（2）男性。

（3）颌面部异常，包括颌面发育不全。

（4）咽腔软组织或淋巴组织增加，包括扁桃体肥大。

（5）鼻阻塞。

（6）内分泌异常，包括甲状腺功能减低、肢端肥大症。

（7）家族史。

（五）相关多导睡眠图特点

典型的呼吸暂停和低通气持续 10 ~ 50 秒，但低通气在快速眼动睡眠中可持续几分钟，大多数出现于患者仰卧位时。呼吸暂停和低通气常常导致氧去饱和度（通常在阻塞性呼吸终止的 30 秒内达到最低水平）和睡眠片断（在事件结束的 3 秒内出现脑电图觉醒）。氧饱和度监测通常显示反复的氧减事件和恢复正常呈"锯齿状"。睡眠监测常常证实 I 期睡眠增加，3/4 期睡眠和 REM 睡眠减少，反复出现觉醒。

（六）鉴别诊断

OSAHS 应同下列疾病鉴别：

（1）单纯鼾症：它几乎没有呼吸气流阻塞发作，没有睡眠破裂或日间功能受损。

（2）慢性低通气综合征：OSAHS 可能在某些患者中存在有清醒时的 $PaCO_2$ 升高，但是有别于慢性低通气综合征，在持续正压通气解除了上气道阻塞后 $PaCO_2$ 可以恢复到正常水平。

（3）中枢性呼吸暂停和潮式呼吸：OSAHS 有持续的呼吸努力存在，而中枢性呼吸暂停和潮式呼吸没有。

如果 OSAHS 患者伴有嗜睡，注意同引起嗜睡的其他疾病，如发作性睡病、不足睡眠、周期性腿动、非呼吸性觉醒紊乱或使用酒精或药物等进行鉴别。

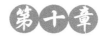

其他肺部疾病

第一节　吸入毒性气体时的肺部并发症

一、定义

毒性气体主要通过呼吸道侵入人体，对呼吸道有明显的损伤。

二、病因

对呼吸道有损伤作用的毒性气体种类繁多，常见如酸类（硝酸、盐酸等）、氯及其化合物（四氯化硅、三氯化锑、三氯化砷等、光气、氯）、氟化氮、氟代烃光化合物（八氧异丁烯、氟光气、聚四氟乙烯裂解物等）、氮氧化物、二氧化硫、卤烃类（溴甲烷等）、酯类（硫酸二甲酯、醋酸甲酯等）、醛类（甲醛、乙醛等）以及羰基镍等，皆可蒸发，升华及挥发后产生蒸气、烟雾等刺激呼吸道。其中分为高水溶性病，如氨气、二氧化硫等，和低水溶性毒性气体，如氮氧化物、光气、硫酸、二甲酯、羰基镍等。

三、诊断

中水溶性毒性气体能在眼和上呼吸道潮湿的组织表面快速溶解，产生速发而强烈的刺激症状。临床主要表现为刺激症状，一般症状较轻，病程亦较短，但如大量吸入，则会导致中毒性肺水肿而常无潜伏期。低水溶性毒性气体因溶解度小，对上呼吸道刺激性较弱，因而有一定的潜伏期，吸入量较多，且易进入呼吸道深部而中毒表现较重。根据吸入及接触毒性气体病史，呼吸道症状及肺部体征，结合 X 线胸片，除外其他原因引起的支气管炎、肺炎、肺水肿后即可诊断。

（一）病史

有吸入及接触毒性气体病史。吸入高水溶性毒性气体一般病史较短，而且较易明确；吸入低水溶性毒性气体则病史较长，病因有时隐匿。

（二）临床表现

常见肺部并发症有以下几类。

（1）中毒性上呼吸道炎症、气管与支气管炎：多由吸入高水溶性毒性气体引起，可表现为鼻炎、咽炎、声门水肿、支气管炎、阻塞性细支气管炎等而有相应症状。长期反复吸入低浓度毒性气体可致慢性支气管炎、哮喘等。

（2）中毒性肺炎：为毒性气体进入呼吸道深部，引起肺实质炎症，症状较一般肺炎严重。除上呼吸道刺激症状外，主要表现为胸闷、胸痛、剧烈咳嗽、咳痰、痰中带血等。

（3）中毒性肺水肿：为最严重肺部并发症，往往发生于短期内吸入大量毒性气体时，最常见气体为光气、氮氧化物、硫酸二甲酯、有机氟热解及裂解产物等。病情凶险，大多发病较快。各种有害气体所致肺水肿临床表现大致相似。肺水肿前期可有渐进性胸部紧束感、胸闷、气促、呼吸速率增快等。典型临床表现可分为四期：①刺激期：吸入毒性气体后立即发生呛咳、气急、胸闷及恶心、头痛等。可有咽部和眼结膜充血,肺部可闻少量哮鸣音。②诱导期:脱离接触后,上述症状可于 1 ~ 2 h 内自行缓解,稳定 2 ~ 48 h。此为诱导期,此期越短病情越危重。③肺水肿期:经一段时期缓解,逐渐或突然出现呼吸急促、频繁咳嗽、咳大量泡沫痰等典型肺水肿表现。④恢复期:肺水肿期经积极抢救可于 2 ~ 6 d 进入恢复期,症状逐渐减轻,多无后遗症。

（4）肺间质纤维化:长期吸入毒性气体可致肺间质纤维化,表现为进行性呼吸困难、低氧血症、肺部爆裂音等相应表现。

（5）往往可并发肺部感染。

（三）实验室及辅助检查

（1）中毒性肺炎时血白细胞总数及中性粒细胞比例均可升高,2 ~ 3 d 可恢复正常;如持续升高,提示有继发感染可能。

（2）X 线表现:①轻度中毒:肺纹理增多、增粗,下肺野较明显,上肺野较清晰,多为支气管炎或支气管周围炎表现。②中度中毒:肺纹理增多、增粗,双下肺中带有沿肺纹理分布规则的斑片或不规则片状模糊阴影;或双肺野纹理模糊,有广泛网状阴影或散在细颗粒状阴影,肺野透亮度降低;也可显示单个或多个局限性密度增高阴影,多为支气管肺炎、间质性肺水肿或局限性肺泡性肺水肿表现。③重度中毒:肺内大片均匀密度增高阴影;或呈小及密度不一、边缘模糊的片状阴影,广泛分布于两肺野,少数呈蝴蝶状,多为肺炎或肺泡性肺水肿表现。

四、鉴别诊断

应与能引起支气管炎、肺炎、肺水肿及肺纤维化的其他疾病相鉴别,如感染性疾病、心功能不全等。病史及相应辅助检查如病原学、心脏超声等可资鉴别。

五、治疗

（1）应立即脱离毒气现场。在潜伏期密切观察病情,一般观察不少于 72 h。

（2）及早吸氧以加速残余毒气排出,纠正缺氧。限制液体入量,谨防诱发肺水肿。

（3）及早使用糖皮质激素,以增强机体应激性、减少肺泡毛细血管通透性,防治肺水肿。可用地塞米松 30 ~ 40 mg/d;也可用氢化可的松 200 ~ 300 mg/ 次静脉滴注,一般应用 3 d 左右。

（4）必要时可使用支气管解痉剂及应用抗生素。

（5）中毒性上呼吸道炎症、气管与支气管炎治疗原则同一般呼吸道炎症。对酸性气体中毒可以 2% ~ 4% 碳酸氢钠溶液 3 ~ 5 mL 雾化吸入,3 次 /d。如咳嗽频繁,有气急胸闷等明显刺激症状,可用 0.5% 肾上腺素 1 mL + 地塞米松 5 mg 雾化吸入。

（6）中毒性肺炎治疗除上述治疗外,同非中毒性呼吸道炎症,但应严密观察,以防止进展至中毒性肺水肿。

（7）中毒性肺水肿的处理。①纠正缺氧:及早给氧,如为肺泡性肺水肿,有大量白色或粉红色泡沫状痰,可使用抗泡沫剂（如二甲基油消泡气雾剂、10% 硅酮、酒精等）。②维持呼吸道通畅:及时清除呼吸道分泌物。必要时气管切开。③糖皮质激素:应早期、足量和短程使用。④亚冬眠疗法:有抗过敏作用,可改善微循环、降低细胞膜通透性、降低机体代谢与氧耗等,适用于烦躁不安及高热患者。氯丙嗪 25 mg + 异丙嗪（非那根）25 mg 静脉注射,每 4 ~ 6 h 1 次。当体温降至 38 ℃或收缩压低于 12.0 kPa（90 mmHg）时停用。⑤利尿剂:呋塞米（速尿）20 ~ 40 mg 静脉注射。血容量不足时不宜应用,应视病情予输血浆补足血容量。⑥血管扩张剂:可解除血管痉挛,降低肺动脉压力,有利于肺水肿的消退。经上述治疗无效时,可试用酚妥拉明 10 mg + 10% 葡萄糖溶液 100 mL 静脉滴注,10 ~ 20 滴 /min,同时监测血压随时调整滴速,使收缩压不低于 12.0 kPa（90 mmHg）。亦可应用硝普钠、异山梨酯、山莨菪碱等。⑦强心剂:毛花苷 C0.2 ~ 0.4 mg + 50% 葡萄糖溶液 40 mL,缓慢静脉推注。有明显缺氧时,洋地黄制剂用量应减少。禁用吗啡。⑧加强抗感染治疗,应用广谱抗生素。⑨对症治疗:如抗休克、治疗呼吸衰竭并发症等。

（8）肺间质纤维化治疗同一般肺间质纤维化治疗，恢复很缓慢，多不可逆。

六、临床路径

（1）立即中断毒性气体接触是关键。

（2）应先抢救患者，再去寻找病因。

（3）潜伏期应密切观察不少于 72 h，防止发生中毒性肺水肿。

（4）注意限制液体入量，谨防诱发肺水肿。

（5）胸部 X 线检查可大致评估病情。

（6）应早期、足量和短程应用糖皮质激素。

（7）必要时应用抗生素治疗。

第二节 特发性肺含铁血黄素沉着症

特发性肺含铁血黄素沉着症（IPH）是一种少见病，于 1864 年首先由 Virchow 报道，1931 年 Ceelan 详述了本病的临床表现和特点，故又称 Ceelan 病。本病的特点为肺泡毛细血管反复出血，渗出的血液溶血后，其珠蛋白部分被吸收，含铁血黄素则沉积于肺组织。临床表现为反复咯血、咳嗽、呼吸困难、发绀和继发性缺铁性贫血。晚期常合并弥漫性肺间质纤维化。多数患者预后不佳，少数可自行缓解。

IPH 的病因和发病机制尚未阐明，曾提出以下几种学说：①多数学者认为与免疫紊乱有关。Steiner 提出原因不明的抗原刺激产生抗体，抗原抗体反应作用于肺泡壁，使肺泡上皮损伤，肺毛细血管通透性增加而反复出血。但肺组织活检光镜下并未见免疫球蛋白或补体沉积于肺小血管。有人报道部分患者血清 IgG、IgA 及 IgM 增高，以 IgA 增高为著（约 50% 患者 IgA 增高），或伴有自体免疫性溶血性贫血。肺组织嗜酸性粒细胞增多，肥大细胞聚集，网状内皮系统浆细胞增多。大部分病例用糖皮质激素、免疫抑制药和血浆置换治疗有效。这些均提示 IPH 发病与免疫相关。②肺泡毛细血管和上皮细胞结构和功能异常，与发育不良有关。血管壁弹力纤维中酸性黏多糖结构失常，使血管壁弹性降低进而扩张出血。③对牛奶或麸质过敏。Heiner 报道 7 例牛奶过敏小儿，其中 4 例患 IPH，停用牛奶后症状消失。成人对麦麸（谷蛋白黏胶质）过敏者，可发生粥样泻及反复肺泡出血，从食物中除去麸质可好转。目前对明确由牛奶过敏致病者，特称为 Heiner 综合征。④接触有机磷杀虫药、烟尘吸入、水源污染等不良环境因素及药物也与发病有关。国内外的报道均表明部分 IPH 患儿有反复有机磷农药接触史。有学者报道 38 例 IPH，30 例来自农村，20 例曾不同程度接触有机磷农药，发病高峰为 3、4、8 月份春耕秋种喷洒农药时。⑤遗传因素。有报道一家中数人发病或双胞胎发病，但至今未发现致病基因。

病理学显示肺重量和体积增加，表面呈紫褐色，散在出血斑和深棕色含铁血黄素沉着区。切面硬，棕褐色，即所谓"褐色硬化"表现。肺内含铁量为正常肺的 5 ~ 2 000 倍。早期的肺组织学改变为肺泡和细支气管内出血，肺泡上皮细胞肿胀、退化、脱落和增生，肺泡腔和间质可见吞噬含铁血黄素或红细胞的巨噬细胞。肺毛细血管扩张、扭曲、增生，基膜增厚。肺泡壁弹力纤维变性。肺小动脉内膜纤维化、玻璃样变，弹性纤维变性，管壁含铁血黄素沉积。电镜下可见广泛肺泡毛细血管损害，基膜失去正常结构，并有蛋白质沉着。伴随出血反复发作，出现不同程度的肺间质纤维化，动脉肌层增厚。间质中含铁血黄素沉积是胶原增生和肺纤维化的基础。晚期可发展为严重肺纤维化、肺动脉高压和肺源性心脏病（肺心病）。

本病常于 16 岁以下儿童期发病，1 ~ 7 岁最多见，男女儿童发病率相似。成人约占 20%，多在 30 岁以下发病。男性多于女性。儿童期起病常呈急性，成年人则相对隐匿。急性出血期的临床表现为咳嗽、呼吸困难、咯血（少量咯血居多）、心悸、乏力、发热、呼吸增快、面色苍白、发绀、黄疸等。幼儿咯血常不显著，而以苍白、贫血为主。有学者报道 245 例 IPH 患儿，12 例以腹痛、苍白为主诉，无呼吸道症状和体征，值得注意。个别病例可有黑粪。出血期听诊肺部可闻及干、湿啰音，呼吸音减低，或无明显阳性体征。少数病例可见皮肤、巩膜黄染。出血反复发作。在慢性间歇期患者常有咳嗽、气短（活动后尤甚）、少量咯血、倦怠乏力及慢性贫血，可见肝、脾大及杵状指（趾）。继发感染时可出现高热、咳脓痰等。后期常合并广泛肺间质纤维化，肺部听诊可闻及吸气末高调、细小、浅表、密集的湿啰音（爆裂音，Velcro 啰音）。呼吸衰竭、肺心病、心力衰竭或心律失常将可能接踵而至。

实验室检查显示缺铁性（低色素小细胞）贫血，网织红细胞显著增高，白细胞总数常增高，可有嗜酸性粒细胞增多，血沉增快。骨髓红细胞系增生活跃，血清铁和转铁蛋白饱和度降低，总铁结合力升高。尽管全身铁储备正常，缺铁持续存在，这是因巨噬细胞中的含铁血黄素不能用于生产血红蛋白。由于血红蛋白在肺内破坏，血清胆红素多升高。血 IgA 及乳酸脱氢酶可升高，少数 IgG 升高。直接 Coomb 试验、冷凝集试验及嗜异性凝集试验可呈阳性。胃液、痰或 BAL 液中可查见含铁血黄素巨噬细胞，阳性率均可达 90% 左右，BAL 液阳性率可达 100%。动脉血气早期多无改变，肺泡大量出血或广泛肺纤维化时，PaO_2 降低，$PaCO_2$ 正常或降低，呈 I 型呼吸衰竭。后期并发蜂窝肺、肺心病时，除 PaO_2 降低外 $PaCO_2$ 升高，呈现进行性 II 型呼吸衰竭。肺功能检查可显示限制性通气功能障碍，肺总量、残气容积及肺顺应性降低；一氧化碳弥散量增高，这是因肺实质内游离血红蛋白摄取一氧化碳之故。出现肺纤维化后一氧化碳弥散量可降低。

IPH 的影像学改变可分为以下四型：①片影型，胸片示肺门周围及双中下肺野磨玻璃影或絮片影，肺尖及肋膈角多不受累，部分伴粟粒结节影。CT 检查更易早期发现。部分实变影内可见支气管充气征。少数为单侧影。1～2 周后阴影可吸收。此型多见于出血期。②隐匿型，胸片表现为肺纹理增粗，边缘毛糙，其间有少许细网影。CT 片示双肺轻度纤维增生样改变。此型相当于临床出血吸收期或轻症少量出血。③网状结节型，胸片示双肺局限性或弥漫性网状及小结节状影，肺门周围较明显。CT 片示弥漫分布的小结节。此型相当于反复出血后缓解期，肺内形成特征性的含铁血黄素结节。④混合纤维化型，双肺纹理杂乱，可伴肺气肿、肺动脉膨隆、心影增大等改变。CT 片可见小叶间隔弥漫性增厚，呈细网状及磨玻璃样影。此型相当于后期肺纤维化，部分属不可逆性改变。

肺活检有一定危险性，非必要操作。组织学检查可见毛细血管扩张和扭曲，II 型肺泡上皮细胞增生，红细胞和吞铁血黄素巨噬细胞充满肺泡腔，肺间质亦有含铁血黄素沉积。

IPH 的诊断宜采用排除法。首先应区别继发性肺含铁血黄素沉着症，如二尖瓣狭窄等心脏疾病引起的肺瘀血及渗血，血液病引起的肺出血等。本病无肾和其他肺外器官受累，血清和组织相关抗体（包括 ANCA、免疫复合物、抗 GBM 抗体）均阴性，借此可与系统性血管炎、结缔组织病和 Goodpasture 综合征鉴别。胸片呈弥漫性小结节影者须与粟粒性肺结核区别。后者小结节影位于上、中肺野并可有钙化，患者有明显结核中毒症状，一般不咯血，也无明显贫血，抗结核治疗有效，这些均与本病有区别。

本病病程不一，以数年内反复发生肺泡出血为特征。约 25% 可自行缓解，但多数儿童患者病情凶险，1/3～1/2 在 3 年内死亡。成人患者预后相对较好。

本病尚无特效疗法。急性大咯血时，应给予镇咳、止血药物（垂体后叶素、酚磺乙胺等），必要时输血。糖皮质激素不仅可控制急性症状，小剂量维持治疗也可减少复发，是治疗本病的主药。其作用机制可能与增加膜稳定性、减少毛细血管渗出及抑制免疫反应有关。可口服泼尼松 1～2 mg/（kg·d），或琥珀酸氢化可的松 4～5 mg/（kg·d）静脉滴注。症状缓解 2～3 周后逐渐减至维持量。多数学者推荐维持用药 1～2 年。也有人建议用药 3～6 个月，如症状反复，继续用药仍然有效，对重症可先用甲泼尼龙冲击治疗。近年国内外采用糖皮质激素吸入疗法，以代替或减低口服药量，从而降低糖皮质激素的不良反应，收到较好效果。可吸入布地奈德和（或）丙酸氟替卡松。但吸入药物能否达到肺泡并作用于毛细血管，尚待进一步研究。对糖皮质激素反应不佳者，可联合应用免疫抑制药硫唑嘌呤，剂量为口服 2.5 mg/（kg·d），6 周后减为 1.25 mg/（kg·d）。成人一般用量为 50～100 mg。疗程因人而异。如不良反应不明显，可连服 1 年以上。糖皮质激素也可与环磷酰胺联用。有个别报道糖皮质激素无效时并用人血丙种球蛋白，效果显著。血浆置换适用于对其他治疗反应差的患者，可消除免疫复合物所致组织损伤，使临床症状改善。对慢性病例和胸片持续异常者，可给予铁螯合剂去铁胺，以去除肺内过多的铁沉积，阻止肺纤维化的发展。用量为 25 mg/（kg·d），分 2 次肌注。对牛奶过敏的患儿，应禁食牛奶，改用豆奶。对麸质过敏者需避免食用。

第三节　α₁－抗胰蛋白酶缺乏症

α_1－抗胰蛋白酶缺乏症指由于遗传因素导致患者血液中缺乏 α_1－抗胰蛋白酶（α_1-AT）而产生的一系列临床表现。据估计世界范围内有1亿2千万携带者和患者，是世界上最常见而严重的遗传性疾病，主要在白种人中发病。中国人本病罕见。

一、病因及发病机制

α_1-AT 的合成是由位于常染色体的复等位基因 –PI 基因控制的，按孟德尔可共显性遗传方式传递。α_1-AT 有明显的遗传变异性，已发现70多种PI变异型，引起 α_1-AT 缺乏的最常见变异型为PIZZ。α_1-AT 基因属常染色体上的复等位基因，位于14号染色体长臂3区1带，基因长 10.2 kb，含 1 434 bp 的编码区。有4个内含子，5个外显子。第1外显子与第2外显子的 5' 端及第5外显子的 3' 端为非翻译区。α_1-AT 缺乏症的遗传缺陷为第342位上的碱基GAG突变为AAG,其编码的谷氨酸为赖氨酸所取代，因而分子构形改变，α_1-AT 不能从其产生部位肝脏中排出，故而发病。

α_1-AT 是体内最重要的蛋白酶抑制剂（PI），能与多种丝氨酸蛋白酶结合形成复合体，包括弹性蛋白酶、胰蛋白酶、糜蛋白酶、凝血酶及细菌蛋白酶等。复合体被单核 – 巨噬细胞摄取并降解。其最主要的抑制作用在于抑制中性粒细胞的弹性蛋白酶。1963年瑞典生化学家 Laurell 发现在某些早期肺气肿的患者中，血浆电泳缺少 α_1 球蛋白带，血清抑制胰蛋白酶的能力减低。1965年 Eriksson 则进一步研究 α_1-AT 缺乏与COPD的关系，发现在杂合子血清中，抑制蛋白酶活性部分降低，而纯合子则明显降低。α_1-AT 缺乏时，弹性蛋白酶可作用于肺泡壁的弹性蛋白及其他组织的结构蛋白而造成损害，易导致肺气肿。

二、诊断

发病年龄早，肺部症状在30～40岁时出现。早期症状为运动性呼吸困难，半数患者有咳嗽及反复呼吸道感染。体检可见患者消瘦、呼吸音低。胸片示横膈低平，肺过度充气，外周血管减少，尤以肺下叶明显。肺功能检查显示严重肺气肿，肺总量增加，残气量／肺总量比值增加，呼气受限，弥散量降低，肺顺应性增加。近年来国外有学者用 CT 图像肺密度预测患者的疾病发展过程，发现其预测意义优于肺功能。血气分析早期可有轻中度低氧血症，晚期出现重度低氧血症合并高碳酸血症。心电图显示慢性右心劳损，电轴右偏，右心室肥厚，可伴有右侧束支传导阻滞。

吸烟对发病年龄及病程影响很大，不吸烟患者出现呼吸困难的年龄为40～50岁，而吸烟患者为35岁。不吸烟患者中，98%的女性、65%的男性能活至55岁；而吸烟患者中，仅30%的女性、18%的男性能活至同样年龄。吸烟增加肺损伤的机制是增加氧化作用及使肺部 α_1-AT 活性降低。吸入烟雾中含有大量氧化剂可直接影响 α_1-AT 活性。此外，可促使白细胞释放弹性蛋白酶，后者消耗 α_1-AT。疑有 α_1-AT 缺乏症的肺气肿患者，可先做血清蛋白电泳，如显示 α_1 珠蛋白蜂缺失或降低，再进一步做特异性免疫学分析，并测定血清胰蛋白酶抑制活性。确诊 α_1-AT 缺乏症，需做 PI 基因分型检查。

三、治疗

吸烟和肺部感染均可引起 α_1-AT 降低。因此，吸烟者戒烟和及时控制肺部感染是 α_1-AT 缺乏症的基础治疗措施。

（一）炔羟雄唑（danazol）

本药为人工合成的类固醇类药物,但无雄激素的性能。用 Danazol 治疗,可使肝细胞产生 α_1-AT 增加，血浆 α_1-AT 浓度也增加。43例患者治疗1个月后，50%患者（主要为男性）血清 α_1-AT 浓度升高，有效地防止了肺及肝的损伤。但19%的患者有转氨酶升高。

（二）α₁-AT 补充治疗

静脉输入正常人血浆、血浆制品或重组 α_1-AT 以补充 α_1-AT，使弹性蛋白酶与蛋白酶抑制剂之间的平衡恢复。纯化的 α_1-AT（60 mg/kg）每周 1 次静脉输入，在下次输入前，血清 α_1-AT 水平仍在血清"保护阈"（11 μm）水平以上。同时支气管灌洗液也能测出 α_1-AT，表明静脉输入 α_1-AT 能进入呼吸道上皮细胞及肺泡间质液中，α_1-AT 和抑制中性粒细胞弹性蛋白酶活性在气道上皮内衬液中仍高于预计的保护水平。

（三）抗蛋白酶制剂

氯甲基酮肽和重氮肽类已试用于患者，但其毒性及致癌作用尚不清楚，仍在观察研究阶段。本病的遗传缺陷已经基本明确，其病因治疗是基因治疗。将人 α_1-AT 的 cDNA 以腺病毒为载体，经肺上皮细胞转染于肺，实验也有经肝或腹腔途径，或经成纤维细胞、单核 – 巨噬细胞途径导入病体的，国外尚在临床试验阶段。

胸膜疾病

第一节　胸腔积液

　　胸膜腔是位于肺和胸壁之间的一个潜在的腔隙。在正常情况下脏层胸膜和壁层胸膜表面上有一层很薄的液体，在呼吸运动时起润滑作用。胸膜腔和其中的液体并非处于静止状态，在每一次呼吸周期中胸膜腔的形状和压力均有很大变化，使胸膜腔液体持续滤出和吸收并处于动态平衡，任何因素使胸膜腔内液体形成过快或吸收过缓，即产生胸腔积液（简称胸水）。

一、病因与发病机制

　　胸腔积液是常见的内科问题，肺、胸膜和肺外疾病均可引起。临床上常见的病因和发病机制如下所述。

（一）胸膜毛细血管内静水压增高

　　如充血性心力衰竭、缩窄性心包炎、血容量增加、上腔静脉或奇静脉受阻，产生胸腔漏出液。

（二）胸膜通透性增加

　　如胸膜炎症（肺结核、肺炎）、结缔组织病（系统性红斑狼疮、类风湿关节炎）、胸膜肿瘤（恶性肿瘤转移、间皮瘤）、肺梗死、膈下炎症（膈下脓肿、肝脓肿、急性胰腺炎）等，产生胸腔渗出液。

（三）胸膜毛细血管内胶体渗透压降低

　　如低蛋白血症、肝硬化、肾病综合征、急性肾小球肾炎、黏液性水肿等，产生胸腔漏出液。

（四）壁层胸膜淋巴引流障碍

　　癌性淋巴管阻塞、发育性淋巴管引流异常等，产生胸腔渗出液。

（五）损伤

　　主动脉瘤破裂、食管破裂、胸导管破裂等，产生血胸、脓胸和乳糜胸。

二、临床表现

（一）症状

　　呼吸困难是最常见的症状，可伴有胸痛和咳嗽。呼吸困难与胸廓顺应性下降、患侧膈肌受压、纵隔移位、肺容量下降刺激神经反射有关。病因不同，其症状有所差别。结核性胸膜炎多见于青年人，常有发热、干咳、胸痛，随着胸水量的增加胸痛可缓解，但可出现胸闷、气促；恶性胸腔积液多见于中年以上患者，一般无发热，胸部隐痛，伴有消瘦和呼吸道或原发部位肿瘤的症状，炎症积液多为渗出性，常伴有咳嗽、咳痰、胸痛及发热；心力衰竭所致胸腔积液多为漏出液，有心功能不全的其他表现；肝脓肿所伴右侧胸腔积液可为反应性胸膜炎，亦可为脓胸，多有发热和肝区疼痛。症状也与积液量有关，积液量少于 0.5 ~ 3 L 时，症状多不明显；大量积液时，心悸呼吸困难更加明显。

（二）体征

　　体征与积液量有关。少量积液可无明显体征，或可触及胸膜摩擦感及听到胸膜摩擦音。中至大量积液时，患侧胸廓饱满，触觉语颤减弱，局部叩诊呈浊音，呼吸音减低或消失。可伴有气管、纵隔向健侧移位。肺外疾病，如胰腺炎和类风湿关节炎等，引起胸腔积液多有原发病的体征。

三、实验室与特殊检查

（一）诊断性胸腔穿刺和胸水检查

这种检查对明确积液性质及病因诊断均至关重要。疑为渗出液必须做胸腔穿刺，如有漏出液病因则避免胸腔穿刺。不能确定时应做胸腔穿刺抽液检查。

1. 外观

漏出液透明清亮，静置不凝固，相对比重 <1.016～1.018。渗出液可呈多种颜色，以草黄色多见，易有凝块，相对比重 >1.018。血性胸水呈洗肉水样或静脉血样，多见于肿瘤、结核和肺栓塞。乳状胸水多为乳糜胸。巧克力色胸水考虑阿米巴肝脓肿破溃入胸腔的可能。黑色胸水可能为曲霉感染。黄绿色胸水见于类风湿关节炎。

2. 细胞

胸膜炎症时，胸水中可见各种炎症细胞及增生与退化的间皮细胞。漏出液的细胞数少于 100×10^6/L，以淋巴细胞与间皮细胞为主。渗出液的白细胞数常超过 500×10^6/h。脓胸时白细胞多达 $10\,000 \times 10^6$/L 以上。中性粒细胞增多时提示急性炎症；淋巴细胞为主则多为结核性或肿瘤性；寄生虫感染或结缔组织病时嗜酸粒细胞常增多。胸水中红细胞超过 5×10^9/L 时可呈淡红色，多由恶性肿瘤或结核所致。胸腔穿刺损伤血管亦可引起血性胸水，应谨慎鉴别。红细胞超过 100×10^9/L 时，应考虑创伤、肿瘤或肺梗死。胸水血细胞比容 > 外周血的 50% 以上时为血胸。

恶性胸水中约有 40%～90% 可查到恶性肿瘤细胞，反复多次检查可提高检出率。胸水标本有凝块时，应固定及切片行组织学检查。胸水中恶性肿瘤细胞常有核增大且大小不一、核畸变、核深染、核浆比例失常及异常有丝分裂等特点，胸水中间皮细胞常有变形，易误认为肿瘤细胞。结核性胸水中间皮细胞常低于 5%。系统性红斑狼疮并发胸腔积液时，可找到狼疮细胞。

3. pH

正常胸水 pH 接近 7.6。pH 降低见于多种原因的胸腔积液，如脓胸、食管破裂、类风湿性关节炎时积液；pH<7.0 仅见于脓胸及食管破裂所致的胸腔积液。结核性和恶性积液的 pH 也可降低。pH 对感染的鉴别诊断价值优于葡萄糖。

4. 病原体

胸水涂片查找细菌及培养，有助于病原诊断。结核性胸膜炎胸水沉淀后做结核菌培养，阳性率仅 20%。巧克力色胸水应镜检阿米巴滋养体。

5. 蛋白质

渗出液的蛋白含量较高（>30 g/L），胸水/血清比值大于 0.5。漏出液的蛋白含量较低，<30 g/L，以白蛋白为主，黏蛋白试验（Rivelta 试验）阴性。

6. 类脂

乳糜胸的胸水呈乳状，离心后不沉淀，苏丹Ⅲ染成红色；三酰甘油含量 >1.24 mmol/L，胆固醇不高，脂蛋白电泳可显示乳糜微粒，多见于胸导管破裂，假性乳糜胸的胸水呈淡黄或暗褐色，含有胆固醇结晶及大量退变细胞（淋巴细胞，红细胞），胆固醇多大于 5.18 mmol/L，三酰甘油含量正常。与陈旧性积液的胆固醇积聚有关，见于陈旧性结核性胸膜炎、恶性胸水、肝硬化和类风湿关节炎、胸腔积液等。

7. 葡萄糖

正常胸水葡萄糖含量与血中含量相近，随血葡萄糖的升降而改变。测定胸水葡萄糖含量，有助于鉴别胸腔积液的病因。漏出液与大多数渗出液的葡萄糖含量正常；而脓胸、类风湿关节炎、系统性红斑狼疮、结核和恶性胸腔积液中含量可 <3.3 mmol/L。若胸膜病变范围较广，使葡萄糖及酸性代谢产物难以透过胸膜，葡萄糖和 pH 均较低。若由肿瘤引起，提示肿瘤广泛浸润，其胸水肿瘤细胞发现率高，胸膜活检阳性率高，胸膜固定术效果差，患者存活时间亦短。

8. 酶

渗出液乳酸脱氢酶（LDH）含量增高，大于 200 U/L，且胸水 / 血清 LDH 比值率大于 0.6。LDH 是反映胸膜炎症程度的指标，其值越高，表明炎症越明显。LDH>500 U/L 常提示为恶性肿瘤或胸水已并发细菌感染。

胸水淀粉酶升高可见于急性胰腺炎、恶性肿瘤等。急性胰腺炎伴胸腔积液时，淀粉酶溢漏致使该酶在胸水中的含量高于血清中含量。部分患者胸痛剧烈、呼吸困难，可能掩盖腹部症状，此时胸水淀粉酶已升高，临床诊断应予注意。淀粉酶同工酶测定有助于肿瘤的诊断，如唾液型淀粉酶升高而非食管破裂，则恶性肿瘤的可能性极大。

腺苷脱氨酶（ADA）在淋巴细胞内含量较高。结核性胸膜炎时，因细胞免疫受刺激，T 淋巴细胞活性增强，故胸水中 ADA 多高于 45 U/L，其诊断结核性胸膜炎的敏感度较高。但 HIV 合并结核性胸膜炎患者，胸水 ADA 不升高。

9. 免疫学检查

结核性与恶性胸腔积液中 T 淋巴细胞增高，尤以结核性胸膜炎为显著，可高达 90%，且以 CD4+ 为主。结核性胸膜炎胸水 γ-干扰素多大于 200 pg/mL。恶性胸腔积液中的 T 细胞功能受抑制，其对自体肿瘤细胞的杀伤活性明显较外周血淋巴细胞低，提示恶性胸腔积液患者胸腔局部免疫功能呈抑制状态。系统性红斑狼疮及类风湿关节炎引起的胸腔积液中补体 C3、C4 成分降低，免疫复合物含量增高。系统性红斑狼疮胸水中抗核抗体滴度可达 1 ∶ 160 以上。

10. 肿瘤标志物

癌胚抗原（CEA）在恶性胸水中早期即可升高，且比血清更显著。若胸水 CEA>20 μg/L 或胸水 / 血清 CEA>1，常提示为恶性胸水，其敏感性为 40% ~ 60%，特异性为 70% ~ 88%。胸水端粒酶测定诊断恶性胸水的敏感性和特异性均大于 90%。近年还开展了许多肿瘤标志物检测，如肿瘤糖链相关抗原、细胞角蛋白 19 片段、神经元特异性烯醇酶等，可作为鉴别诊断的参考。联合检测多种肿瘤标志物，可提高阳性检出率。

（二）X 线检查

其改变与积液量和是否有包裹或粘连有关。极小量的游离性胸腔积液，胸部 X 线仅见肋膈角变钝；积液量增多时显示向外、向上的弧形上缘的积液影。平卧时积液散开，使整个肺野透亮度降低。大量积液时患侧胸部有致密影，气管和纵隔推向健侧（图 11-1）。液气胸时有气液平面，积液时常遮盖肺内原发病灶，故复查胸片应在抽液后，可发现肺部肿瘤或其他病变。包裹性积液不随体位改变而变动，边缘光滑饱满，多局限于叶间或肺与膈之间。肺底积液可仅有假性膈肌升高和（或）形状的改变。CT 检查可显示少量胸腔积液、肺内病变、胸膜间皮瘤、胸内转移性肿瘤、纵隔和气管淋巴结等病变，有助于病因诊断。

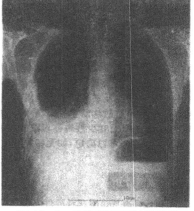

图 11-1 右胸腔积液 X 线胸片

（三）超声检查

超声探测胸腔积液的灵敏度高，定位准确，临床用于估计胸腔积液的深度和积液量，协助胸腔穿刺定位。B超引导下胸腔穿刺用于包裹性和少量胸腔积液（图11-2）。

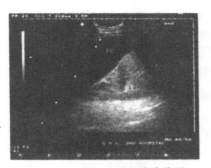

图11-2　胸腔积液超声声像图

（PE. 胸腔积液肝脏，L. 肝脏）

（四）胸膜活检

经皮闭式胸膜活检对胸腔积液的病因诊断有重要意义，可发现肿瘤、结核和其他胸膜病变。拟诊结核病时，活检标本除做病理检查外，还应作结核分枝杆菌培养。胸膜针刺活检具有简单、易行、损伤性较小的优点，阳性诊断率为40%～75%。CT或B超引导下活检可提高成功率。脓胸或有出血倾向者不宜做胸膜活检。如活检证实为恶性胸膜间皮瘤，在1个月内应对活检部分行放射治疗，以防止针道种植。

（五）胸腔镜或开胸活检

对上述检查不能确诊者，必要时可经胸腔镜或剖胸直视下活检。由于胸膜转移性肿瘤87%在脏层，47%在壁层，故此项检查有积极的意义。胸腔镜检查对恶性胸腔积液的病因诊断率最高，可达70%～100%，为拟定治疗方案提供了依据。通过胸腔镜能全面检查胸膜腔，观察病变的形态特征、分布范围及邻近器官受累情况，且可在直视下多处活检，故诊断率较高，肿瘤的临床分期较准确。临床上有少数胸腔积液的病因虽经上述诸种检查仍难以确定，如无特殊禁忌，可考虑剖胸探查。

（六）支气管镜

对咯血或疑有气道阻塞者可行此项检查。

四、诊断

根据病史、临床表现及体征，结合胸部X线表现，一般可以做出胸腔积液诊断，但需进一步明确积液原因，进行胸水的多项实验室检查，进行对因治疗。

五、治疗

胸腔积液为胸部或全身疾病的一部分，病因治疗尤为重要。

（一）结核性胸膜炎

1. 一般治疗

一般治疗包括休息、营养支持和对症治疗。

2. 抽液治疗

由于结核性胸膜炎的胸水蛋白含量高，容易引起胸膜粘连，原则上应尽快抽尽胸腔内积液。抽液还可以解除肺、心脏、血管受压，改善呼吸，使肺功能免受损伤。抽液后减轻毒性症状，体温下降，有助于使被压迫的肺迅速复张。大量胸水者每周抽液2～3次，直至胸水完全消失。首次抽液不超过700 mL，以后每次抽液量不应超过1 000 mL，过快、过多抽液可使胸腔压力骤降，发生复张后肺水肿或循环衰竭，表现为剧咳、气促、咳大量泡沫状痰，双肺满布湿啰音，PaO_2下降，X线显示肺水肿征，应立即吸氧，酌情应用糖皮质激素及利尿药，控制液体入量，严密检测病情与酸碱平衡，有时需气管插管机械通气。若抽液时发生头晕、冷汗、心悸、面色苍白、脉细等表现应考虑"胸膜反应"，应立即停止抽液，使患者平卧，必要时皮下注射0.1%肾上腺素0.5 mL，密切观察病情，注意血压变化，防止休克。一般情况下，抽胸水后没必要胸腔内注射抗结核药物，但可注入链霉素等防止胸膜粘连。

3. 抗结核治疗

给予抗结核治疗。

4. 糖皮质激素

此药疗效不肯定。有全身毒性症状严重、大量胸水者，在抗结核药物治疗的同时，可尝试加用泼尼松 30 mg/d，分 3 次口服。待体温正常、全身毒性症状减轻、胸水量明显减少时，即应逐渐减量以至停用。停药速度不宜过快，否则易出现反跳现象，一般疗程约 4 ~ 6 周。注意不良反应或结核播散，应慎重掌握适应证。

（二）类肺炎性胸腔积液和脓胸

前者一般积液量少，经有效的抗生素治疗后可吸收，积液多者应胸腔穿刺抽液，胸水 pH<7.2 时应肋间插管闭式引流。脓胸的治疗原则是控制感染、引流胸腔积液及促进肺复张，恢复肺功能。抗菌药物要足量，体温恢复正常后再持续用药 2 周以上，防止脓胸复发，急性期联合抗厌氧菌的药物，全身及胸腔内给药。引流是脓胸最基本的治疗方法，应反复抽脓或闭式引流。可用 2% 碳酸氢钠或生理盐水反复冲洗脓腔，然后注入适量抗生素及链激酶，使脓液稀释，便于引流。少数脓胸可采用肋间插管闭式引流。对有支气管胸膜瘘者不宜冲洗胸腔，以免细菌播散。慢性脓胸应改进原有的脓腔引流，也可考虑外科胸膜剥脱术等治疗。此外，一般支持治疗亦相当重要，应给予高能量、高蛋白及富含维生素的食物，纠正水、电解质紊乱及维持酸碱平衡，必要时可予少量多次输血。

（三）恶性胸腔积液

此症包括原发病和胸腔积液的治疗。例如，部分小细胞肺癌所致胸腔积液全身化疗有一定疗效，纵隔淋巴结有转移者可行局部放射治疗。胸腔积液多为晚期恶性肿瘤的常见并发症，其胸水生长迅速，常因大量积液压迫引起严重呼吸困难，甚至导致死亡。常需反复胸腔穿刺抽液，但反复抽液可使蛋白丢失太多，效果不理想。可选择化学性胸膜固定术，在抽吸胸水或胸腔插管引流后，胸腔内注入博来霉素、顺铂、丝裂霉素等抗肿瘤药物，也可注入胸膜粘连剂，如滑石粉等，可缓解胸水的产生。也可胸腔内注入生物免疫调节剂，如短小棒状杆菌疫苗、白介素 –2、干扰素、淋巴因子激活的杀伤细胞、肿瘤浸润性淋巴细胞等，可抑制恶性肿瘤细胞，增强淋巴细胞局部浸润及活性，并使胸膜粘连。此外，可胸腔内插管持续引流，目前多选用细管引流，具有创伤小、易固定、疗效好、可随时胸腔内注入药物等优点。对插管引流后肺仍不复张者，可行胸 – 腹腔分流术或胸膜切除术。虽经上述多种治疗，恶性胸腔积液的预后不良。

第二节　胸膜炎

胸膜炎是指由多种原因所引起的胸膜腔的脏层和壁层的炎性病变。究其原因一般可分为：感染性（如细菌、病毒、真菌等）、变态反应性（如系统性红斑狼疮、类风湿性关节炎等）、肿瘤性（如支气管肺癌胸腹转移、淋巴瘤、胸膜间皮瘤等）、化学性（如血红蛋白刺激、尿毒症等）、物理性（如创伤）等几类。其中，尤以结核性胸膜炎最为常见，约占胸膜炎总数的 80% 左右。若依其病理变化可有干性和渗出性胸膜炎两大类型，前者多见于胸膜炎的早期，起病较急，临床可见胸痛，呈刀割样或针刺样痛，深呼吸、咳嗽、交换体位时更明显，可放射至同侧肩部，听诊可闻及胸膜摩擦音，并伴有轻、中度发热，畏寒，干咳等症；后者多由干性胸膜炎发展而来，也有急剧发病者，临床早期胸痛明显，当胸腔积液增多时，胸痛可消失，大量积液可致气短、胸闷、呼吸困难、发绀等表现，患侧可见胸廓饱满，肋间隙消失，呼吸运动减弱，叩诊呈实音，并有中、高度发热等症状。

在中医学的"胸痛""悬饮"中有类似的描述。

一、病因病机

（一）外因

正气不足，寒邪袭肺，卫阳受损，肺气失宣，积湿成饮，留于胸胁，悬结不散；或寒郁化热，灼液成痰，闭阻胸胁，乃成斯病。

（二）内因

一者为饮食不节，恣食生冷，暴饮过量之水，遏伤脾阳，湿聚为饮。如张仲景所云："夫患者饮水多，必暴喘满。"一者为劳倦伤脾或素体中虚，脾阳失运。水停为饮，结于胸胁。亦有日久化热蕴痰而成本病者。

二、临床表现与诊断

（一）临床表现

1. 症状

多急性起病，类似于急性肺炎，也可呈亚急性或慢性形式。

（1）典型者早期表现为轻、中度发热，刺激性咳嗽和胸痛。平性胸膜炎时胸痛性质为剧烈的针刺样，多在患侧腋下较明显，深吸气或咳嗽时加重，患侧卧位时减轻。

（2）随着胸腔积液的增多，胸痛逐渐减轻，但感胸闷、积液量大时可出现气急，尤以活动后明显，严重时不能平卧，呈端坐呼吸。

（3）结核性脓胸急性起病者中毒症状较明显，如恶寒、高热或多汗等。伴支气管胸膜瘘时则可咳出大量脓"痰"（即脓胸液），有时呈血性。

2. 体征

（1）早期体征不明显，患侧胸部可有局部压痛及呼吸减低，有时能闻及胸膜摩擦音。

（2）出现胸膜腔积液时，表现为患侧胸廓饱满，呼吸运动减弱，触觉语颤消失，叩诊呈实音，听诊呼吸音减弱或消失。如积液量较少，或为叶间积液、包裹性积液时，上述体征可不明显。

（3）慢性结核性脓胸者多伴患侧胸廓塌陷、肋间隙变窄，常有较明显的贫血和消瘦。

3. 并发症

（1）大量胸腔积液时，压迫肺、心脏、纵隔，可引发呼吸困难，甚至出现呼吸衰竭、心力衰竭。

（2）部分患者可合并严重的肺部感染、肺不张，在胸腔积液的基础上可能发生肺血管栓塞。

（3）免疫功能紊乱的患者可能出现结核性脓胸，治疗不当可发展成慢性脓胸，造成胸廓内陷，肋间隙变窄，纵隔、气管移位，脊柱侧弯。

（二）诊断

1. 病史

有结核病或结核患者接触史。

2. 实验室检查

（1）胸部 X 线检查：干性胸膜炎可无异常发现。少量积液时示肋膈角变钝；积液量较大时表现为肺野下部密度增高阴影，阴影上缘呈外高内低的弧形。叶间积液、包裹性积液需侧卧位胸片证实。

（2）超声波检查：可以准确地判断有无胸膜腔积液的存在，并能引导胸腔穿刺定位，尤其是少量或包裹性积液时。此外，对有无胸膜增厚也有一定提示作用。

（3）胸液理化检查：结核性胸膜炎胸液一般呈草黄色，急性期也可呈血性。化验检查为渗出液改变，以淋巴细胞为主，但在急性期中性粒细胞可占多数。蛋白定量 30 g/L 以上，如大于 50 g/L，更支持结核性胸膜炎的诊断。胸液结核杆菌涂片、培养的阳性率较低，可采用 PCR 技术检测。测定胸液糖、乳酸脱氢酶、腺苷脱氨酶及溶菌酶升高也有一定价值。结核性脓胸者外观呈稀薄脓性，可含有干酪样物质，普通细菌培养阴性，抗酸杆菌涂片或培养阳性。

（4）胸膜活检：如发现结核性肉芽肿可助确诊。

（5）血常规：血白细胞计数及分类可正常。

（6）血沉：血沉多增快。

3. 鉴别诊断

（1）细菌性肺炎：急性期常有发热、胸痛、咳嗽或气促，当伴有胸膜浆液纤维蛋白渗出时，易与结核性胸膜炎相混淆。肺炎患者多急性起病，常有咳铁锈色痰，肺部呈实变体征，痰培养可发现病原菌，抗感染治疗有效。胸液穿刺检查有助于两者的鉴别。

（2）癌性胸膜腔积液：年龄在 40 岁以上，无结核中毒症状时，尤其为血性胸液时要注意与恶性肿瘤（如支气管肺癌、乳腺癌、淋巴瘤或胸膜间皮瘤）并发的胸液进行鉴别。后者胸液性质大多为血性，胸液增长快，反复胸腔穿刺抽液而胸液仍不消退，试验性抗结核治疗无效。测定胸液乳酸脱氢酶、癌胚抗原、铁蛋白及胸液细胞学和染色体检查有一定参考意义。胸部 CT 检查可见肺内肿瘤征，必要时可考虑胸膜活检或胸腔镜检查。

（3）其他：干性胸膜炎主要表现为胸痛时还应与带状疱疹、流行性胸痛相鉴别。渗出性胸膜炎也应与其他少见疾病引起的胸膜腔积液鉴别，包括各种风湿性疾病、胃肠道疾病或药物诱发的胸膜腔积液等。结核性脓胸应与普通细菌感染引起的脓胸鉴别，脓液做结核菌和普通细菌涂片和培养检查，有助诊断。

三、辨证施治

素体不强，肺虚卫弱是本；痨虫侵袭，肺气失宣，湿邪阻滞，络气不和为标。痨虫侵袭，热郁胸肺，少阳枢机不利，则胸胁疼痛，非祛邪通络则痛不得止；肺失宣通，饮停胸胁，络气不和，饮阻气郁，非通阳逐水饮不得化。痨虫侵袭，饮阻气郁，久则化火伤阴，或耗损肺气，治疗当察气血阴阳虚损，以及时扶助正气。

（一）邪犯胸肺型

辨证：恶寒发热，少汗或发热不恶寒，汗出热不解，咳嗽少痰气急，胸胁刺痛，咳嗽加甚，口苦咽干，舌苔薄白或黄，脉弦数。

施治：和解少阳，通络止痛。

方药：柴橘半夏汤加减。柴胡 16 g，半夏 6 g，黄芩 12 g，香附 13 g，瓜蒌 12 g，桔梗 12 g，赤芍 12 g，甘草 6 g，陈皮 12 g，生姜 6 g。

加减：热甚者去生姜，加知母 7 g，胡黄连 12 g；胸痛甚者加川楝子 12 g，延胡索 12 g；咳嗽剧烈者加杏仁 16 g，桑白皮 12 g。

（二）饮滞胁下型

辨证：咳嗽时胸胁疼痛，胁间胀满，气息短促，苔白腻，脉弦滑。

施治：健脾利湿，化气行水。

方药：加味五苓散加减。茯苓 13 g，白术 13 g，猪苓 16 g，泽泻 6 g，党参 25 g，桂枝 6 g，车前子 16 g，桑白皮 12 g。

（三）痰瘀互结型

辨证：胸胁疼痛，胸廓变形，下陷，舌暗苔滑，脉弦涩。

施治：化痰祛瘀，理气通络。

方药：血府逐瘀汤加减。桃仁 12 g，丹皮 12 g，赤芍 16 g，延胡索 16 g，当归 12 g，川芎 12 g，郁金 12 g，红花 12 g，川贝母 12 g，全瓜蒌 16 g。

加减：胸胁痛者加香附 12 g，胸闷苔腻者加半夏 12 g，陈皮 12 g。

（四）阴虚内热型

辨证：午后潮热，日久不退，咳嗽气短，痰黏量少，口干咽燥，咳嗽气短，手足心热，颧红，盗汗或伴胸胁闷痛，久而不愈，形体消瘦，舌红少苔，脉细数。

施治：滋阴清热，化痰祛饮。

方药：沙参麦冬汤加减。沙参 16 g，麦冬 16 g，玉竹 12 g，花粉 12 g，桑白皮 12 g，地骨皮 13 g，百部 12 g，桔梗 12 g。

加减：热甚者加银柴胡 16 g，咳甚者加贝母 12 g，杏仁 10 g，盗汗者加煅牡蛎 35 g，浮小麦 35 g。

（五）脾肾两虚型

辨证：咳嗽气短，胸胁胀闷，不能平卧，面浮肢肿，神疲，苔白，脉弱。

施治：健脾补肾，益气化饮。

方药：参苓白术散合六味地黄丸加减。茯苓 25 g，党参 25 g，白术 12 g，熟地黄 16 g，山药 16 g，山萸肉 12 g，五味子 12 g，陈皮 12 g，生黄芪 25 g，泽泻 12 g，杏仁 12 g。

加减：胁痛者加延胡索 12 g；浮肿甚者加桑白皮 16 g，大腹皮 12 g；便溏者加木香 7 g，黄连 12 g。

四、辅助治疗

（一）成药方

（1）清金止嗽丸、丹栀逍遥丸（适用于邪犯胸肺型）。

（2）子龙丸、调中四消丸（适用于饮停胸胁型）。

（3）开郁顺气丸（适用于痰瘀互结型）。

（4）泻白丸、百合固金丸（适用于阴虚邪恋型）。

（5）清肺化痰丸（适用于痰热阻肺者）。

（6）清肺抑火丸（适用于痰热阻肺兼有便秘者）。

（7）蜜炼川贝枇杷膏（适用于阴虚痰恋者）。

（8）麦味地黄丸（适用于肺肾阴虚者）。

（二）验方

（1）葶苈子、桑白皮各 15 g，丹参、瓜蒌皮各 12 g，桃仁、姜黄、柴胡、白芥子、枳壳、大枣各 10 g，甘草 5 g。发热明显者加金银花、黄芩、连翘等；胸腔疼痛明显者加延胡索、郁金、香附；阴虚内热加沙参、麦冬、鳖甲、地骨皮。每日 1 ~ 2 剂，水煎，早晚分服，中、大量积液气喘者，均配合胸穿抽液以减轻压迫症状（适用于胸腔积液者）。

（2）泽泻 15 g，茯苓、猪苓、白术各 9 g，桂枝 6 g。水煎，每日 1 剂，分 2 次温服。10 天为 1 个疗程。同时合用抗结核西药（适用于结核性渗出性胸膜炎）。

（3）葶苈子 12 g，黄连 5 g，制半夏 6 g，全瓜蒌 15 g。恶寒发热加柴胡、黄芩；胸胁疼痛加枳壳；积液多、体壮者加制甘遂；咳嗽甚加桑白皮、桔梗；大便干结加大黄；舌苔白腻去黄连，加川朴、白术、茯苓；积液吸收后，胸隐痛者去葶苈子、黄连，加当归、芍药、广郁金、川楝子、玄胡、制乳香、制没药、丝瓜络等。水煎，日 1 剂，分 3 次口服（适用于渗出性胸膜炎）。

（4）桑白皮、瓜蒌、葶苈子、地骨皮各 15 g，黄芩、延胡索各 12 g，苡仁 30 g，桔梗、桃仁各 10 g，红花 6 g，甘草 3 g。发热加金银花、连翘、蒲公英；胸痛气喘加枳壳、苏子、杏仁；伤阴者加服生脉散；少中量胸水者加用十枣汤（芫花、甘遂、大戟等量研末，每次 3 g，大枣 10 ~ 15 枚煎汤，早上空腹送下，隔日 1 次，以 4 ~ 6 剂为度）。水煎，每日 1 剂，煎 2 次服。大量胸水配合胸腔穿刺抽液，每周 2 ~ 3 次。1 个疗程为 4 周（适用于感染性胸膜炎）。

（5）黄芩、桑白皮，百部、白芥子、皂刺各 10 g，瓜蒌、桔梗、葶苈子各 12 g，丹参 15 g，茯苓 24 g，黄芪 30 g，大枣 10 枚。兼发热恶寒、口苦咽干、咳唾黄痰、苔黄腻、脉弦滑，加柴胡 10 g，鱼腥草 30 g；兼手足心热、咽燥少饮、舌红少苔，脉弦细，加生地、花粉各 10 g，秦艽、地骨皮各 12 g；兼胸胁刺痛明显，舌有瘀点或瘀斑者，加川芎、桃仁各 10 g；兼乏力纳呆，腹胀便溏，舌淡、苔薄白、脉沉弱，加党参 10 g，白术 15 g，桂枝 8 g。水煎分服，每日 1 剂，同时配合抗结核西药治疗。若有大量胸水者，酌情抽胸水（适用于结核性渗出性胸膜炎）。

（6）柴胡、枳实、白芍、炙甘草、葶苈子、地龙各 10 g。发热加黄芩、白蚤休、鱼腥草；潮热盗汗，阴虚明显加地骨皮、白薇、胡黄连；头晕乏力，纳差气虚，加党参、白术、山药；积液量多，心悸，气促明显者加重葶苈子用量；积水量少或无积液，而胸胁痛甚者，加白芥子、瓜蒌皮。日 1 剂，水煎，早晚分服（适用于渗出性胸膜炎）。

（7）苏子、白芥子、莱菔子、杏仁各 6 ~ 12 g，车前子、葶苈子各 15 ~ 30 g。阴虚内热加百合、生地、玄参、麦冬、地骨皮、青蒿、鳖甲；热毒壅盛加鱼腥草、苇茎、黄芩、生薏苡仁、败酱草、冬瓜仁、桔梗、大黄；阳虚加附子、桂枝、茯苓、白术、人参、丹参；脾虚湿困加茯苓、白术、泽泻、党参、大腹皮、木香；瘀血加桃仁、红花、莪术、三棱、甲珠、地鳖虫、三七；癌性胸水加半枝莲、白花蛇舌草、蚤休、山慈姑、黄药子、海浮石。水煎 2 次，取汁 300 mL，每日分 2 次口服，7 日为 1 个疗程（适用于胸腔积液）。

（8）瓜蒌、猪苓各 24 g，半夏 10 g，黄连、穿山甲、柴胡各 9 g，土茯苓、败酱草各 30 g，金银花、葶苈子、桃仁、川楝子各 12 g。水煎服，日 1 剂，30 天为 1 个疗程。西药给予常规抗结核及对症治疗（适用于结核性渗出性胸膜炎）。

（9）北沙参、麦冬、生地、全瓜蒌、玄参、百合、百部各 12 g，丹皮、黄芩、陈皮、甘草、玄胡各 10 g。伴鼻衄者，加仙鹤草、茜草、赤芍；咳嗽痰黄稠者，加桑白皮、浙贝母；干咳无痰者，重用北沙参、麦冬；发热盗汗者，加地骨皮、青蒿。每日 1 剂，水煎服。西药配合异烟肼、利福平、链霉素等同用（适用于结核性渗出性胸膜炎）。

（10）地骨皮、桑白皮、泽泻、猪苓、葶苈子、苏子各 10 g，甘遂 5 ~ 10 g，云茯苓 20 ~ 30 g。兼肝郁气滞者加柴胡、黄芩、半夏各 10 g；兼大便秘结，苔腻而黄者加大黄 10 ~ 20 g，芒硝 5 ~ 10 g，枳实 10 g；兼肺脾气虚者加白术、半夏、厚朴各 20 g，党参 15 g，去甘遂；兼饮瘀互结者加桃仁、红花各 10 g，当归、薤白、郁金各 12 g，丝瓜络 20 g。水煎服，每日 1 剂。配合西药抗结核治疗（适用于结核性渗出性胸膜炎）。

（11）茯苓、大腹皮、防己各 15 g，白术、厚朴、桃仁各 10 g，葶苈子、桑白皮各 20 g，泽兰 30 g，木香 6 g，桂枝 5 g。寒热往来者加柴胡、黄芩；胸胁痛甚者加瓜蒌、郁金、三七；胸水多者重用葶苈子、桑白皮至 30 g；咳嗽甚者加杏仁、桔梗、百部；肢冷便溏者加干姜、肉桂；阴虚明显者加沙参、麦冬、地骨皮；气虚者加炙黄芪、党参。每日 1 剂，水煎分 2 次服。同时配合病因治疗，如抗结核、控制感染等（适用于渗出性胸膜炎）。

（12）黄精、桑白皮各 30 g，葶苈子、地骨皮、白芥子各 15 g，瓜蒌皮 20 g。每日 1 剂，水煎服，分 2 次服。1 个月为 1 个疗程，间隔 5 天后继续下一个疗程。在胸腔积液完全消失后仍继服 1 个疗程以巩固疗效（适用于急性结核性渗出性胸膜炎）。

（13）香附、旋覆花（包煎）、苏子各 9 g，广陈皮 12 g，姜半夏、云苓、薏仁各 15 g。痰热蕴结加柴胡 9 g，黄芩、全瓜蒌各 12 g，桑白皮 15 g；饮流胁下加葶苈子、车前子各 15 g，桑白皮 18 g，牵牛子 12 g；阴虚邪恋加青蒿 9 g，知母 12 g，百部、地骨皮 15 g。日 1 剂，每剂煎 2 次，每次取 30 mL 服用。同时，配合抗结核治疗，若有中等以上胸腔积液可另加泼尼松 10 mg，每日 3 次，口服（适用于结核性渗出性胸膜炎）。

（14）葶苈子 20 ~ 30 g，大枣 15 枚，水煎服（适用于渗出性胸膜炎轻症者）。

（15）苇茎、生薏苡仁、鱼腥草各 15 g，冬瓜仁 10 g，桃仁、黄芩各 6 g，水煎服，日 1 剂（适用于胸膜炎恢复期）。

（16）葶苈子 12 g，桑白皮 12 g，大枣 6 枚，桔梗 12 g，生薏苡仁 24 g，鱼腥草 18 g，黄芪 24 g，法半夏 10 g，云苓 18 g，沙参 15 g，麻黄 4 g，白花蛇舌草 18 g，败酱草 18 g，白术 15 g。日 1 剂，水煎服。

（17）法半夏、川厚朴、车前子、党参、瓜蒌仁、白蔻仁、甘草各 12 g，连皮茯苓 35 g。水煎服，每日 1 剂。

（18）夏枯草 35 g，猫爪草 35 g，黄檗 12 g，百部 16 g，生甘草 12 g，水煎服。

（19）灵芝、山药、山萸肉、五味子各 25 g，白酒 1 000 g。先将前 4 味洗净后一起用白酒浸泡，1 个月后即可饮用。每次服 10 mL，每日 2 次（适用于胸膜炎脉络不和、阴虚内热证）。

（20）苍耳子 15 g。水煎服，每日 1 剂，连服 3 ~ 5 天（适用于结核性胸膜炎）。

（21）夏枯草 50 ~ 60 g。每日 1 剂，煎服 2 次（适用于结核性胸膜炎）。

（22）葶苈子 12 g，黄连 5 g，制半夏 6 g，全瓜蒌 15 g。水煎服（适用于渗出性胸膜炎）。

（23）瓜蒌 12 g，薤白 15 g，丝瓜络 9 g，枳壳 4.5 g。水煎服（适用于胸膜炎吸收后胸胁痛、肋痛）。

（24）浙贝母 15 g，三七参 15 g，丹参 30 g，白芥子 15 g，桔梗 6 g。除清杂质，碾细过罗，水泛如梧桐子大的丸，晒干。每日服 2 次，每次 3 g，1 周为 1 个疗程（适用于渗出性胸膜炎）。

（25）天南星 400 g，白矾 100 g。共为细末，炼蜜为丸，日 3 次，每次 10 g（适用于渗出性胸膜炎）。

（26）芫花（醋炒）、甘遂、大戟各等份，大枣煮熟，去核。前3味药共研末，加入枣泥中和制成丸，如黄豆大，每次服4～6丸（适用于渗出性胸膜炎）。

（27）苇茎、薏苡仁、鱼腥草各15g，冬瓜仁10g，桃仁、黄芩各6g。水煎，每日1剂，分2次服（适用于胸膜炎）。

（28）甘草30g。水煎，分3次饭后服（适用于结核性胸膜炎）。

（29）马蹄菜根叶250g。将鲜马蹄菜连根带叶洗净，加猪骨捣碎500g共水煮。分3次服（适用于结核性胸膜炎）。

（30）橘络、白芍各适量。先用橘络6～9g泡开水当茶饮1日，再用橘络9g，白芍6g，泡开水当茶饮（适用于胸胁痛）。

（31）全瓜蒌15g，黄连9g，法半夏12g，柴胡10g，黄芩10g，葶苈子15g，大枣3枚，百部15g，鱼腥草30g，白芥子10g，延胡索10g，浙贝10g，桔梗10g，甘草3g。水煎服，每日1剂（适用于结核性胸膜炎）。

（32）麻黄6g，桂枝9g，细辛3g，葶苈子9g，五味子9g，甘草6g，生姜3片，大枣5枚。水煎服，每日1剂（适用于渗出性胸膜炎）。

（33）柴胡10g，黄芩10g，瓜蒌15g，制半夏10g，枳壳10g，桔梗6g，赤芍10g，桑白皮12g，黄连5g，百部10g，连翘10g。日1剂，水煎服（适用于邪犯胸肺型）。

（34）葶苈子15g，桑白皮10g，苏子10g，瓜蒌皮15g，陈皮10g，制半夏10g，椒目10g，茯苓15g，生姜皮10g，薤白10g，杏仁10g，白术15g。日1剂，水煎服（适用于饮停胸胁型）。

（35）旋覆花（包煎）10g，苏子10g，杏仁10g，茯苓15g，香附10g，瓜蒌皮15g，枳壳10g，赤芍10g，红花10g，丝瓜络10g，白蒺藜10g。日1剂，水煎服（适用于络气不和型）。

（36）沙参15g，麦冬15g，玉竹10g，天花粉10g，桑白皮15g，地骨皮10g，百部10g，贝母10g，瓜蒌皮15g，黄精15g，五味子6g，丝瓜络10g。日1剂，水煎服（适用于阴虚内热型）。

（三）针灸疗方

选择肺俞、中府、孔最、膏肓、太渊等穴位进针，操作时注意胸背部穴位应倾斜进针，不要太深，每日1～2次，10天为1个疗程。

（四）艾灸疗方

（1）阿是穴、膻中、期门、肺俞。邪犯胸肺者加曲池、大椎、风门，脉络不和者加心俞、关元、筋缩，阴虚内热者加太溪、三阴交、足三里。方法：①艾条悬灸每次选用3～5个穴位，每穴每次灸治10～15分钟，每日灸治1次，15次为1个疗程。②艾炷无瘢痕灸每次选用3～5个穴位，每穴每次灸治7壮，每日灸治1次，10次为1个疗程。③温针灸每次选用3～5个穴位，每穴每次施灸15分钟，每日灸治1次，7次为1个疗程。

（2）体灸：取大椎、华盖、结核穴，肺俞、膻中、足三里，中强刺激，用泻法，每日1次。胸痛可针刺支沟、外关等；纳差配脾俞、中脘；潮热配大椎、太溪；盗汗配阴郄。

（3）隔姜灸：取生姜切成1分厚片，置灸穴上，以半个枣粒大艾炷灸5～7壮。

（五）外治方

1. 按摩

患者取坐位或仰卧位，自己两手五指分开，一指按住一肋间隙，沿肋骨走向从内向外擦摩，反复50次。然后半握拳，用掌面轻轻叩打胸部约1分钟。最后，患者取坐位，两手交叉，拇指紧贴胸前，食、中指紧贴腋下，相对用力提拉胸肌约1分钟。

2. 刮痧

取大椎、大杼、膏肓、神堂、期门、太冲、足三里、内关、行间及阳陵泉穴，重刮经穴部位3～5分钟。此法止胸痛。

3. 拔罐

先在风门、肺俞、心俞、膈俞、肝俞各俞穴处拔罐，然后再选择疼痛最明显的肋间部及周围，拔2～4

罐，最后拔阳陵泉，留罐时间均为 10 ~ 20 分钟。

4. 敷贴

本病后期，仅见胸闷、胁痛者，可在局部外贴虎骨香止痛膏，每日一换，或用热敷灵外敷，按摩乳局部按摩，均有活血利气、消炎止痛的作用。

五、调护

（1）安静休息、愉悦的心情有利于患者的康复。

（2）咯血患者要避免灰尘、油烟刺激而引发剧烈咳嗽。

（3）居室要采光、通风，保持空气新鲜。

（4）患者应补充足够的蛋白质、维生素、微量元素及其他营养，如奶制品、瘦肉、鸡蛋、绿色蔬菜、水果、豆浆、豆腐、动物肝脏等，并注意饮食平衡，保持标准体重。

（5）平素可选用百合、玉竹、麦冬、沙参、杏仁、黄精等滋阴润肺之品，加入瘦肉或粳米，煲汤、熬粥饮用，有补肺健体之效。

（6）锻炼身体，增强体质，提高抗病能力。

第三节　类肺炎性胸腔积液及脓胸

尽管日前许多强有力的抗生素在临床应用，肺炎仍然是最常见的疾病之一。在美国，肺炎伴胸腔积液位居胸腔积液病因的第二位、渗出性胸腔积液病因的第一位。大多数类肺炎性胸腔积液通过有效的抗生素治疗积液可以自行吸收。约 10% 的胸腔积液需要手术干预。据统计，住院的细菌性肺炎患者约有40% 伴有胸腔积液，其病死率高于无胸腔积液的肺炎患者。

类肺炎性胸腔积液系指细菌性肺炎、肺脓肿和支气管扩张感染引起的胸腔积液；如积液呈稠厚、脓性外观者称为脓胸。类肺炎性胸腔积液中需要治疗性胸腔穿刺或胸腔插管引流才能缓解者称为复杂性类肺炎性胸腔积液。

一、病因

类肺炎性胸腔积液常由于细菌性肺炎累及胸膜所致，尤其是年老体弱、未及时治疗、免疫功能低下或接受免疫抑制药治疗者的发生率更高，此外也可见于肺脓肿、支气管扩张或肺癌合并感染等。脓胸患者多有肺部感染，但外科手术后脓胸也较常见，其他的病因包括气胸行胸腔穿刺术或胸腔插管引流术后的并发症，食管穿孔，邻近部位的化脓性感染（纵隔炎、膈下脓肿、肝脓肿、化脓性心包炎等）直接侵蚀、穿破或通过淋巴引流累及胸膜腔以及类风湿胸腔积液患者因为胸膜下结节坏死导致的支气管胸膜瘘等。

任何可引起肺部感染的细菌均可产生胸腔积液。既往的类肺炎性胸腔积液以肺炎链球菌或溶血性链球菌最常见，在抗生素普遍应用以后，则以金黄色葡萄球菌为主。近年来厌氧菌和革兰阴性杆菌感染呈上升趋势。根据既往的一些文献报道，类肺炎性胸腔积液的病原体有如下特点：①需氧性细菌比厌氧性细菌稍多；②金黄色葡萄球菌和肺炎链球菌占需氧革兰阳性细菌感染的 70% 左右；③如胸液为单一的需氧革兰阳性细菌感染，致病菌主要为金黄色葡萄球菌、肺炎链球菌或化脓性链球菌；④需氧革兰阳性细菌的感染机会是需氧革兰阴性细菌的 2 倍左右；⑤大肠埃希菌是最常见的分离出的需氧革兰阴性细菌，但罕见单独引起胸腔积液；⑥克雷白杆菌、假单胞菌和流感嗜血杆菌是其次 3 种最常见的分离出的需氧革兰阴性细菌，约占单一种需氧革兰阴性细菌所致脓胸的 75%；⑦拟杆菌属和胨链球菌是两种最常见的分离出的厌氧菌；⑧胸液中仅分离出单一厌氧菌的情况比较少见。

二、病理生理

类肺炎性胸腔积液可分成 3 个阶段，但界限并不十分明确，可逐渐合并在一起。

（一）渗出阶段

此阶段的特征是无菌性胸液迅速地渗出到胸膜腔。胸液的来源仍未明确，可能来自肺的间质。胸液的特征是白细胞低，LDH 低，葡萄糖水平和 pH 值正常。如果在此阶段适当应用抗生素，胸腔积液不会进行性增多，也不用胸腔内插管引流。

（二）纤维脓性阶段

如果没有进行适当的治疗，在某些情况下细菌可以从邻近的肺炎入侵到胸液。这一阶段是以大量的胸液为特征，胸液中有许多多形核细胞、细菌和细胞碎屑。纤维蛋白沉积在被累及的脏层和壁层胸膜。当此阶段发展时，积液倾向于形成包裹和形成限制膜。包裹预防了脓胸的扩展，但增加了胸腔插管引流的困难。当发展到这一阶段时，胸液 pH 和葡萄糖水平进行性下降，LDH 水平进行性增高。

（三）机化阶段

成纤维细胞从脏层和壁层胸膜表面向积液处生长，产生一无弹性的膜，称为胸膜皮，影响肺的膨胀。胸液浓稠，如未及时治疗，脓液可突破胸壁或肺，形成胸壁脓性窦道或支气管胸膜瘘。

三、临床表现

类肺炎性胸腔积液和脓胸的临床表现主要取决于患者是需氧菌或厌氧菌感染。

需氧菌肺炎伴有或不伴有胸腔积液者的临床表现基本相同。患者表现为急性起病，发热、寒战、胸痛、咳嗽、咳痰和血白细胞增高，有肺部炎症和积液的体征。无胸腔积液的肺部感染患者胸膜炎性胸痛发生率为 5%，伴胸腔积液者为 64%。患者出现症状未及时就医的时间越长，发生胸腔积液的可能性越大。如抗生素治疗 48 h 以上仍发热，则提示为复杂性类肺炎性胸腔积液。患者如先表现为肺炎然后出现胸腔积液则较易诊断为类肺炎性胸腔积液。年老体弱和（或）接受糖皮质激素及免疫抑制药的患者，可无上述急性症状而发病。

厌氧菌感染累及胸膜者多为亚急性起病，70% 的患者多于出现症状后 1 周就诊。许多患者口腔卫生较差，且有饮酒、意识丧失或误吸史。大多数患者血白细胞明显增高（中位数 23.5×10^9/L）并有轻度贫血。

四、诊断

（一）确定肺部炎症

肺部炎症包括细菌性肺炎、肺脓肿和支气管扩张合并感染，根据临床症状、体征和胸部 X 线检查诊断并不困难。应尽早行痰培养和药敏，必要时行纤维支气管镜、环甲膜穿刺或经皮穿刺吸取分泌物培养，尽可能查明病原体，以指导临床治疗。

（二）确定有无胸腔积液

对每一例肺炎患者最初的检查都要注意是否有类肺炎性胸腔积液的存在。确定是否有复杂性类肺炎性胸腔积液是非常重要的，因为胸腔插管引流与否与其死亡率有关。

肺部体检结合胸部 X 线征象对中等量以上的积液确定较易，而少量胸腔积液则要通过细致的检查才能确定。前后位或侧位胸片肋膈角模糊或变钝，或膈肌模糊者提示有胸腔积液，可改变体位透视或侧卧位胸片确定，此时液体散开，肋膈角或膈肌变清晰。胸部 CT 对胸腔积液诊断效率更高，还可鉴别肺和胸膜病变，了解肺实质病变的位置和特征，有助于鉴别诊断和指导治疗。此外，胸部超声检查也可确定有无胸腔积液的存在和进行穿刺定位。

（三）确定积液的性质

一旦考虑为类肺炎性胸腔积液，应尽早行胸腔穿刺，检查胸液外观、细胞数和分类、胸液生化（pH、蛋白质、葡萄糖、淀粉酶和 LDH 等）、胸液革兰染色和培养等。胸腔积液早期可表现为无菌性浆液性渗出，pH>7.30，葡萄糖 >3.3 mmol/L，LDH<500 U/L，细胞分类以多形核细胞为主。随病情的进一步加重，类肺炎性胸腔积液的表现更为典型，表现为脓性渗出，pFI<7.10，葡萄糖 <2.2 mmol/L，LDH>1 000 U/L，中性粒细胞总数在 10×10^9/L 以上，此时胸腔积液涂片革兰染色或细菌培养可阳性。胸液有臭味常提示厌氧菌感染，然而仅有 60% 左右的厌氧菌性脓胸有恶臭味。

临床上根据胸液检查的情况决定是否须行胸腔插管引流，需要引流的情况包括：①胸膜腔内积脓；②胸液革兰染色阳性；③胸液葡萄糖 <2.2 mmol/L；④胸液培养阳性；⑤胸液 pH<7.00；⑥胸液 LDH>3× 正常血清值高限；⑦胸液为包裹性。这些情况也预示着患者预后较差。

五、分类

类肺炎性胸腔积液和脓胸所包括的范围很宽，很少量积液的患者仅需要给予抗生素治疗，而多发包裹性脓胸可能需要行胸膜剥脱术。目前，类肺炎性胸腔积液和脓胸的分类标准主要有 2 个：Light 分类法和美国胸科医师学会（American college of chest physicians，ACCP）分类法。

（一）Light 分类法

Light 分类法根据胸液量、胸液外观、胸液生化特征以及胸液是否为包裹性把类肺炎性胸腔积液和脓胸分成 7 类，对临床处理具有较大的指导意义（表 11-1）。

表 11-1 类肺炎性胸腔积液和脓胸的 Light 分类法和治疗方案

1 类：无意义的胸腔积液	少量，侧卧位 X 线胸片积液厚度 <10 mm
	无须胸腔穿刺
2 类：典型的类肺炎性胸腔积液	积液厚度 >10 mm
	胸液葡萄糖 >2.2 mmol/L，pH>7.20
	LDH<3× 正常血清值高限
	胸液革兰染色和培养阴性
	单纯使用抗生素
3 类：边缘性复杂性类肺炎性胸腔积液	7.00<pH<7.20 和（或）
	LDH>3× 正常血清值高限，胸液葡萄糖 >2.2 mmol/L
	胸液革兰染色和培养阴性
	抗生素 + 反复胸腔穿刺抽液
4 类：单纯性复杂性类肺炎性胸腔积液	pH<7.00 或葡萄糖 <2.2 mmol/L 或
	革兰染色或培养阳性
	胸液外观非脓性且无包裹
	胸腔插管引流 + 抗生素
5 类：复合性复杂性类肺炎性胸腔积液	pH<7.00 和（或）葡萄糖 <2.2 mmol/L 或
	革兰染色或培养阳性
	多发包裹性
	胸腔插管引流 + 胸腔内注入纤溶药物（很少需行胸腔镜或开胸行胸膜剥脱术）
6 类：单纯性脓胸	胸液外观脓性
	游离积液或单个包裹性
	胸腔插管引流 ± 胸膜剥脱术
7 类：复合性脓胸	胸液外观脓性
	多发包裹性
	胸腔插管引流 ± 胸腔内注入纤溶药物
	常需行胸腔镜或胸膜剥脱术

1 类：无意义的胸腔积液。胸腔积液量少，侧卧位 X 线胸片积液厚度 <10 mm。1 类患者无须胸腔穿刺，给予适当抗生素治疗。

2 类：典型的类肺炎性胸腔积液。侧卧位 X 线胸片积液厚度 >10 mm。胸液葡萄糖 >2.2 mmol/L，pH>7.20，LDH 水平小于正常血清值高限的 3 倍，胸腔积液革兰染色和培养阴性。2 类患者除了初次穿刺以明确胸液性质外，一般无须给予其他侵入性操作；但如果胸液量增长速度很快或患者有明显毒性症状，则需要反复行胸腔穿刺抽液。

3 类：边缘性复杂性类肺炎性胸腔积液。胸腔积液革兰染色和培养阴性，胸液葡萄糖 >2.2 mmol/L；

但 pH 7.00～7.20，LDH 水平高于正常血清值高限的 3 倍，或胸液为包裹性。患者胸液相对较低的 pH 值、相对较高的 LDH 水平以及包裹性胸液均提示患者胸腔内炎症水平较高。部分 3 类患者的胸液可自行缓解，其他则需要侵入性操作。

4 类：单纯性复杂性类肺炎性胸腔积液。胸液 pH<7.00，葡萄糖 <2.2 mmol/L 或革兰染色或培养阳性。胸腔积液外观非脓性且无包裹。4 类患者的胸液多数不能通过单纯给予抗生素而消失，需要一定的侵入性治疗。

5 类：复合性复杂性类肺炎性胸腔积液。5 类患者符合 4 类患者的标准，但胸液为包裹性。5 类患者需要纤溶药物或可行胸腔镜下松解粘连，部分患者需要开胸行胸膜剥脱术。

6 类：单纯性脓胸。胸液外观为脓性，可以为游离积液或形成单个包裹性。患者需要相对大直径（28～36 F）的导管行胸腔插管引流。6 类患者脏层胸膜表面通常形成一层厚的胸膜皮，阻碍了肺膨胀。如果胸腔插管引流数天后仍存在较大的脓腔，则需要考虑行胸膜剥脱术以消灭脓腔。

7 类：复合性脓胸。胸液外观为脓性且形成多发包裹性。患者需要大直径导管行胸腔插管引流，并可在胸腔内使用纤溶药物以促进引流通畅。大部分患者需要侵入性治疗，如胸腔镜下松解粘连或开胸行胸膜剥脱术。

（二）ACCP 分类法

2000 年 ACCP 根据胸腔解剖学特征（A）、胸液细菌学（B）和胸液生化（C）三方面把类肺炎性胸腔积液分成 4 类，并对每类的预后风险性以及是否需要引流进行了评估（表 11-2）。

表 11-2 类肺炎性胸腔积液 ACCP 分类及预后风险性

	胸液细菌学	胸液生化	分类	预后差的风险	引流
A_0 少量游离积液（侧卧位胸片，B 超或 CT 扫描示积液厚度 <10 mm）	BX 培养和革兰染色结果未知	CXpH 未知	1 类	非常低	无须
A_1 小至中量游离积液（>10 mm 但 < 1/2 单侧胸腔）	B_0 培养和革兰染色阴性	C_0 pH ≥ 7.20	2 类	低	无须
A_2 大量游离积液（>1/2 单侧胸腔）或包裹性积液，和（或）积液伴有壁层胸膜增厚	B_1 培养和革兰染色阳性	C_1 pH<7.20	3 类	中等	需要
	B2 脓性		4 类	高	需要

1 类：胸液为少量（侧卧位胸片，B 超或 CT 扫描示积液厚度 <10 mm）游离积液，因为积液量少而不能行胸腔穿刺，故胸液细菌学和生化特征未知。1 类胸液患者预后差的风险性很低。

2 类：胸液为小至中量（积液厚度 >10 mm 但 <1/2 单侧胸腔）游离积液，胸液的培养和革兰染色为阴性，胸液 pH ≥ 7.20。2 类胸液患者预后差的风险性较低。

3 类：胸液符合以下三项指标中的至少一项。①胸液量 >1/2 单侧胸腔，胸液为包裹性，或伴有壁层胸膜增厚；②胸液培养和革兰染色阳性；③胸液 pH<7.20，或胸液葡萄糖 <3.3 mmol/L。3 类胸液患者预后差的风险性为中等。

4 类：胸液为脓性，该类患者预后差的风险性高。

六、治疗

治疗主要包括两方面，一方面是选择合适的抗生素，另一方面是处理胸腔积液。

（一）抗生素的选择

所有类肺炎性胸腔积液患者均应给予抗生素治疗。胸腔积液革兰染色阳性者有助于指导抗生素的选择。初始的抗生素选择主要基于肺炎是社区获得性抑或医院获得性以及患者病情的严重程度；另一方面需要考虑抗生素透入胸腔积液的能力。动物实验证明不同抗生素穿透人感染性胸膜腔的程度有很大的差别，甲硝唑穿透性最好，其次是青霉素、克林霉素、万古霉素和头孢曲松；新喹诺酮类和克拉霉素的穿透性也很好；而氨基糖苷类抗生素不易穿透入胸膜腔。抗生素的使用剂量无须因为胸腔积液的存在而增加，也不推荐常规胸腔内给予抗生素。

对于社区获得性肺炎病情不严重者，推荐的抗生素是单用氟喹诺酮类抗生素（如左氧氟沙星、莫西沙星或吉米沙星），或高级大环内酯类抗生素（阿奇霉素或克拉霉素）联合 β - 内酰胺类抗生素（头孢噻肟、头孢曲松、氨苄西林 / 舒巴坦或厄他培南）。对于严重的社区获得性肺炎，如果没有假单胞菌感染危险者，推荐的抗生素是 β - 内酰胺类抗生素联合一个高级大环内酯类抗生素或一个呼吸氟喹诺酮类抗生素；如果怀疑有假单胞菌感染者，则抗生素中应包括具有抗假单胞菌活性的抗生素（如氧哌嗪青霉素、亚胺培南、美罗培南、头孢吡肟等）。因为类肺炎性胸腔积液中厌氧菌感染所致者占了相当比例，故所有患者应使用覆盖厌氧菌的抗生素（如克林霉素或甲硝唑）。此外，住院患者中很大一部分复杂性类肺炎性胸腔积液的病原体是甲氧西林耐药金黄色葡萄球菌（MRSA），所以如果培养阳性时应选用万古霉素。抗生素的使用疗程目前尚没有统一意见，目前，临床上一般推荐使用数周。

（二）胸腔积液的处理

类肺炎性胸腔积液的处理方法主要依据胸腔积液的性质而选择，包括临床观察、治疗性胸腔穿刺、胸腔插管引流、胸腔内注入纤溶药物、VATS 松解粘连、开胸行胸膜剥脱术和松解粘连以及开窗引流。

1. 临床观察

类肺炎性胸腔积液一旦发现应尽早行胸液检查以明确是否需要引流，故一般来说大多数患者不适于仅仅行临床舰察。尽管仅有 10% 左右的患者需要引流，但对这些需要引流的患者尽早引流非常重要，因为容易引流的游离性胸液在 12 ~ 24 h 后即可形成包裹性而难于被引流。临床观察仅适合于患者在侧卧位胸片，B 超或 CT 扫描时示积液厚度 <10 mm 者。

2. 治疗性胸腔穿刺

反复行胸腔穿刺抽液（可在 B 超引导下）有助于类肺炎性胸腔积液的治愈，但由于患者需行多次穿刺，并可能因此导致住院时间延长，故目前临床应用逐渐减少。

3. 胸腔插管闭式引流

胸腔插管闭式引流对大多数复杂性类肺炎性胸腔积液患者都是适合的初始引流方法。插管位置应有利于胸液的引流，另一端连接水封瓶。如果患者脏层胸膜已经覆盖有纤维素皮，在引流管加用负压吸引装置可能促进肺的膨胀，并加快脓腔的消灭。关于胸腔插管所用的导管，在过去一般推荐使用相对大直径（28 ~ 36 F）的导管，以防止黏稠胸液可能阻塞小直径导管。但目前亦有研究显示用 Seldinger 技术置入 8 ~ 12 F 的猪尾巴管或 10 ~ 14 F 的 Malecot 导管对于脓胸患者也取得了良好的效果，可能与导管位置放置准确有关。

对于复杂性类肺炎性胸腔积液患者，胸腔插管闭式引流成功的标志是患者在 24 h 内临床情况和影像学得到改善。如果患者插管 24 h 内没有明显的好转，需要考虑引流不理想或抗生素选择不正确。在这些患者需要重新回顾胸液培养的结果，而引流不理想通常是由于插管位置不正确所致。此外，胸液分房导致引流不充分，脏层胸膜表面纤维素组织覆盖致使肺组织不能膨胀也可导致引流失败。如果引流不充分需要考虑胸部 CT 检查以明确是哪方面的问题。如果明确胸液为多房性，需要考虑行 VATS 松解粘连。

如果胸腔插管闭式引流后患者临床情况和影像学得到改善，胸腔导管应留置到每天胸液引流量 <50 mL，并且引流液颜色转为清澈黄色为止。应每天定量引流液收集系统里的沉淀物（代表胸液白细胞和坏死物），如果沉淀物每天 >5 mL 则不能停止引流。目前，认为对于类肺炎性胸腔积液 ACCP 分类标准中 3 类或 4 类患者，给予单纯的治疗性胸腔穿刺或胸腔插管引流对于大多数患者来说仍不够充分。

4. 胸腔内注入纤溶药物

胸液包裹会致使复杂性类肺炎性胸腔积液的引流困难，胸腔内给予纤溶药物的理论依据是其可以破坏形成包裹的纤维蛋白膜而促进胸液的引流。常用的药物为链激酶，但其有效性目前仍存在很多争论。最近一项大型的多中心、随机、双盲、安慰药对照的临床研究显示，胸腔内给予链激酶治疗复杂性类肺炎性胸腔积液患者，既不能减少患者需要外科手术的可能性，也不能缩短住院时间。该组研究者目前正进行另一项胸腔内给予新型的纤溶药物——组织纤溶酶原激活剂（tPA）以及 tPA 联合重组 DNAase（链球菌 DNA 酶，链道酶）治疗复杂性类肺炎性胸腔积液的研究。综合而言，在新型纤溶药物被证明有效之前，胸腔内注入纤溶药物不推荐用于常规治疗，对于不能施行 VATS 的医院或者患者不能接受外科手术者则可以考虑使用。

5. VATS

目前，认为 VATS 对于复杂性类肺炎性胸腔积液的治疗有益，对于此类患者当胸液引流不充分者可考虑 VATS，在此之前应行胸部 CT 扫描以明确脓腔的大小和范围以及胸膜表面是否增厚。VATS 可以松解粘连、打断胸膜腔的多房性以使胸膜腔得到彻底的引流，亦可帮助引流管放置到最合适的位置；另外还可行 VATS 下胸膜剥脱术。如果 VATS 不能使肺完全复张，VATS 的切口可以扩大为开胸术以进行完全的胸膜剥脱术。

6. 胸膜剥脱术

开胸行胸膜剥脱术可以去除脏层胸膜和壁层胸膜上所有的纤维组织，清除胸腔内积脓，促进肺的膨胀。胸膜剥脱术为胸部大手术，需要完全的胸廓切口，因此，不适用于显著衰弱的患者。对于胸膜腔感染急性期的患者，胸膜剥脱术仅在考虑控制胸膜腔的感染时使用，而不适用于仅仅为去除增厚的胸膜，因为这些增厚的胸膜通常在数月后自行缓解。如果 6 个月后患者的胸膜仍有增厚并且患者的肺功能显著下降致使活动受限时则应考虑行胸膜剥脱术，然而这种情况并不多见。

7. 开窗引流

开窗引流适用于胸膜腔的慢性引流。有两种方法可选择：最简单的方法是在脓腔的下部的表面切除 1～3 条肋骨节段，插入 1 支或多支粗短的引流管，引流液可引流到收集袋中。此法比闭式引流的优点是引流更为充分，患者不必连接水封瓶。引流后每天用温和的抗菌溶液冲洗，待脓腔缩小至 10 cm 以下时可拔去引流管，然后用凡士林纱布引流条换药。另一相似但较复杂的方法是开窗垫瓣引流，切除脓腔表面 2 条以上的肋骨节段，在胸膜腔和胸壁的引流口置以皮肤和肌肉瓣，其优点是创造了皮肤衬垫的瘘管，不用插管而起引流作用。患者可在家自行处理，脓腔可逐渐闭合。需要注意的是开窗引流不能太早用于治疗复杂性类肺炎性胸腔积液，只有确定已经形成包裹性脓胸之后才能使用这一方法，否则会引起气胸。因此，在开窗引流之前，可先留置胸腔导管与大气相通的短暂时间，然后行 X 线胸片检查确定没有气胸后才可进行。

第四节　乳糜胸

乳糜胸于 1933 年首次由 Bartolet 报告，临床上虽不常见，但随着胸腔手术的增加，这一疾病更为常见。但随着现代诊断和治疗水平的不断提高，乳糜胸患者的病死率已下降到 10% 以下。

一、定义

由于胸导管或其分支的损伤及病变造成乳糜在胸膜腔内积聚，称为乳糜胸。胸导管经膈肌主动脉裂孔进入后纵隔右侧上行于主动脉和奇静脉之间，于第 5 胸椎水平走向脊柱左侧。该管沿食管的左缘上行至第 1 胸椎水平汇入左颈内静脉和锁骨下静脉的交界部。因此第 5 胸椎水平以下的胸导管损伤可出现右侧乳糜胸，病损若在第 5 胸椎以上可引起左侧乳糜胸。乳糜胸约占所有胸腔积液的 2%。

二、病因

（一）创伤性

创伤性占病因的 25%，其中医源性损伤占创伤病因的 30%，最常见于胸腔手术。据统计，其发病率占胸腔内手术的 0.24%～0.5%，包括食管、主动脉、纵隔、心脏、肺和交感神经系统的手术可能引起胸导管或其分支的损伤。偶见于颈部手术、腹部交感神经切除术和根治性淋巴结清除术、腰部主动脉造影术、锁骨下静脉和左颈内静脉插管术后。

颈、胸部的刀、枪伤等穿透性损伤累及胸导管，致乳糜胸。肺脏外伤和脊柱骨折亦较易引起乳糜胸。外伤性乳糜胸以右侧多见，损伤的位置常为第9、第10胸椎。有时脊柱突然过度伸展，举重、咳嗽、呕吐等剧烈动作均可发生乳糜胸。

（二）肿瘤性

肿瘤为最常见的病因，占50%，其中以淋巴瘤最多见，约占恶性肿瘤患者的75%。癌肿纵隔转移侵及胸导管或其分支也可引起乳糜胸。文献报告艾滋病并发Kaposi肉瘤，胸导管受累时可出现乳糜胸。

（三）特发性

特发性较少见，在病因中占15%，先天性乳糜胸是新生儿早期胸腔积液的最常见原因，发生于产后1～7 d内，可伴有先天愚型综合征、Noonan综合征、母体羊水过多、淋巴管瘤、先天性淋巴管扩张、H型气管食管瘘及胸导管发育不良和闭锁等。

（四）其他

其他约占10%，包括丝虫病、淋巴结肿大、结核病、结节病、淀粉样变性、狼疮、静脉血栓形成、二尖瓣狭窄、肝硬化、心力衰竭、各种良性肿瘤、肺淋巴管肌瘤病、淋巴管瘤、肠淋巴管扩张、蛋白丢失性肠病等，其中大多数很少引起乳糜胸。肺淋巴管肌瘤病极少见，但发生乳糜胸的概率较高，约75%患者伴有乳糜胸。

三、发病机制

肠道形成的淋巴液进入胸导管，会同其中的其他成分就称为乳糜。其富含三酰甘油和乳糜微粒，呈乳白色。每天大约有1 500～2 500 mL的乳糜液进入血液循环。进食脂肪后，胸导管内淋巴流动较进食前增加。产生乳糜胸的机制如下。

（1）对胸导管或其分支的直接损伤。

（2）肿瘤或炎症直接侵蚀。

（3）外压性或放疗后使管腔闭塞，或先天性发育不良及闭锁，使淋巴管压力升高，产生淋巴、乳糜反流。

（4）静脉压力升高使淋巴管压力升高，导致淋巴管破裂。

先天性乳糜胸一般与分娩时胎儿先天薄弱的胸导管过度伸展、撕拉或淋巴管发育异常有关；或分娩时胎儿静脉压突然增高引起先天性薄弱的胸导管破裂。

四、临床表现

乳糜胸患者临床上除原发病所见的症状外，主要表现为乏力、体重减轻、尿少和脂溶性维生素缺乏、严重脱水、消瘦等营养不良的症状。胸膜腔内大量乳糜液的积贮，使肺组织受压，纵隔向对侧移位，胸闷、呼吸困难、心悸等，重者可出现休克。由于乳糜液有制菌作用，对胸膜腔的刺激性小，故患者多无发热、胸痛。

先天性淋巴管发育不良或扩张表现为"黄甲综合征"，即黄色甲、淋巴水肿、乳糜性胸腔积液三联症。查体有胸腔积液的体征。

五、X线检查

X线检查呈胸腔积液征，常可见纵隔淋巴结肿大。

六、实验室检查

乳糜静置后可以分成3层：上层呈乳膏样，为乳糜微粒；中层呈乳状，为蛋白质及少量脂质成分；下层主要为细胞成分，多为小淋巴细胞。乳糜外观呈乳白色，为无臭的渗出液，比重为1.012～1.025，pH>7.40，总蛋白在30 g/L以上，白细胞计数平均为5×10^9/L，以淋巴细胞为主，脂肪含量超过4 g/L，主要为三酰甘油。

乳糜中加入苏丹Ⅲ酒精液呈红色，显微镜下见多数淋巴球和苏丹Ⅲ阳性的脂肪球。加乙醚于乳糜液中，震荡后静置，乳糜溶于乙醚层中，胸腔积液便见澄清。

胸液三酰甘油测定：高于 1.2 mmol/L，胆固醇 / 三酰甘油小于 1。

七、淋巴管造影

用 30% 油碘剂碘苯酯从下肢淋巴管注入，可发现淋巴管、胸导管阻塞和破裂部位，观察淋巴管有无畸形、扩张、迂曲及造影剂外漏情况，24 h 后了解淋巴管病变部位。

八、胸、腹部 CT 检查

胸部 CT 能在乳糜胸出现前显示后纵隔影增宽（乳糜胸存在），能发现纵隔及腹主动脉旁淋巴结病变。

九、开胸探查

对乳糜胸持续存在，上述检查不能明确病因诊断，CT 显示异常，此时需考虑开胸探查。

十、诊断

详细询问病史对诊断十分重要，询问近日有无胸外科手术史，有无胸部钝伤或隐性外伤。加上患者有大量胸腔积液、进行性呼吸困难，抽出胸液呈牛奶状，则具有高度诊断价值。但呈此典型外观者仅约 50%，有 12% 病例胸液呈浆液性或血性，尤其在刚手术后禁食或刚出生后新生儿未喂养时。若混浊液离心后上层液呈云雾状，提示有乳糜胸的可能。若混浊液离心后变清晰，则非乳糜液。诊断时还需明确胸导管破裂或堵塞的部位，并寻找原发病。

十一、鉴别诊断

乳糜胸需与假性乳糜胸、脓胸等相鉴别。

（一）假性乳糜胸

假性乳糜胸常见病因为结核、类风湿性关节炎、充血性心力衰竭、梅毒等。这是由于胸腔积液在胸腔内停留时间较长（多大于 1 年），胸腔积液内的细胞成分分解、坏死，或产生胆固醇的细胞释放胆固醇，使胸液中的胆固醇含量相对较高，而三酰甘油的含量相对较低，增厚的胸膜又难以将此大量的胆固醇移去。与乳糜胸的鉴别见表 11-3。

（二）脓胸

急性脓胸时可伴有全身中毒症状，患侧胸壁水肿、红热、压痛等体征。慢性脓胸患者常有胸痛、发热，白细胞增多。由于胸液中有大量的脓细胞，或脓细胞分解，发生脂肪变性、坏死，呈乳糜样外观。离心沉淀后上层变为清亮液，下层细胞沉渣或有形成分沉渣。胸液涂片和培养常可查到致病菌。

表 11-3　乳糜液与假性乳糜液的鉴别

	乳糜液	假性乳糜液
外观	乳状	乳状
静置后的奶油层	有	没有
臭味	无臭味	无味或有臭味
pH 值	碱性	变化较大
脂肪球（苏丹Ⅲ染色）	有	没有
加乙醚	变清亮，容积变小	无变化
比重	>1.012	<1.012
微生物检查	无菌	一般无菌

	乳糜液	假性乳糜液
三酰甘油	高（>1.2 mmol/L）	低
胆固醇	低	高（10.4~26 mmol/L）
胆固醇/三酰甘油	<1	>1
脂蛋白电泳	有乳糜微粒带	无
口服嗜碱性染料	胸液中有染料	无
显微镜检	淋巴细胞，油滴	各类细胞，胆固醇结晶
病因	外伤、肿瘤或结核等损害或压迫胸导管、先天性	长期胸腔积液、胸膜肥厚，如结核性胸膜炎、类风湿性关节炎
起病	较急	慢性、长期胸腔积液史

十二、治疗

（一）病因治疗

按引起乳糜胸的原因治疗。

（二）内科治疗

内科治疗的原则是既要维持足够的营养，又要减少乳糜的生成。经过治疗促进破裂口早期愈合，或经 2 ~ 3 周后淋巴管侧支扩张，侧支循环建立，最终达到乳糜胸的治愈。

1. 饮食治疗

食物中的脂肪在小肠分解吸收，长链脂肪酸（碳原子 12 个以上）脂化后是经淋巴管、胸导管进入左锁骨下静脉，而短链脂肪酸（碳原子 10 个以下）不脂化则经门静脉吸收。故采用低脂肪饮食，推荐使用中链三酰甘油（MCT），不仅能维持营养，而且降低胸导管的乳糜流量和胸腔乳糜液的贮积，从而促进破口愈合。如需进一步减少淋巴流量，可禁食，而行静脉高营养。

2. 静脉高营养

静脉输入多种氨基酸、多种维生素、各种电解质及足量水分，以维持患者的营养。

3. 胸腔引流

大量乳糜胸液致呼吸困难时应行胸腔引流，引流和大气压相等时中止，不再加负压吸引，以免胸腔内压差增大反而促进乳糜漏出、营养状态恶化和胸腔漏修复困难。

（三）手术治疗

1. 手术指征

（1）成人每天平均丢失乳糜液超过 1 500 mL 或儿童超过 1 000 mL，并持续 5 d。

（2）经过 2 周保守治疗，乳糜量未见减少。

（3）保守治疗期间，营养状况急剧恶化。

2. 手术方法

常用的手术方法有：直接结扎胸导管、大块结扎胸导管、胸腹膜腔分流术、胸膜切除术、肺包膜剥脱术等，而最多见的是直接结扎胸导管法。

第五节　气胸

胸膜腔是由壁层和脏层两层胸膜构成的一个密闭的不含空气的潜在性腔隙，任何原因致胸膜破损，空气进入胸膜腔即形成气胸。气胸分为自发性气胸和创伤性气胸。自发性气胸又可分为原发性和继发性两种：原发性气胸主要发生在既往无基础肺疾病的健康人，继发于原有基础肺或胸膜疾病的则称继发性气胸。创伤性气胸是指胸部直接或间接创伤所引起，也包括诊断和治疗操作过程中引起的医源性气胸。

本节主要叙述自发性气胸。

一、病因和发病机制

原发性气胸又称特发性气胸，多发生在 30 ～ 40 岁，男多于女，发病比例为 4 ∶ 1 ～ 6 ∶ 1；右侧发病多于左侧，约 10% 为双侧；肺部常规 X 线检查常无异常发现，其发病主要是由于胸膜下肺表面的气肿泡或肺尖部肺内大疱破裂所致，发病机制尚不清楚。有人解释：由于肺本身的重力作用，整个肺内机械张力的分布不均匀，肺尖部肺泡壁的张力比肺底部的大，此处的肺泡壁易于扩张破裂。原发性气胸患者多为瘦长体型身材较高者，这一人群从肺底到肺尖的压力梯度比正常人大，肺尖部肺泡壁所承受的张力相对较高，因而更易引起肺尖部胸膜下局限性气肿泡而发生气胸。吸烟人群中原发性气胸发病率较高，停止吸烟可以减少气胸复发。上述病变也可能是吸烟、支气管或肺部炎症所致的纤维组织牵拉或通气不畅引起，或肺纤维组织先天发育不全（如马方综合征）所致。有报道认为，原发性自发性气胸可能有遗传因素，11.5% 患者有家族史，人类白细胞抗原（HLA）单连体 A284-0 可能与原发性自发性气胸的发生有关，女性患者的家族史更明显，发病平均年龄较男性约早 2 ～ 5 岁。

继发性自发性气胸，是在肺脏和胸膜各种疾病的基础上形成的气胸，因此临床症状较原发性气胸重，发病年龄也较高。最常见的病因是慢性阻塞性肺疾病（COPD）和肺结核并发肺大疱时，引流的小气道炎症狭窄、扭曲，肺泡内压急骤升高，导致大疱破裂，引起气胸。金黄色葡萄球菌、厌氧菌、革兰阴性杆菌等引起的肺化脓性病灶溃破入胸膜腔则引起脓气胸。近年获得性免疫缺陷综合征（AIDS）伴随的卡氏肺孢子菌感染引起的自发性气胸已受到重视。肺包虫囊肿破裂，肺吸虫等感染均可引起气胸。严重的支气管哮喘、肺癌、肺转移性肿瘤等疾病均可并发气胸。有时胸膜上具有异位子宫内膜，在月经期可以破裂而发生气胸（月经性气胸）。

气胸的发生大多数无明显诱因，凡能增加胸膜腔内压，尤其存在上述病因时病变区肺泡内压力增高因素均可诱发自发性气胸，剧烈运动、咳嗽、费力大便，甚至打哈欠、举物欢呼时，均可成为自发性气胸的诱因。乘坐飞机或潜水，因飞机迅速升高或潜水快速浮出水面，外界气压突然降低，肺内大泡胀大易于破裂。机械通气时，气道压力超过肺泡（尤其是病变组织）所能承受的压力时，也可诱发气胸。

二、病理生理

气胸时，胸膜腔内的负压消失，使肺发生萎陷，可引起下述病理生理变化。①对通气功能的影响，主要表现为肺活量和最大通气量减少，属限制性通气功能障碍。一般肺压缩 20% 以上，就可影响通气功能。②对气体交换功能的影响，气胸初始时，通气/血流（VA/Q）比值下降，解剖分流增加，产生低氧血症，表现为动脉血氧饱和度（SaO_2）和动脉血氧分压（PaO_2）降低，但对动脉血二氧化碳分压（$PaCO_2$）影响不太大，$PaCO_2$ 甚至低于正常。气胸发生数小时后，由于重新调整了 VA/Q 比例，使之恢复或接近正常比值，因此，PaO_2 和 $PaCO_2$ 可恢复正常，患者缺氧现象可能缓解。③对循环功能的影响，一般气胸对循环功能的影响不大或无影响，但张力性气胸可使回心血量减少，影响心脏搏出量，可引起血压下降，甚至发生休克。

三、临床类型

根据脏层胸膜破裂情况及胸腔内压力的变化将气胸分为 3 种类型。

（一）闭合性气胸

由于脏层胸膜裂口随着肺脏萎陷而关闭，空气停止继续进入胸膜腔，胸膜腔内压接近或稍超过大气压。抽气后，胸膜腔内压下降，留针 1 ～ 2 min 压力不再上升。

（二）开放性气胸

破裂口开放，空气从破裂口随呼吸自由进出胸膜腔，实际是支气管胸膜瘘，胸膜腔内压力接近大气压力，测压表上显示在 "0" 上下，抽气后压力不变。

（三）张力性气胸

破裂口形成单向活瓣，吸气时，胸膜腔内压力降低，活瓣开放，空气进入胸膜腔，呼气时胸膜腔内压力升高，关闭活瓣，空气不能逸出，胸膜腔内压急骤上升，常在 0.78 ~ 0.98 kPa（8 ~ 10 cmH$_2$O），有时可高达 1.96 kPa（20 cmH$_2$O）以上，致呼吸困难严重，纵隔被推向健侧，循环受到影响。抽气后胸膜腔内压下降，后又迅速上升为正压。

四、临床表现

气胸的临床表现与气胸发生的快慢、肺萎陷程度和胸膜腔内压力大小、原有肺功能基础三个因素有关。

（一）症状

发病前可有咳嗽、提重物、剧烈运动等诱因，但许多是在正常活动或安静休息时发病。剧烈运动时发病不足 10%。典型表现为患侧突发胸痛，呈尖锐持续性刺痛或刀割痛，吸气加剧，多在前胸、腋下部，可放射到肩、背、上腹部。持续性胸骨后痛提示纵隔气肿的存在。因气体刺激胸膜，可产生短暂的刺激性干咳。这些症状多在 24 h 内缓解。继之出现呼吸困难，老年患者特别是既往肺功能严重减退者，在气胸量不大时，即可出现明显的呼吸困难；而既往无基础肺疾病的年轻人即使肺压缩 80% 以上，呼吸困难也可不明显。张力性气胸患者由于胸膜腔内压骤升，纵隔移位，呼吸困难显著并进行性加重，常伴有心动过速、恐惧、烦躁以及大汗、皮肤湿冷等休克表现。发绀多见于张力性气胸和原有肺功能不全者。

（二）体征

气胸患者的体征视积气量和有无积液而定，少量气胸时体征不明显，肺压缩在 30% 以上，可见患侧胸廓膨隆，呼吸运动减弱，叩诊呈鼓音，心、肝浊音区消失，语颤和呼吸音均减弱或消失。左侧少量气胸或纵隔气肿时，可在左心缘或左胸骨缘处听到与心跳同步的嚼啪声，称为黑曼征，于左侧卧位呼气时最清楚；其产生机制可能为心跳挤压纵隔和左胸膜腔内的空气，或心跳使分开的脏壁层胸膜突然接触而产生。大量气胸可使心脏、气管向健侧移位。若颈、胸部触及握雪感，为皮下气肿的表现，也提示可能有纵隔气肿。

五、X 线检查

气胸的典型 X 线表现为肺向肺门萎陷呈圆球形阴影，气体常聚集于胸腔外侧或肺尖，局部透亮度增加，无肺纹理；压缩的肺外缘可见发线状的阴影。少量气胸往往局限于肺尖，常被骨骼掩盖，嘱患者深呼气，使萎缩的肺更为缩小，密度增高，与外带积气透光区呈更鲜明对比，从而显示气胸带。局限性气胸在后前位 X 线检查时易遗漏，需 X 线透视转动体位方能见到气胸。CT 扫描可以确诊局限性气胸，并有助于肺大疱和气胸的鉴别，前者在透光增强区域可见肺大疱间隔的存在。在肺复张后，CT 检查可以进一步明确基础肺部疾病。

六、诊断和鉴别诊断

根据患者突然发生胸痛、呼吸困难并有气胸体征，即可做出初步诊断。X 线显示胸膜腔积气带是确诊的依据。在无条件或病情危重不允许作 X 线检查时，可在患侧胸膜腔积气体征最明显处行诊断性穿刺，抽气测压，若为正压且抽出气体，说明有气胸存在，即应抽出气体以缓解症状，并观察抽气后胸膜腔内压力的变化，以判断气胸的类型。自发性气胸有时酷似其他心、肺疾患，应予鉴别。

（一）严重阻塞性肺气肿

本病有气急和呼吸困难，体检两肺叩诊反响增强，呼吸音减弱。呼吸道感染加重时，气急、发绀可加重，应仔细比较两侧叩诊和呼吸音是否对称，及时行 X 线检查可以鉴别。

（二）肺大疱

位于肺周边部位的肺大疱有时在 X 线检查时可误诊为气胸。肺大疱可因先天发育形成，也可因支气管内活瓣阻塞而形成张力性囊腔或巨型空腔，起病缓慢，气急不剧烈。从不同角度作胸部透视或 CT 检查，可见肺大疱为圆形或卵圆形透光区，疱内有细小的条纹，为肺小叶或肺血管的残遗物，肺大疱向周围膨胀,将肺压向周围;而气胸则见胸外侧的含气带,其中无肺纹理所见。肺大疱内压力与大气压相仿,抽气后,大泡容积无显著改变。

(三)急性心肌梗死

本病可突然发生胸痛、胸闷,甚至呼吸困难,犹似气胸,但患者常有高血压及冠状动脉硬化性心脏病史,体征、心电图和 X 线检查有助于诊断。

(四)肺栓塞

本病有胸痛、呼吸困难和发绀等酷似气胸的表现,但患者常有咯血,并常有下肢或盆腔血栓性静脉炎、骨折、严重心脏病和房颤等病史,或发生在长期卧床的老年患者或肿瘤患者,体检或 X 线检查有助于鉴别。

七、治疗

自发性气胸的治疗旨在消除症状,明确并发症,促进肺复张,防止复发和慢性气胸的发生。治疗方法的选择取决于症状的严重程度和持续时间、是否有基础肺部疾病、既往发作史以及患者的职业。应选择能让患者尽早恢复正常生活和工作,并且复发率最低、痛苦最小的治疗方法。

(一)一般治疗

闭合性小量气胸(≤ 20%)患者若无症状,可不予特殊处理。但在发病后的 24 ~ 48 h 内应密切观察,以保证气胸不再发展;嘱患者卧床休息,少讲话,减少肺活动,以利破口愈合和气体吸收。每天约有 1.25% 的胸膜腔内气体容积被吸收,如吸入高浓度氧(面罩呼吸或持续吸入),氧流量为每分钟 3 L,可使气胸气体吸收的速度提高达每天 4.2%,肺复张时间明显缩短。若复张延迟,气体进行性增多,症状加重,则需引流排气。

(二)排气疗法

1. 穿刺抽气法

此方法适用于闭合性气胸。患者取坐位或仰卧位,于第 2 肋间锁骨中线外或第 4 肋间腋前线处(如为局限性气胸,则根据气胸部位)消毒、局部麻醉,气胸针穿刺进入胸膜腔,测定初压,抽气至呼吸困难缓解或使胸膜内压在 −0.20 ~ −0.40 kPa (−2 ~ −4 cmH₂O)停止;留针 3 min 观察压力变化,判定气胸类型。一般抽气 1 ~ 2 次即可。抽气不能太快,以防复张性肺水肿。

2. 胸腔闭式引流术

在上述部位局部麻醉后应用带针芯的粗套管针或用手术方法将引流导管插入胸膜腔,另一端接在水封瓶玻璃管上。①正压连续排气:将胸腔引流管连接于床旁的单瓶水封正压排气装置(图 11-3),引流的玻璃管端置于水面下 2 cm。闭合性气胸穿刺后观察数天肺未复张或交通性气胸和张力性气胸,用此方法可获良好效果。②持续负压排气法:对于闭式引流 1 ~ 2 周肺仍未复张,复发性或慢性气胸,可采用此法。胸腔引流管连接于负压连续排气装置(图 11-4),使胸膜内压力保持负压水平 [−0.78 ~ −1.37 kPa (−8 ~ −14 cmH₂O)] 为宜。本法可迅速排气并能引流胸腔积液,促使肺脏迅速复张。

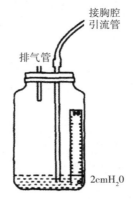

图 11-3　单瓶水封正压排气装置

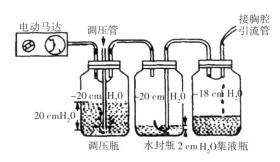

图 11-4 负压连续排气装置

（三）外科治疗

原发性气胸第 1 次发作后复发率为 30%，以后的复发率持续增加。气胸的反复发作往往给患者的正常工作和生活造成较大影响。10% ~ 20% 的自发性气胸需外科治疗。自发性气胸的手术指征为：①长期气胸；②复发性气胸；③双侧同时气胸；④自发性血气胸；⑤特殊职业等。一些特殊职业首次气胸亦应手术治疗，如飞行员、潜水员、远洋船员以及地质队员等需要长期野外或边远地区工作者。手术治疗成功率高，复发率低。

1. 开胸手术

开胸手术包括完整肺大疱切除、部分肺大疱切除加胸膜粘连固定术。若肺内原有明显病变，可考虑将肺叶或肺段切除。

2. 电视胸腔镜（video assisted thoracic surgery，VATS）

电视胸腔镜已被广泛应用于自发性气胸的治疗。其优点为手术效果确实，复发率低，切口小，创伤少，术后恢复快。

（四）其他治疗

由于气胸的存在，出现限制通气功能障碍，肺活量及其他肺容量减少，严重者可出现呼吸衰竭。要根据患者情况适当给氧，并治疗原发病。防治胸腔感染，镇咳、祛痰、镇痛、休息、支持疗法也应予以重视。

八、并发症及其处理

（一）复发性气胸

约 1/3 气胸 2 ~ 3 年内可同侧复发。对于多次复发的气胸，能耐受手术者作胸膜修补术；对不能耐手术者，可考虑胸膜粘连疗法。可供选用的粘连剂有四环素粉针剂、凝血酶等。其作用机制是通过生物、理化刺激产生无菌性胸膜炎症，使两层胸膜粘连，胸膜腔闭锁，达到防治气胸的目的。胸膜腔注入粘连剂前，应用闭式引流负压吸引，务必使肺完全复张。为避免药物所致的剧烈胸痛，先注入适量利多卡因，让患者转动体位，充分麻醉胸膜，15 ~ 20 min 后注入粘连剂。嘱患者反复转动体位，让药液均匀涂布胸膜（尤其是肺尖）。夹管观察数小时（如有气胸症状随时开管排气），吸出胸腔内多余药物。若一次无效，可重复注药。观察 2 ~ 3 d，经透视或摄片证实气胸治愈，可拔除引流管。

（二）血气胸

自发性气胸伴有胸膜腔内出血称血气胸，是由于胸膜粘连带内的血管断裂。肺完全复张后，出血多能自行停止。若继续出血不止，除抽气排液和适当输血外，应考虑手术结扎出血的血管。

（三）纵隔气肿和皮下气肿

高压气胸或抽气或进行闭式引流后，可沿针孔切口出现胸壁皮下气肿。逸出的气体还可蔓延至腹壁和上肢皮下。高压的气体进入肺间质，循血管鞘经肺门进入纵隔。纵隔气体又可沿着筋膜进入颈部皮下组织以及胸腹部皮下。X 线片上可见到皮下和纵隔边缘含气带。纵隔内大血管受压，患者感到胸骨后疼痛，气短和发绀，甚至血压下降。

皮下气肿和纵隔气肿随胸膜腔内气体排出减压而能自行吸收，吸入浓度较高的氧气可以加大纵隔内氧的浓度，有利于气体的消散。纵隔气肿张力过高而影响呼吸和循环者，可作胸骨上穿刺或切开排气。

（四）张力性气胸并发循环障碍

病情危重危及生命，必须尽快排气。紧急时将消毒针头从患侧肋间隙插入胸膜腔，使大量积气得以由此自行排出，缓解症状。紧急时，还可用大注射器接连三路开关抽气，或者经胸壁插针，尾端用胶管连接水封瓶引流，使大量气体得以单向排出。亦可用一粗注射针，在其尾部扎上橡皮指套，指套末端剪一小裂缝，插入气胸腔作临时简易排气，气体从小裂缝排出，待胸腔内压减至负压时，套囊即塌陷，小裂缝关闭，外界空气不能进入胸膜腔。对张力性气胸应尽早行胸腔闭式引流术。

（五）复张性肺水肿

由于气胸或胸腔积液引流过速，包括负压吸引，致单侧萎陷的肺组织复张过快时可出现肺水肿，有时也可累及对侧。患者可有不同程度的低氧血症和低血压，常有顽固性咳嗽和胸闷，治疗主要给予吸氧和利尿剂，必要时行持续正压通气，可加快临床症状的缓解。复张性肺水肿严重时可危及生命，预防是重要环节。

第六节　胸膜间皮瘤

胸膜间皮瘤是一种少见的原发性胸膜肿瘤，占整个胸膜肿瘤的 5%，其余胸膜肿瘤均为转移瘤。一般根据肿瘤生长方式和大体形态将间皮瘤分为局限型和弥漫型两种。前者来源于胸膜下结缔组织，多属良性或低度恶性；后者来源于胸膜间皮细胞，几乎均为高度恶性。根据细胞学形态及生物学行为将间皮瘤分为良性和恶性。

一、局限型胸膜间皮瘤

肿瘤局限性生长呈孤立性肿块。发病与石棉接触无关。临床上很少见，手术切除预后良好。

（一）病理

局限型间皮瘤常起自脏层胸膜或叶间胸膜。多为孤立、局限、边界清楚的肿物，常呈圆形或椭圆形的坚实灰黄色结节。表面光滑，呈轻度分叶，有包膜。肿瘤结节生长缓慢，大小不等，直径自数毫米至数厘米，大的可占据一侧胸腔。瘤体与胸膜接触面宽，凸向胸膜腔；少数有蒂状短茎与胸膜相连接，随体位变动而移位。瘤组织由梭形细胞和胶原及网状纤维束交织而成，可发生玻璃样变性和钙化。

（二）临床表现

本病任何年龄均可发生，以 40～50 岁多见，男性多于女性。一般多无症状，多在 X 线查体时发现。40% 病例有症状，如咳嗽，大多为干咳、胸痛、呼吸困难、发热，常伴有肥大性肺性骨关节病及杵状指（趾）。个别患者有低血糖的表现，发生原因不清，可能与肿瘤细胞消耗了葡萄糖及抑制脂肪分解，或肿瘤产物使肝糖原发生异生有关。

胸部 X 线表现：孤立的均匀一致的球状或半球状块影，边缘贴近胸膜而清楚，有时可有轻度分叶状，局限于肺的周边，或叶间裂内。10% 有胸腔渗出性积液。

（三）诊断和鉴别诊断

局限型间皮瘤的临床与 X 线表现缺乏特异性，诊断须与包裹性积液、胸膜结核性包块、浅表的肺良性肿瘤以及胸壁肿瘤相鉴别。在 B 超或 CT 引导下经皮穿刺活检，或在胸腔镜直视下多处活检有确诊价值。

（四）治疗

由于局限型胸膜间皮瘤属良性，但具有潜在恶性或低度恶性，且可复发、转移，外科切除为本病唯一的治疗手段，切除范围务求彻底，并尽早为宜，彻底切除常能治愈。文献报道极少数患者切除 10 年后复发。因此，对于良性局限型间皮瘤患者术后应定期复查胸片，一旦复发，再次切除，预后良好。

二、弥漫性恶性胸膜间皮瘤

（一）定义

弥漫性恶性胸膜间皮瘤是起源于间皮细胞的原发性胸膜间皮瘤，是一种较少见的进展性致病胸膜恶性肿瘤。恶性胸膜间皮瘤常并发胸腔积液，是恶性胸腔积液的重要病因之一。

（二）病因和发病机制

弥漫性恶性胸膜间皮瘤与石棉接触存在着密切的关系，特别是青石棉、温石棉和铁石棉。石棉是恶性间皮瘤最重要的致病因子。

石棉是一组天然产生的具有纤维状结晶结构的无机硅酸盐矿物质的总称，是铁、镁、镍、钙、铝的硅酸盐混合物，是现代工业不可缺少的原料。在工业上用于纺织品、绝缘材料、耐磨材料、塑料黏结及化工填料等达千种以上。目前世界上石棉用量比 40 年前增加 10 倍，因此间皮瘤发病率日渐升高。

石棉致弥漫型恶性胸膜间皮瘤机制尚不清楚。可能是由于吞噬细胞吞噬石棉纤维后，溶酶体酶减少，氧自由基释放以及石棉直接细胞毒作用，也可能由于石棉纤维能携带其他致癌物质，如支环芳香烃类。但体外研究未证实石棉能引起间皮增生和染色体畸变，大多数学者认为石棉纤维大小和形状比其化学成分在致癌性机制中更重要。经研究证实，石棉纤维的大小与恶性间皮瘤发病更密切，长而细的石棉纤维比粗而短的纤维致癌力强。

另外，有报道认为放射线因素、二氧化钍、钙、铍、病毒感染、胸膜瘢痕等可诱发恶性间皮瘤。

（三）临床表现

1. 症状

弥漫型恶性胸膜间皮瘤可发生于任何年龄，以 40 ~ 70 岁常见，平均 60 岁。男性较常见，男女之比为 2：1 ~ 10：1。累及右侧者多。起病隐匿，早期表现缺乏特异性，常在 X 线检查时发现。主要表现为持续性胸痛，胸痛逐渐加重，不随积液增多而减轻，直到用麻醉剂亦难以减轻的剧烈胸痛。胸痛的发生率为 65% ~ 100%。呼吸困难见于 85% ~ 90% 的病例，随胸液和肿瘤增长呈进行性加重，终至极度呼吸困难窒息死亡。其他如体重减轻、咳嗽、咯血、关节痛均可见到，发热较少见。

2. 体征

（1）胸腔积液：约 70% 患者有不同程度的胸腔积液，胸膜腔也可仅少量积液，而胸膜明显增厚，加之肺萎陷容量减少，导致患侧胸廓缩小凹陷，气管、纵隔移向患侧，此时患侧呈"冰冻胸"，限制了胸廓扩张运动。虽有明显的胸膜增厚，却不伴有肋间或胸膜凹陷，反有局限胸壁膨隆。

（2）胸壁肿块：约有 30% ~ 40% 病例可因肿瘤直接侵犯胸壁而出现肿块，也可因胸腔穿刺后肿瘤细胞沿针道移植到胸壁所致。

（3）全身体征：肺性骨关节病，骨、肝、肾及淋巴结转移均可发生，但不常见。

（四）实验室及辅助检查

1. 实验室检查

（1）胸水性质：初次胸穿，胸水多为血性，抽尽后胸水再生较快，少数胸水为草黄色；重复抽吸多次后胸水由黄色转为血性，非常黏稠，易堵塞穿刺针。比重高，可达 1.020 ~ 1.028；胸水的蛋白含量高，葡萄糖和 pH 值常降低。胸液透明质酸和 LDH 水平很高。

（2）脱落细胞学检查：据报道，胸腔积液脱落细胞阳性率为 21% ~ 36.7%，而肯定间皮瘤者仅为 0 ~ 22%。

2. X 线检查

无胸腔积液者可表现为胸膜肥厚；有胸腔积液者常为大量、填满整个胸腔的积液。典型的胸膜间皮瘤的胸腔积液 X 线可有以下一种或几种表现。

（1）患侧胸腔缩小。

（2）不规则的胸膜增厚，胸膜增厚影有时呈"驼峰样"。

（3）叶间胸膜增厚，可伴有结节。

（4）胸膜固定，晚期较多见。

（5）对侧胸膜出现与石棉有关的表现。

（6）肋骨破坏，多见于晚期。

CT扫描可清楚地显示胸膜间皮瘤的胸膜斑块病变与胸膜的关系，确定病变是否来自胸膜、有无外侵等。

3. 磁共振

磁共振能用于了解纵隔受累，确定肿瘤与大血管或胸壁的关系。

4. 胸膜活检和胸腔镜检查

胸膜活检的结果决定于穿刺时是否刺到病变所在部位。如刺到病变部位，可感觉到胸膜增厚而有韧性。针刺活检的诊断率为6%～38%。胸腔镜检查是诊断胸膜间皮瘤最好的手段，胸腔镜可窥视整个胸膜腔，直接观察瘤的特征性形态、大小、分布及邻近脏器的侵犯情况，且在直视下可多部位取到足够的活检标本，故诊断率高。

（五）诊断

对患有持续性胸痛和呼吸困难的中老年人，一旦有石棉接触史，应高度怀疑恶性间皮瘤的可能。胸部X线检查，尤其是CT扫描对建立初步诊断有一定价值。确诊主要依靠胸液细胞学检查和病理活检。

（六）鉴别诊断

1. 其他恶性胸腔积液

无石棉接触史，原发灶不在胸膜，X线所见胸膜改变不明显，胸水间皮细胞可升高，亦可不升高，胸膜活检可明确诊断。

2. 结核性胸膜炎

可有发热、盗汗、食欲减退等结核中毒症状。胸水多为草黄色，胸水细胞学检查以淋巴细胞为主，多次胸水脱落细胞学检查均不能找到癌细胞，经抗结核治疗有效。

（七）治疗

弥漫性恶性胸膜间皮瘤由于病变广泛、三个胚层组织来源、播种生长等特性，胸膜解剖结构特性，因此目前治疗方法均尚不满意。

1. 手术治疗

肿瘤切除的疗效仍有争议。多数研究者推荐对60岁以下限于壁层胸膜的上皮型患者，无手术禁忌证时可行单纯胸膜切除术，术后加用化疗，能延长生存期。

2. 放射治疗

可分为体外照射、腔内照射及组织间照射。一般都用于术后或不能手术者的辅助治疗。体外照射适用于恶性间皮瘤并发胸腔积液，它可抑制胸水生长速度，对疼痛也有一定疗效，个别患者生存时间可达8年。但多数学者认为体外照射仅能暂时减轻胸痛，不能缓解呼吸窘迫和延长生命。

3. 化学治疗

化学治疗对本病有肯定作用，单一药物化疗的有效率在10%～20%。阿霉素可能是目前最有效的一种药物，其次为卡铂、顺铂、环磷酰胺、氨甲蝶呤、氟尿嘧啶等。各种以阿霉素为主的化疗方案，总有效率为20%～40%。

4. 免疫治疗

有报道认为胸腔内注射LAK细胞/IL-2对恶性胸膜间皮瘤有效。

5. 综合治疗

近年来，根据患者的机体状况，肿瘤的种类、性质、病期和发展趋向，适当、合理、有计划地综合应用现有的几种治疗手段，包括化疗、手术、放疗、免疫治疗，以及中医治疗等，亦可提高生存率，防止胸腔积液的复发。

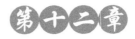

纵隔疾病

第一节 纵隔炎症

一、急性纵隔炎

急性纵隔炎常由邻近器官损害而感染纵隔。如食管内镜检查、食管扩张术等引起食管损伤、穿孔；气管或食管异物穿破管壁引起纵隔感染；剧烈呕吐致自发性食管穿孔；食管肿瘤穿孔；外伤；颈部炎症经组织间隙和纤维层下达纵隔；其他邻近器官感染波及纵隔；血源性感染等。

急性纵隔炎起病较急，特征性症状为胸骨后疼痛、寒战、高热、吞咽困难。感染由颈部蔓延所致时，有颈部疼痛和斜颈。食管穿孔可引起纵隔气肿，体检时有皮下气肿。炎症渗出物压迫气管，出现呼吸困难、发绀等表现。如感染未能及时控制，则形成纵隔脓肿，并可并发脓胸和脓气胸，病情可急剧恶化。

血白细胞明显增高，中性粒细胞升高。X线表现为纵隔影双侧增宽，边缘模糊。侧位胸片示肋骨后及心脏后间隙模糊，并可见纵隔气肿和胸腔积液征象。脓肿形成后，侧位片和吞钡检查可见气管和食管向前偏移。

治疗应早期使用足量敏感抗生素。经验性治疗可选用 β－内酰胺类联合氨基糖苷类；对于厌氧菌感染，可选用青霉素、甲硝唑、伊米配能等；外伤或异物引起者，一般需外科治疗，修补或取出异物，局部清洁处理；脓肿形成者，应早期手术引流；合并脓胸或脓气胸者，应予胸腔闭式引流。

二、慢性纵隔炎

慢性纵隔炎又称特发性纤维素性纵隔炎，为纵隔内纤维素性炎症，病因不明。

慢性纵隔炎可发生于任何年龄，男女发病率相似。其病理过程为慢性进行性的纵隔纤维组织增生，瘢痕形成。起病隐匿。临床主要表现为上腔静脉综合征，纤维化压迫上腔静脉、无名静脉和奇静脉所致。X线表现可无异常，亦可表现为纵隔增宽。CT扫描和MRI可见上腔静脉阻塞。血管造影显示上腔静脉阻塞和侧支循环形成。但这些检查均无诊断意义。诊断应结合临床作综合分析。主要应排除引起上腔静脉综合征的其他原因，特别是恶性肿瘤。治疗目的主要是缓解症状。

第二节 纵隔气肿

纵隔气肿指气体在纵隔的结缔组织间隙内聚积。

一、病因和发病机制

（一）肺泡壁破裂

（1）剧咳。

（2）哮喘发作。

（3）机械通气。

（4）张力性气胸。

（5）金黄色葡萄球菌肺炎。

（6）胸部闭合性外伤。

（二）纵隔内气道破裂

（1）胸外伤。

（2）纤维支气管镜检查。

（三）食管破裂

（1）剧烈呕吐。

（2）食管外伤。

（3）内镜检查。

（4）异物损伤。

（5）食管肿瘤。

（6）手术后食管瘘。

（四）颈部气体进入纵隔

（1）气管切开术。

（2）甲状腺手术。

（3）扁桃体切除术。

（五）腹腔气体进入纵隔

（1）胃肠穿孔。

（2）人工气腹术。

（六）原因不明

其他未知原因引起发病。

二、临床表现

（一）症状

（1）原发病症状。

（2）单纯性纵隔少量气肿，仅有胸闷和气短症状。如发生突然且纵隔内进气量较大，则有胸骨后疼痛随呼吸或吞咽而加剧，亦可向肩部及上肢放射，多伴有呼吸困难、心悸等。

（3）如伴发纵隔炎时有寒战、发热等。

（二）体征

（1）颈部、胸骨柄上窝有皮下气肿，严重者皮下气肿可扩展至胸壁、腹部及双上肢，触诊可有捻发感。

（2）心浊音界缩小，可于左侧卧位心尖部听到清晰的与心脏同步的"咔嗒"声（Hamman 征）。

（3）严重者可影响发音、呼吸和循环功能，甚至出现休克表现。

三、实验室及其他检查

（一）胸部 X 线检查

其对诊断有决定性意义，后前位胸片可见纵隔影增宽，纵隔两旁有透亮带，上纵隔较明显，左心缘也可见透亮带，侧位片则表现胸骨与心脏间距离加大。颈部软组织亦可见到透亮气体影。

（二）胸部 CT 检查

胸部 CT 扫描可以明确纵隔气肿范围，同时可与心包积气鉴别。

四、诊断

根据临床症状、体征及胸部放射学检查可明确诊断。

五、治疗

（1）轻度纵隔气肿，经卧床休息、吸氧及抗生素治疗，气体大约 1 周内可被吸收。

（2）纵隔积气较多，有明显压迫症状者，可在局麻下于胸骨上切迹处行切开引流排气减压。

（3）治疗原发病，对症处理。

第三节　纵隔囊肿

纵隔囊肿是胚胎时期原始前肠及心包板发育异常的结果。常见者有：①支气管囊肿最为常见，可单发或多发，系远端肺实质成分的少数细胞在胚胎发育时与肺芽分离而形成，多位于气管旁、隆突附近、肺门处或食管旁，与支气管及食管不一定相通。囊肿表层为假复层纤毛柱状上皮，内可含平滑肌、软骨、黏液腺和结缔组织，囊内常充满黏液。②胸膜心包囊肿系胚胎时期胸膜异常折叠形成，壁薄内衬一层间质细胞，内含浆液性液体。③胃肠囊肿较罕见，为包埋在食管肌层中囊壁被覆消化道黏膜的囊肿，系原始食管未能全部发育为空腔所形成，又称支气管食管囊肿或食管内囊肿。

一、诊断要点

（一）症状与体征

纵隔囊肿如小于 5 cm，与邻近组织器官不相通，大多无临床症状，仅于 X 线检查时始发现异常。支气管囊肿感染后临床上可出现发热、咳嗽、咯血、咯脓痰甚至肺实变的症状与体征。胃肠囊肿少数体积较大者，可引起气管或食管压迫症状，出现上腹痛和消化道出血等表现。

（二）胸部 X 线检查

（1）支气管囊肿 X 线显示为边缘清晰、密度与水一致的圆形、卵圆形阴影，如囊肿感染与支气管相通时可出现气液平面。

（2）胸膜心包囊肿，X 线显示直径 3 ~ 5 cm 边缘清晰光滑圆形或卵圆形环状阴影，多数在右心膈角处。

（3）胃肠囊肿一般在后纵隔脊柱旁，可见边缘光滑、密度均匀的圆形或卵圆形阴影，囊肿破裂与胃肠道相通时，食管钡餐检查可发现空气与钡剂进入囊腔，有助于明确诊断。

（三）鉴别诊断

支气管囊肿发生感染后，应与肺脓肿相鉴别。

二、处理

（1）支气管囊肿如数目少、体积不大、不与支气管相通，多数无症状可不予处理。一旦感染与支气管相通形成支气管瘘，患者反复出现感染的临床表现者，需给予抗生素治疗，囊肿如数目多或体积较大，内科抗菌治疗疗效常不满意，应在抗生素治疗控制感染后予以手术切除。

（2）胸膜心包囊肿一般不需处理。

（3）胃肠囊肿无症状者可不处理。如出现上消化道症状或出血，应予手术切除。

第四节 纵隔肿瘤

一、胸腺瘤

胸腺来源有第 3、4 鳃囊，正常时位于前上纵隔，青春期后，胸腺多逐渐退化。

胸腺瘤以及畸胎类肿瘤和神经源性肿瘤为三种最常见的纵隔肿瘤。国内一组 467 例原发性纵隔肿瘤报道中，胸腺瘤占 114 例，仅次于畸胎（124 例）和神经源性肿瘤（116 例）。胸腺瘤在组织学可分成上皮细胞型、淋巴细胞型、梭形细胞型和混合型。胸腺肿瘤的良恶性可通过大体标本中有无侵犯邻近结构来决定。胸腺瘤良性的较多，多数良性肿瘤有完整包膜。胸腺类癌亦有报道。

多数胸腺瘤患者年龄在 40 岁以上，男性略多于女性。半数以上的患者无症状，往往在体检时发现。如肿瘤压迫邻近器官，可出现咳嗽、胸痛、气急、吞咽困难等症状。另外，胸腺瘤与重症肌无力关系密切。重症肌无力为一种自身免疫性疾病，与胸腺的某些改变有关，可出现眼睑下垂、表情缺乏、咀嚼肌无力、行走困难等症状。休息时多无症状，活动后症状加剧，可累及任何骨骼肌。少数胸腺瘤患者还可伴有纯红细胞再生障碍性贫血、库欣综合征、低丙种球蛋白血症，主要表现为 IgG、IgA 水平低下，并伴细胞免疫功能低下，临床可出现反复感染。恶性胸腺瘤可致上腔静脉综合征、胸腔积液、心包积液等。胸腺类癌罕见，源于胸腺组织中的胃肠嗜银细胞，临床上除有胸痛、气急、咳嗽等症状外，还可能出现甲状旁腺增生和胃泌素瘤综合征以及库欣综合征，并有向胸膜、肋骨和淋巴结转移的倾向。

X 线检查可见胸腺瘤多位于前纵隔，一般在心脏与升主动脉连接处。少数可发生于中纵隔甚至后纵隔。肿瘤呈圆形或类圆形阴影，可呈分叶状，密度均匀，可有钙化。良性肿瘤边缘清晰光滑。恶性肿瘤由于包膜不完整，边缘多毛糙不规则，分叶明显，可侵犯邻近组织，并可见胸腔积液、心包积液等征象。CT 扫描有助于胸腺肿瘤的定位诊断，尤其当恶性肿瘤侵犯邻近器官时，CT 能清晰地显示。

胸腺瘤应与畸胎瘤相鉴别，二者同为前纵隔肿瘤。一般认为胸腺瘤位置略高于畸胎瘤，但也有作者认为二者位置无差异。畸胎瘤发病年龄较轻，多在儿童和青春期发病，而胸腺瘤患者的年龄一般在 40 岁以上。如患者主诉咳出毛发，或 X 线胸片发现瘤内有骨状阴影或牙齿影，可确定为畸胎瘤。如伴有重症肌无力，则为胸腺瘤。

治疗首选手术切除。恶性胸腺瘤术后应给予化疗和（或）放疗。良性者预后好，恶性胸腺瘤预后较差。预后还与患者是否存在重症肌无力等特殊疾病有关。

二、畸胎瘤

畸胎瘤也是最常见的纵隔肿瘤之一。根据其结构可分为 3 种类型：上皮样囊肿、皮样囊肿和畸胎瘤。上皮样囊肿是反衬以鳞状细胞的囊肿；皮样囊肿有鳞状上皮内衬，含有皮肤附件成分、毛发和皮脂物质，畸胎瘤可为实性或囊性，含有两个或三个胚层的成分。但组织学研究发现，无论何种类型往往存在一个胚层以上的成分，故可统称为畸胎瘤或畸胎类肿瘤，分成囊性畸胎瘤和实质性畸胎瘤。

畸胎瘤来源于脱离了最初组织原始影响的细胞。这些细胞来自第 3、4 腮裂和腮囊。畸胎瘤在组织学上可含有三个胚层的多种组织。外胚层组织包括表皮、毛发、皮脂腺、牙齿、胆固醇结晶、神经组织；中胚层组织包括肌肉、骨、软骨、血管、结缔组织；内胚层组织包括胸腺、甲状腺、支气管上皮、肠上皮、肝等。大多数畸胎类肿瘤为良性。

畸胎瘤可发生于各种年龄，但多数为 40 岁以下的青年和儿童，男、女均可患病。成年患者多无症状，儿童患者多有症状。症状多为肿瘤压迫邻近组织所致，可有咳嗽、声音嘶哑、上腔静脉综合征、继发性右心室增大等。囊性肿瘤感染时，可波及邻近组织。若肿瘤穿破支气管，可咳出毛发、油脂物质，还可能引起支气管哮喘反复发作。穿入胸膜腔，可发生脓胸。穿入心包，可致心脏压塞。以心包积液为主要表现者亦有报道。少数患者可伴小睾丸综合征。

X 线和 CT 扫描显示肿瘤多位于前纵隔，常不对称，少数向两侧突出。偶可位于后纵隔，甚至侵及食管，经食管裂孔进入上腹部。肿瘤呈圆形或类圆形，边缘清晰，可呈分叶状。密度不均匀，边缘可钙化。肿瘤内有时可见骨状影或齿状影。肿瘤如有恶变、继发感染或出血，可在短期内明显增大。

治疗方法为手术切除。恶性畸胎瘤常可复发和扩散，且对化疗和放疗不敏感，预后差。

三、胸内甲状腺块

胸内甲状腺块包括假性胸内甲状腺肿瘤和真性胸内甲状腺肿瘤。假性胸内甲状腺肿瘤为颈部甲状腺在胸腔内的延伸；真性胸内甲状腺肿瘤为先天性，与颈部甲状腺无关，其血供直接来自纵隔内血管，临床上较少见。胸内甲状腺肿块的病理类型包括单纯甲状腺肿、甲状腺腺瘤和甲状腺癌。

胸内甲状腺肿块多发生于女性，男、女患者的比例约为 1：2，年龄都在 40 岁以上，一般病史较长。肿瘤逐渐增大产生压迫症状，出现咳嗽、吞咽困难、声音嘶哑、呼吸困难，甚至严重的呼吸困难，需气管切开挽救。甲状腺癌偶可引起肺上沟瘤综合征的表现。甲状腺功能亢进的症状很少见。

X 线及 CT 检查显示肿块位于前上纵隔，多偏右侧，少数位于左侧或向双侧突出，一般在气管前方，偶见于后纵隔。假性胸内甲状腺肿块上端与颈部软组织影相连，边缘清晰，可为分叶状，气管、食管可受压移位。透视下可见肿块随吞咽活动而上下移动。真性胸内甲状腺位置变化较多。超声检查、^{131}I 扫描、经皮穿刺检查等亦有助于诊断。

手术切除是首选的治疗措施。

四、甲状旁腺腺瘤

甲状旁腺腺瘤是一种少见的纵隔肿瘤，多位于前纵隔。常伴甲状旁腺功能亢进而引起高钙血症。绝大多数可经颈部手术切除。

五、淋巴瘤

淋巴瘤是在网状内皮系统和淋巴系统产生的一组异质性的肿瘤，主要有霍奇金病与非霍奇金淋巴瘤两种类型。根据组织病理学，霍奇金病可分为 4 类：①淋巴细胞占优势型：有很多淋巴细胞和少数 R-S 细胞；②混合细胞型：有中等量 R-S 细胞并有混合型浸润物；③结节硬化型：除有浓密的纤维组织围绕霍奇金组织的结节之外，其他一般如混合细胞型；④淋巴细胞消减型：无多少淋巴细胞，有很多 R-S 细胞，同时有弥漫性纤维化。

美国国立癌症研究所将非霍奇金淋巴瘤分类为：①低度恶性或预后良好的淋巴瘤：分化良好的弥散型、分化不良的淋巴细胞性结节型、结节混合型；②中度恶性或预后中等的淋巴瘤：结节组织细胞型、弥散分化不良淋巴细胞型、淋巴细胞型及弥散混合型。③高度恶性或预后不良的淋巴瘤：弥漫型组织细胞型淋巴瘤（弥漫型大细胞核裂和无核裂细胞，以及免疫母细胞型）、未分化的弥漫型（伯基特或非伯基特型）、淋巴母细胞 T 细胞淋巴瘤。

杂型淋巴瘤：混合淋巴瘤、蕈样肉芽肿病、真正的组织型、其他的以及不能分类的类别。引起淋巴瘤的病因尚未明确，但有迹象表明可能与某些病毒感染有关。

纵隔淋巴结可能是淋巴瘤的原发部位，亦可能是全身淋巴瘤的一部分。霍奇金病和非霍奇金淋巴瘤的临床表现相似，主要为肿瘤压迫引起的症状，如咳嗽、胸痛、呼吸困难等，同时可伴有颈部和全身淋巴结进行性、无痛性肿大。全身症状有瘙痒、发热、乏力、贫血等。X 线和 CT 扫描显示肿瘤多位于中纵隔，肿块影向一侧或双侧突出，呈分叶状，可有肺部浸润和肺不张，可伴胸腔积液，骨转移时胸骨、肋骨、脊柱等可有骨质破坏及病理性骨折。经皮纵隔淋巴结穿刺活检、纵隔镜检查以及颈部淋巴结活检可明确诊断。治疗以化疗和放疗为主。

六、神经源性肿瘤

神经源性肿瘤是最常见的纵隔肿瘤之一，占纵隔肿瘤的 20% 左右，无明显性别差异，儿童和成人均可发生，其中成人 20% ~ 30%、儿童 50% 为恶性神经源性肿瘤。

根据神经源性肿瘤的不同来源和性质，可将其分类为以下几种。

（一）源于神经鞘

1. 良性

神经鞘瘤、神经纤维瘤。

2. 恶性

恶性神经鞘瘤，即神经源性肉瘤。

（二）源于自主神经节

1. 良性

神经节瘤。

2. 恶性

成神经细胞瘤，即成交感神经细胞瘤；未完全分化的神经节瘤。

（三）源于副神经节系统

1. 来源于交感神经

（1）良性：嗜铬细胞瘤。

（2）恶性：恶性嗜铬细胞瘤。

2. 来源于副交感神经

（1）良性：非嗜铬性副神经节瘤，即化学感受器瘤。

（2）恶性：恶性副神经节瘤。

神经源性肿瘤几乎都位于脊柱旁沟，沿着交感干，或与脊髓或肋间神经有关联。少数神经源性肿瘤可位于中纵隔，其发生与迷走神经或膈神经有关。患者一般无症状，多在常规胸部 X 线检查时发现。肿瘤压迫周围组织，可产生胸痛、咳嗽、气急、吞咽困难和 Horner's 征等临床表现，有些肿瘤压迫脊髓可致肢体麻痹。源于自主神经的肿瘤和嗜铬细胞瘤可产生儿茶酚胺，并可引起腹泻、腹部膨胀、高血压、出汗、皮肤潮红等症状。尿中香草苦杏仁酸（VMA）可升高。

X 线胸片示后纵隔脊柱旁圆形或类圆形块影或呈"哑铃状"，边缘清晰，密度均匀，可呈分叶状，少数有钙化。如肿瘤压迫椎体或肋骨，可致骨质缺损。治疗以手术为主。

七、支气管囊肿

支气管囊肿可位于肺实质和纵隔中。囊肿表层为复层纤毛柱状上皮、黏液腺、软骨和平滑肌，腔内有乳状黏液，一般无症状。幼儿气管或隆凸部位的囊肿压迫气管、支气管时，可有咳嗽、呼吸困难和哮鸣等表现。如囊肿与支气管相通，继发感染时，可出现发热、脓痰和咯血等表现。

X 线检查见病变多位于中纵隔，圆形或卵圆形，密度均匀，较实质性肿块略低，边缘光滑，常呈分叶状。与支气管相通时，囊肿内可出现气液平。食管钡餐检查可见食管在隆凸水平有压迹。CT 密度分辨能力强，对诊断支气管囊肿有意义。明确论断后，应手术治疗。

八、心包囊肿

心包囊肿是纵隔中最常见的先天性囊肿。因原始心包板不能融合或胚胎胸膜的异常折叠而成，少数与心包相沟连。囊的外壁由结缔组织膜和少许弹性纤维、肌肉纤维组成，内壁为间皮细胞，上有血管分布。囊内含透明淡黄色液体。患者临床症状少，无特异性。

X 线示囊肿位于前纵隔，多数在右心膈角前方，呈圆形或卵圆形，密度均匀，边缘光整。CT 扫描有助于明确诊断，MRI 有血液流空效应，可分辨心脏与囊肿。治疗以手术为主。

九、脂肪肿瘤

纵隔脂肪肿瘤少见，多为良性，即脂肪瘤，可发生于纵隔内任何部位，但以前纵隔为多见。一般无症状。X 线检查显示肿瘤密度较淡，由于柔软的脂肪组织受重力影响，在不同体位下形态可不同。CT

密度分辨力强，对诊断脂肪瘤有帮助。纵隔脂肪肉瘤罕见。可单发或多发。一般在手术后方能确诊。

十、囊性水瘤

纵隔囊性水瘤多为颈部囊性水瘤之延伸，也可单独存在于纵隔，多位于前纵隔。囊内含有澄清黄色或暗棕色液体。诊断一般需通过手术确定。

十一、其他纵隔肿瘤

其他纵隔肿瘤如纤维瘤、平滑肌瘤、血管瘤等均很少见，一般需经手术后病理检查才能诊断。

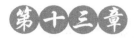

膈肌疾病

第一节　膈肌感染性疾病

一、定义

膈肌感染性疾病多继发于膈肌周围感染性疾病，也可为全身性感染性疾病在膈肌的表现及创伤、术后合并感染，膈肌本身原发性感染少见。膈上感染常继发于肺炎、肺脓肿、脓胸等。膈下感染多见于腹腔感染，如肝脓肿及腹部手术后。由于腹腔上部压力较下部为低，故感染性腹腔液体沿结肠旁沟向上延伸至膈下间隙形成脓肿，并可通过膈肌附近的淋巴引流或直接侵袭膈肌致化脓、坏死并发脓胸、肺脓肿。

二、诊断

（一）病史

有膈肌周围感染、创伤、手术或全身性感染性疾病的病史。

（二）临床表现

在原发病的基础上，可有发热、胸腹痛等表现，后者以呼吸时为著。

（三）实验室及其他辅助检查

胸部 X 线表现为膈肌升高，活动受限，肺下部出现盘状不张、局部胸膜反应，甚至可见气液平面，也可出现肺部炎症浸润影及脓肿。值得注意的是，部分膈上的肺底积液 X 线可表现为肺下界明显升高，似膈肌向上移位，称为假性横膈升高。可采用不同立位或卧位动态透视、摄片鉴别。也可通过 B 超、CT 检查进行鉴别。血常规检查呈感染血象，血培养有助于明确病原菌，但原发性者常为阴性，血性播散者常为阳性。药敏试验有助选择有效的抗生素。在影像学检查指导下进行穿刺涂片检查、细菌培养 + 药敏试验有助于明确病原菌及选用适当抗生素。应同时进行需氧、厌氧菌培养和药敏试验。

三、治疗

（1）针对原发病进行治疗。

（2）全身应用有效抗生素。

（3）对于化脓性感染，可在影像学指导下进行引流、局部用药。

（4）全身支持治疗。

四、临床路径

（一）询问病史

询问是否有膈肌周围及全身感染性疾病、创伤、手术史。

（二）体格检查

发热、胸痛、腹痛，尤以呼吸时为著。

（三）实验室及其他辅助检查

血常规检查、血培养＋药敏试验。X线、B超等影像学检查，并可在其指导下穿刺进行涂片、培养＋药敏试验。

（四）治疗原发病

对于化脓性感染，应在治疗原发病的基础上给予及时引流，也可局部给药。

第二节　膈肌膨出

膈肌膨出是由于肌肉纤维不同程度的麻痹、发育不全或膈肌萎缩，造成全膈或部分膈不正常上升或高位。膈肌膨出在任何年龄均可发现，常规胸部透视成人发现率约万分之一。因膈下病变或膈上病变以及急性损伤造成的膈肌位置改变，不属于膈肌膨出的范畴。

一、病因和发病机制

（一）病因

膈肌膨出有先天性和后天性（麻痹性）两种。

1. 先天性膈肌膨出

因膈的胚胎发育障碍，膈肌发育不全，随着年龄增大，膈肌逐渐伸长变薄，上升入胸腔内。整个膈或一侧发育不全，造成全膈或单侧或部分性膈肌膨出。先天性膈肌膨出常合并其他畸形，例如同侧肺发育不全、胃逆转、肠旋转不良和异位高肾等。

2. 后天性膈肌膨出

由于损伤膈神经，造成一侧或双侧膈肌萎缩，使膈升高。膈神经受损的原因有：①最常见者为肿瘤侵犯或压迫（肺癌转移至纵隔淋巴结、纵隔肿瘤、心包或心脏恶性肿瘤或胸膜间皮细胞瘤或胸壁纤维细胞瘤）；②巨大的主动脉弓部瘤压迫左膈神经；③炎症感染（肺炎、肺脓肿、纵隔炎、膈下感染和纵隔巨大的淋巴结结核均可损伤膈神经）；④膈神经周围部分受损伤（肺癌切除、心包切除或胸腺切除术中切断膈神经；心内直视手术时膈神经被心包腔内的冰屑冻伤）；⑤因创伤、传染病、肿瘤或脊椎结核在颈椎水平压迫第3～5胸神经；⑥中央神经系统疾病（感染性多发性神经根炎）；⑦传染病累及膈神经（脊髓灰白质炎、单纯疱疹、带状疱疹、白喉）、乙醇或铅中毒和变态反应（注射抗破伤风血清后）。

（二）病理

膈肌膨出多见于左侧，双侧罕见，因右侧膈神经分支较多，故部分性膈肌膨出常见于右侧，男性多于女性。

先天性膈肌膨出的病例膈神经无异常，只是膈肌纤维变薄。病变严重者，肌纤维缺如，膈薄如一张半透明膜，由胸膜、筋膜和腹膜构成。后天性膈肌膨出的肌纤维呈退化或萎缩，变薄的部分由弹性纤维组织组成。

（三）病理生理

单侧膈肌丧失功能使肺活量减少33%。膈肌升高和矛盾运动使患者肺脏受压，膨胀不全，换气功能受损。此外，膈肌担负全部通气量的60%。因此，在主要以腹式呼吸的幼婴，限制通气功能的症状尤为严重。

完全性膈肌膨出改变食管进入胃的角度，引起胃反流。左膈肌膨出时胃底上升并可能扭转，使食物通过贲门或幽门时受阻。部分膈肌膨出较少引起呼吸症状，但可使肝或肠襻嵌入。

二、诊断

（一）临床表现

1. 症状

大多数完全性膈肌膨出和几乎所有部分性膈肌膨出的病例均无症状，只在X线检查时被发现。膈肌膨出的主要症状有呼吸道和胃肠道两组，先天性与后天性膈肌膨出的症状近似，但儿童和成人的临床表现各异。

完全性膈肌膨出的新生儿和幼婴常有呼吸急促而不规则，啼哭或吸奶时呼吸困难，严重者出现发绀。

在儿童，完全性膈肌膨出可引起呼吸困难。患儿易患慢性支气管炎，反复肺炎。某些患儿有不明原因的胸痛和非典型的胃肠道症状，如食欲不佳、体重不增或间歇性肠梗阻等症状。活动时有轻度或中度呼吸困难，一般无发绀。

成年人左膈肌膨出的常见症状为下咽困难、上腹牵拉感或胀痛、胃烧灼感和嗳气。当平卧、头低位或饱食后胃肠道症状常加重，改为侧卧位则缓解。呼吸道症状为活动时呼吸困难、气短，饱食后或平卧时更明显，患者带有咳嗽、喘鸣和患侧反复肺部感染。大多数患者常因呼吸道感染就医时才被发现。

2. 体征

完全性膈肌膨出的新生儿和幼婴查体可发现患侧胸壁呼吸运动受限，叩诊为浊音，无肺泡呼吸音，但可能听到肠鸣音。气管和心脏向对侧移位，扁腹平，肝脾常不易触及。在吸气时健侧上腹部先鼓起，两侧活动不对称。

在儿童，当膈完全膨出高位时可有深吸气时患侧下胸过度伸展，被称为 Horner 征。患侧下胸叩浊，腹部呈舟状，其他体征与新生儿相同。

成年患者体征与儿童类似，但其体征对诊断帮助不大。

（二）辅助检查

1. X 线表现

膈肌膨出主要靠 X 线检查做出诊断。胸透可发现患侧横膈高位，可升到第三、四肋间隙高度，膈下紧贴胃，膈肌活动受限或消失，心脏移向健侧，吸气时更明显。后前位胸片显示上升的膈肌厚度明显变薄，像一条光滑完整的曲线。观察全膈时须做斜位或侧位胸片。胸部透视检查可见后天性膈肌膨出时，上升的膈也有运动，但矛盾运动不很明显。

2. 胃肠道造影或钡灌肠检查

可发现升高的胃或结肠、颠倒的胃或合并扭转，其上有一完整无缺的薄膈。

3. 肝扫描、肺扫描

显示高位的膈，磁共振更有助于鉴别诊断。

三、鉴别诊断

（一）膈疝

膈疝为先天性或后天性原因导致腹腔内脏器通过膈肌缺损处进入胸腔形成。胸透时亦可见膈肌局部隆起，但于膈上隆起部分可见胃肠或肠腔的空腔影，在胸透下借助于气腹的技术进行检查，患者直立时气体升入胸腔为膈疝，如存留于膈下则为膈肌膨出。胃肠道造影或钡灌肠更能看清楚升高的胃或结肠与膈肌的关系。

（二）横膈肿瘤

本病极少见，多无特异症状。X 线检查可见膈肌上面显示边缘光滑的圆形或卵圆形致密阴影，可随膈肌运动而上下移动，其形态和大小不随呼吸而改变，诊断性气腹有助于诊断。

（三）肺底积液

肺底积液患者于 X 线检查时常可见患侧"膈肌抬高"影，一般在改变体位行胸透或 B 超检查后即可区分。

四、治疗

（1）无临床症状的膈肌膨出不需处理。膈肌膨出无药物可治，如有症状可对症治疗。因膈神经麻痹造成的后天性膈肌膨出，有可能逐渐改善，可观察 1 年左右，不急于手术处理。

（2）新生儿和婴儿如因膈肌膨出合并严重呼吸困难，应急诊手术，否则将导致死亡。由于胃扭转而引起严重的消化症状，手术疗效最佳。

（3）老年患者反复合并严重的呼吸道症状，损害肺功能者应考虑手术。

（4）不能排除膈疝或肿瘤的病例也应手术探查。手术是将薄弱部分重叠缝合。

第三节　膈疝

一、定义

膈疝为腹腔内或腹膜后的内脏器官通过膈肌裂孔或膈肌缺损部位疝入胸腔形成。膈疝可分为先天性、创伤性及食管裂孔疝三种类型。

二、临床表现

（一）先天性膈疝

膈肌由胸骨部、肋骨部和腰部三部分肌肉和筋膜组成。当膈肌在发育过程中发生障碍时，形成薄弱点或缺损，腹内脏器可以脱位，从膈裂孔或缺损部位疝入胸腔。先天性膈疝中以胸腹膜裂孔疝最为常见，约占80%～90%，两侧膈肌均可发生，由于右侧膈下有肝脏保护，故此疝多发生于左侧。其多见于婴幼儿，成人罕见，患儿可伴有其他先天畸形，如消化道异常等。临床表现与膈肌裂孔的大小有关，若裂孔小可无症状，往往于X线检查时被发现，但狭小的疝口也可造成疝入的胃肠绞窄和坏死。若缺损大，甚至一叶膈肌缺如时，大量腹腔脏器如胃、肠、大网膜等均可疝入胸腔，致使肺和心脏受压移位或引起肺发育不全。患者有恶心、呕吐、腹痛、胸闷、气短、心动过速、发绀等症状，严重者可发生呼吸循环衰竭。体征为患侧胸廓活动度减弱，患侧下胸部可因疝入胸腔内脏器的不同而出现实音或鼓音（前者为含液体或实质性脏器，后者为含气体的内脏疝入）。呼吸音消失，有时可闻及肠鸣音。X线检查示：一侧膈面轮廓不清，于胸腔内可见肠管充气或胃泡所致的不规则透明区，常伴有液平面，纵隔向健侧移位。应与肺囊肿、气胸、包裹性胸腔积液等相鉴别。通过胃肠钡餐检查或施行人工气腹，不难得出诊断。

胸骨旁膈疝为另一种较为少见的先天性膈疝，此类疝常有腹膜疝囊，一般腹腔的脏器不会大量进入胸腔。在胸骨X线片上可于右前心膈角区见一向上隆起的边缘清楚的致密阴影，其内可含气体，CT扫描可明确诊断。应注意与心包脂肪垫、局部膈肌膨出或局限性胸腔积液等相鉴别。

（二）创伤性膈疝

胸腹部直接的穿通伤或间接的挤压伤、挫伤、跌伤等可引起膈肌破裂，腹腔内的脏器疝入胸腔后形成创伤性膈疝。由于右侧有肝脏的保护，故膈疝多发生在左侧，可伴发脾破裂，产生腹腔内积血。临床上大多数患者常有合并伤引起的全身或局部表现，尤其是胸腹联合伤或盆腔外伤的患者。有的患者外伤后发生膈肌破裂，但内脏未进入胸腔，早期因无明显症状而易漏诊。因此，凡是有下胸部和上腹部损伤，应注意以下几点：①开放性损伤应高度警惕膈肌破裂。②闭合性损伤应动态观察腹部情况，只要情况允许，均应用X线检查并追踪。③手术应常规探查膈肌。膈肌外伤主要症状是呼吸循环障碍，同时伴有消化道症状。病情轻重与疝入胸腔内的脏器多少、有无肠袢扭转及有无合并伤有关，重者可有呼吸困难、紫绀、低血压甚至危及生命。查体时可有患侧胸部叩诊浊音或鼓音，呼吸音减弱，有时患侧可闻及肠鸣。

（三）食管裂孔疝

膈疝中以食管裂孔疝最为常见。在先天性食管裂孔增宽或先天性短食管，由于长期腹内压增高，贲门和胃上部可通过扩大的食管裂孔滑脱至纵隔内形成滑动型裂孔疝，常在平卧时发生。若胃的前部疝入食管前或两侧的腹膜形成的盲囊内时，即产生食管旁裂孔疝。临床上滑动型裂孔疝较食管旁裂孔疝为多见，前者约占90%。本症多见于中老年人，常感上腹不适或灼痛，有嗳气、腹胀，食管下段黏膜因胃液反流经常受胃酸刺激，可引起食管炎或溃疡，有嵌顿时可出现呕吐或呕血、便血。

三、诊断

膈疝的诊断除根据症状特征外，主要根据 X 线表现诊断。

（一）先天性膈疝

X 线检查可见纵隔向健侧移位，患侧胸腔内可见多个气祥影或有一不透明的肿块影。

（二）创伤性膈疝

如 X 线出现以下情况应高度警惕膈肌破裂的可能：一侧膈肌抬高，膈影模糊并中断，患侧胸内边界清晰的不透光区或有液平面纵隔向健侧移位等。可做诊断性人工气腹，若出现气胸则可诊断。

（三）食管裂孔疝

X 线钡餐检查，可见膈下食管段变短、增宽或消失，贲门上移呈幕状向上牵拉胃黏膜，食管、胃狭窄环上移到膈上，并见狭窄处食管黏膜变形，管腔变窄，上段食管扩张。

四、治疗

（一）先天性膈疝的治疗

内科治疗常难以奏效，约 75% 的病婴在 1 个月内死亡，故对病情严重者宜尽早手术治疗，将疝入胸腔内的脏器复位和修补膈肌缺损，对腹腔小的病例，可设法建立一个临时腹腔，以容纳复位的内脏，手术疗效和预后决定于患侧肺发育不良的程度，有无胃肠扭转、梗阻或狭窄，以及是否合并其他畸形。手术应选择在出生后第二天以后，以降低手术后的死亡率。对于成人的后外侧膈疝，尤其是肥胖的妇女、妊娠期妇女，因腹内压增高，使狭窄的后外侧裂孔变宽，腹内脏器容易疝入胸腔内，所以有后外侧疝的妇女应在妊娠前择期手术。

（二）创伤性膈疝的治疗

1. 抗休克

立即建立 2 ～ 3 条静脉输液通道，迅速补液，并尽快输血；包扎开放的胸腹部伤口；根据胸腹腔穿刺结果，放置胸腔引流条，以改善肺通气，并增加回心血量。对生命垂危者，一旦初步检查确诊，不做任何辅助检查直接送入手术室。

2. 手术入路

目前经胸入路好还是经腹入路好，国内看法不一致，一般认为对外伤早期的患者最好采用经腹途径，因该切口对腹部伴随损伤可确切治疗，并可行腹腔探查。如果胸部损伤需要手术处理或左侧膈肌破裂则行经胸途径为好。

（三）食管裂孔疝的治疗

大多数食管裂孔疝的患者症状较轻，可以采用内科治疗，降低腹腔内压力和减少胃液反流，常用措施有：调节饮食、减肥，避免穿紧身衣服和使用过紧的宽腰带，避免抬重物或弯腰等挤压腹腔的动作，夜间睡眠时高枕卧位，以防胃液反流，对内科治疗效果不好的患者应考虑手术治疗。

第四节　膈肌麻痹

一、定义

膈肌麻痹是指由于膈神经受损，神经冲动被阻断而产生的一侧或两侧的膈肌上升及运动障碍。膈肌麻痹病因广泛，最常见于肺癌转移至纵隔的淋巴结压迫或侵蚀膈神经引起膈肌麻痹，其他为脊髓前角炎、运动神经单位疾病、带状疱疹、结核、白喉、心包炎、纵隔炎、肺炎、铅中毒、巨大动脉瘤、颈深部手术或外伤、婴儿分娩时过度牵拉颈部等，均可累及膈神经导致膈肌麻痹。偶尔发生于胸腔手术不慎伤及神经。有人认为病毒感染也可产生膈肌麻痹，部分患者病因未明，或称为特发性膈肌麻痹。长期麻痹可产生膈肌萎缩形成一层薄膜。

二、临床表现

（一）症状

一侧膈肌麻痹肺活量可减低 20% ~ 30%，通气量减低 20%，因代偿作用患者常无明显症状，但于卧位时可因健膈活动受限而出现气短，左侧膈肌麻痹可因胃底升高而出现嗳气、腹胀、腹痛等消化道症状。如发生双侧膈肌麻痹则可因限制性通气功能障碍而出现紫绀、呼吸困难，甚至低氧血症。

（二）体征

膈肌麻痹无特异体征，如膈肌麻痹严重，可有患侧胸壁运动受限，叩诊呈浊音，呼吸音减低或消失。

三、辅助检查

X 线表现患侧膈肌升高，活动度减弱或消失，并显示矛盾运动，即吸气时健侧膈肌下降，而患侧膈肌上升，并可见纵隔随呼吸摆动，吸气时纵隔移向健侧，呼气时纵隔移向患侧，以便观察双侧膈肌运动情况。

四、鉴别诊断

膈肌麻痹主要与膈肌膨出、肺底积液相鉴别。膈肌膨出时 X 线检查也出现膈肌矛盾运动，但其波幅较膈肌麻痹小，参考病史多能做出鉴别。肺底积液在 X 线检查也可见立位时升高的膈肌消失。

五、治疗

膈肌麻痹的治疗主要是针对病因治疗。如果肺癌转移侵犯膈神经，可行局部放疗或手术切除肿大的淋巴结，巨大主动脉瘤手术治疗等。

出现呼吸困难者主要应用无创性机械通气辅助呼吸，不必做气管切开。辅助机械通气方式包括胸甲式体外负压通气机。

第五节　膈肌肿瘤

膈肌的原发性肿瘤罕见，多是转移癌。

一、病因及发病机制

（一）病因

1. 原发性恶性膈肌肿瘤

大部为纤维组织、肌肉组织、血管组织和神经组织发生的肉瘤，其中以纤维肉瘤最多见，次为神经源性细胞肉瘤。

2. 继发性恶性肿瘤

继发性恶性肿瘤可直接由邻近器官的肿瘤蔓延而来，亦可通过血行或淋巴转移至横膈。多数自肺、食管、胃和肝、胆囊转移，亦可来自后腹膜、肠道、生殖器、甲状腺、肾脏。尽管邻近的器官组织的恶性肿瘤，如胃癌、肝癌、胆囊癌、肺癌、结肠或盆腔和后腹膜的恶性肿瘤，经常直接侵犯或转移累及膈肌，但通常与原发肿瘤相连或者是胸部或全身性转移性肿瘤的一部分。

3. 先天性和后天性囊肿

先天性良性肿瘤有先天性单纯囊肿和内衬纤维组织的先天性囊肿；后天性囊肿可由创伤后血肿或脓肿所遗留形成囊肿，以及棘球蚴病等疾病所引起。

（二）病理

膈肌肿瘤中，良性（包括囊肿）占 40%，恶性肿瘤占 60%，比例为 2：3。良性肿瘤以脂肪瘤最为常见，其他有纤维瘤、间皮瘤、血管瘤、神经纤维瘤、神经鞘瘤、纤维肌瘤、淋巴管瘤、畸胎瘤、错构瘤、皮样囊肿等。恶性肿瘤以纤维肉瘤最常见，其他文献有报道的恶性肿瘤还有脂肪肉瘤、横纹肌肉瘤、神经源性肉瘤、平滑肌肉瘤等。

二、诊断

（一）临床表现

良性肿瘤和囊肿多无症状，多数在胸部 X 线检查时发现。恶性肿瘤常有胸背痛；侵犯膈神经时可有肩部和上腹部放射性疼痛、呃逆和咳嗽（与膈神经的感觉纤维受刺激有关），严重者可引起膈麻痹；部分患者合并胸腔积液或腹水；巨大肿瘤挤压肺可引起呼吸困难等压迫症状。肿瘤向腹腔生长可产生胃肠道症状和肝区剧痛。有报道膈肌恶性肿瘤可引起杵状（趾）和骨关节肿痛等类似肺性骨关节病的表现，切除肿瘤后症状缓解。膈结核或包虫病还有其特有的症状。通常无特异性体征。

（二）辅助检查

X 线检查是发现和诊断膈肌肿瘤与肿块的主要方法。常规 X 胸片显示膈面上的球形或块状阴影随膈肌上下活动。良性者多数表面光滑，恶性者多呈分叶状。当恶性肿瘤侵犯膈神经时可引起膈肌麻痹的表现。可伴有胸腔积液或腹水。病灶体层、CT 或 MRI 检查有助于鉴别。必要时可进行人工气胸或气腹、胸腔镜或腹腔镜可同时做活检，有利于证实诊断。

三、鉴别诊断

主要与肺底积液、包裹性胸腔积液、膈疝相鉴别。

（一）肺底积液

肺底积液 X 线检查可呈现"膈肌抬高"的征象，但变动体位后往往可使真正的膈肌出现，胸部 B 超检查也可鉴别。

（二）包裹性胸腔积液

包裹于膈肌表面者易于膈肌肿瘤相混淆，但后者部分患者可见阴影内有钙化影，胸部 B 超检查可区分液体性包块或实质性包块。

（三）膈疝

膈疝可使膈肌局部向胸腔内隆起，且表面光滑，但于胸腔内常可见腹部空腔脏器如胃和肠疝入胸腔所致的不规则透明区，有时还可见内有液平面。胸部听诊部分患者可闻及肠鸣音。消化道钡餐可供鉴别。

四、治疗

膈肌肿瘤应争取手术治疗，根据良、恶性及病理类型，在术后做放疗或化疗。良性肿瘤预后良好。膈肌的缺损可以直接缝合或用补片修复。

参考文献

［1］杨岚，沈华浩．呼吸系统疾病［M］．北京：人民卫生出版社，2015.

［2］吴丛山，李勋光，顾锋，等．呼吸系统疾病的检验诊断与临床［M］．上海：上海交通大学出版社．2016.

［3］王辰．呼吸与危重症医学［M］．北京：人民卫生出版社，2015.

［4］胡建林，杨和平．呼吸疾病鉴别诊断与治疗学［M］．北京：人民军医出版社，2015.

［5］林典义．呼吸内科疾病诊疗新进展［M］．西安：西安交通大学出版社，2015.

［6］白春学，蔡柏蔷，宋元林，等．现代呼吸病学［M］．上海：复旦大学出版社，2014.

［7］朱惠莉，任涛，贝政平，等．呼吸系统疾病诊疗标准［M］．上海：上海科学普及出版社，2014.

［8］李云霞，王静．呼吸系统疾病［M］．北京：人民卫生出版社，2014.

［9］曾勉．呼吸治疗及临床应用［M］．北京：科学出版社，2014.

［10］罗彬，吴海峰，唐全，等．呼吸系统疾病诊疗技术［M］．北京：科学出版社，2014.

［11］梁群．呼吸重症疾病的诊断与治疗［M］．北京：人民卫生出版社，2014.

［12］赵建平．呼吸疾病诊疗指南［M］．北京：科学出版社，2016.

［13］李万成，姜铁．微创呼吸病学［M］．成都：四川科学技术出版社，2016.

［14］胡成平，罗百灵．呼吸科临床心得［M］．北京：科学出版社，2016.

［15］刘又宁．呼吸内科学高级教程［M］．北京：人民军医出版社，2015.

［16］何权瀛．呼吸内科诊疗常规［M］．北京：中国医药科技出版社，2012.

［17］韩颖萍，李俊，刘勤社，等．实用呼吸病临床手册［M］．北京：中国中医药出版社，2016.

［18］苏惠萍．呼吸疾病安全用药手册［M］．北京：科学出版社，2015.

［19］黄雯，陈东宁．内科学基础教程：呼吸系统疾病［M］．北京：中华医学电子音像出版社，2015.

［20］钟南山，王辰．呼吸内科学［M］．北京：人民军医出版社，2014.

［21］王浩彦．实用临床呼吸病学［M］．北京：科学技术文献出版社，2012.

［22］林江涛．呼吸内科学科进展报告［M］．北京：人民卫生出版社，2014.

［23］王红阳，李球兵，刘飒，等．呼吸内科并发症诊疗学［M］．北京：科学出版社，2013.

［24］吕坤聚．现代呼吸系统危重症学［M］．北京：世界图书出版公司，2013.

［25］北京协和医院．呼吸内科诊疗常规（第2版）［M］．北京：人民卫生出版社，2012.